참선요가

-기초편-

ZEN YOGA

"괴로움 여의고 영원히 평안하소서"

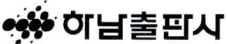
하남출판사

참선요가 -기초편-

지은이 | 정경스님
펴낸이 | 배기순
펴낸곳 | 하남출판사

초판1쇄발행 | 1999년 7월 15일
개정초판1쇄발행 | 2005년 7월 15일
개정초판6쇄발행 | 2016년 4월 15일
등록번호 | 제10-0221호

서울시 종로구 관훈동 198-16 남도빌딩 302호
전화 | (02)720-3211 팩스 | (02)720-0312
홈페이지 | http://www.hnp.co.kr
e-mail | hanamp@chol.com hanam@hnp.co.kr

ⓒ정경스님, 2005

ISBN 89-7534-179-8 (03690)

※잘못 만들어진 책은 교환해 드립니다.

※일러두기
본문에 사용된 사투리나 독특한 어투는 책의 성격상 사실적인 면을 생생히 전달하기 위해서 굳이 표준어로 고치지 않았음을 밝힌다.

기초편에 대하여

요가에 관한 책이 별로 없어서 거의가 아직 그것이 무엇인지 잘 모르던 시절에, 우연히 하게 된 필자의 건강관리법에 대한 이론강좌가 세인의 관심을 크게 불러모아 장소가 비좁을 정도로 연일 강당을 가득 메운 적이 있었다. 1998년도의 일인데, 그 반응은 가히 폭발적이어서 예정에 없던 요가수련강좌로 이어질 수밖에 없었다. 마침 I.M.F가 막 시작된 탓에 많은 사람들이 스트레스로 인해 몸과 마음이 몹시 피곤할 때라서 그랬을 수도 있다만, 이듬해 해인사 주지스님의 권유로 머물게 된 신설 포교당에서는 더했다. 공간이 훨씬 넓어서 날마다 300여명씩 북적거렸다. 그 때의 강연과 수련강좌 내용이 결국 책과 비디오테이프에 담겨져 이듬해 '참선요가'란 이름으로 세인과 만나게 된다.

사실 '참선요가'를 처음 집필할 때만해도 요가를 가르치는 곳이 전국에 수십 곳도 채 되지 않았다. 그나마 요가원 간판에는 단식·지압 등의 문구가 늘 함께 적혀 있어서 그 이미지가 지금처럼 상큼한 편이 아니었다. 운영도 부실하여 대부분 건강보조기구나 건강식품 등을 회원에게 떠맡기며 근근이 유지하는 형편이었다. 그런 실정이 너무 안타까워서 참선요가 첫 번째 책 뒤편에 일부러 요가인에게 간곡히 당부하는 글과 함께, 사찰의 넓은 공간을 요가 수련장으로 활용하자는 제안을 스님들께 하기도 했었다. 그로부터 불과 수 년이 흘렀지만 요즈음은 거리마다 요가원 간판이 즐비하니 격세지감을 느끼지 않을 수 없다. 아마도 이 땅에 요가 열풍이 일어나기 훨씬 전인 2002년 3월 초부터 4년째 참선요가를 줄곧 방영해 온 불교TV 덕분에, 요사이 부쩍 우후죽순처럼 생기는 요가원은 물론이고 각종 문화강좌나 기관, 학교, 스포츠센타 심지어 찜질방에서조차 참선요가 프로그램을 채택하는 데 주저하지 않는 듯싶다.

아무리 그렇더라도 대견한 일은 전혀 못 된다. 그래도 이왕지사 벌린 일이니 틈틈이 시간을 쪼개 교본까지 만들었다. 참선요가는 단지 흉내만 내도 된다고 누누이 강조했으나 좀더 자세한 동작설명이 필요한 때도 됐다싶어서 한 일이다.

아뿔사! 그러나 이것이 정녕 잘못이런가? 참선요가의 구성개념을 이해하지 못하면 수련을 하더라도 깊은 맛을 느끼기 힘들텐데. 그림책을 보듯 교본에만 관심을 두지 정작 긴요한 정보가 담긴 '참선요가'는 거들떠보지 않는 듯하다.

가장 최근에 출간된 '참선요가교본'은 하루 한 끼 생쌀가루 두어 수저와 손바닥만큼의 양배추 잎으로 연명하며 수행해온 필자의 생활방식 중에, 건강관리 차원에서 하는 운동법을 그대로 공개한 것이다. 먹는 것이 그러하니 화장실 다니는 일조차 드물어서 조금 많은 동작이 필요로 느껴져 80가지 동작이나 하게 되었다. 어느덧 20년을 한결같이 수련해온 동작들이니 초보자에게는 어려운 동작이 다수 포함되어 있음은 당연하다. 그런 점은 설령 무시하더라도, 참선요가가 이렇게 많은 이들로부터 관심과 사랑을 받게 된 까닭은 오로지 '참선요가' 첫 번째 글의 내용 때문이란 점은 두말의 여지가 없다. 거기에는 건강에 관한 여러 이야기가 적혀 있다. 건강한 신체는 무얼 말하는지, 건강의 기본적 요소와 어떤 운동법이 건강에 도움이 되며, 또 왜 이런 동작들이 필요한지 등등…

인간이 할 수 있는 기본동작은 앞으로 숙이기, 뒤로 젖히기, 좌우로 비틀기, 옆으로 기울이기, 여기에 거꾸로 서기를 보태도 겨우 다섯 가지에 지나지 않는다. 그러나 신체구조는 210개 남짓의 뼈마디와 700개 가량의 근육군으로 이루어져서, 그런 몇몇 가지 동작으로는 전신에 골고루 자극을 주지 못한다. 그래서 비슷하더라도 다양한 동작이 필요한 것인데, 이와 같은 이치를 제대로 알지 못하면 수련을 한다해도 정녕 자신의 운동이 되기 힘들기 때문이다.

필자는 출가 이후 절에서 얻어들은 이야기가 제법 많다. 수행법의 일종인 호흡법에 관한 것이라든가, 염불, 기도 내지는 단식이나 생식, 108배 등에 관한 것부터, 건강법으로써의 다양한 이야기도 포함된다. 절을 많이 하고 죽을병에서 기적처럼 살아났다는 얘기는 그러므로 어느 불자든지 전혀 생소한 이야기가 아닐 것이다. 물론 그럴 수도 있고 어쩌면 당연한 결과이기까지 하다. 하지만 어떤 한 가지로 최상의 결과를 얻을 수는 절대 없는 법이다. 모든 것이 동전처럼 양면성을 갖고 있어서다. 그런데도 불구하고 요가를 하는 사람들조차 몇몇 동작만으로도 최상의 결과를 얻을 수 있다고 주장한다. 아무리 유행에 편승하여 치부하고 싶더라도 요가를 지도하는 이들이 이런 수준밖에 안 된다면 이는 순전히 무지한 탓이다.

제자리뛰기를 한 번해도 전신으로 강한 자극을 느낄 수 있다. 어쩌면 이 방법만으로도 절을 많이 해서 잃었던 건강을 되찾듯 죽을병을 고칠 수 있을지 모른다. 설령 그럴지라도 제자리뛰기가 전신운동이 되기 때문이라고 말할 수 있는 근거는 전무하다. 바람직한 건강법으로써의 운동법은 몇 가지 각기 다른 요소를 필요로 하기 때문이다. 전신의 관절과 근육을 골고루 최대한 활용하는 것 역시 그 필수조건 가운데 하나이지만, 누구든 이 정도는 이해하고 요가 수련도 해야 뭔가를 제법 하는 듯이 느껴질 것이다. 지도자 역시 마찬가지다. 이를 모르고 지도자라고 나서봐야 남들에게 웃음거리가 되기 십상이다. 참선요가의 구성개념에 깊이 공감한 이들이 수련과 참선요가 전파에 남다르게 매우 적극적인 까닭도 그러고보면 결코 우연한 현상이 아니다.

'참선요가'에서는 많은 지면을 할애하여 인체와 건강법으로써 운동법의 상호관계에 대해 소상히 설명한다. 건강에 관한 생각이 일단 정리되어야 자신의 건강을 배려할 줄 아는 지혜도 열리기 때문이다. 아울러 수련을 해보려는 마음도 문득 들게 할 것이다. 물론 수련을 중도에 포기할 수도 있으나, 그는 이미 이전의 그가 아님이 분명해서 크게 염려할 일이 못 된다. 그러므로 이번 개정판 작업은 참선요가 수련을 하려는 이들에게 보다 친근히 다가서려는 의도도 다분하지만, 교본에 비할 바가 아닌 이 책만의 특별난 중요성 때문에 진지하게 이루어졌다. 또한 건강을 배려한 운동으로 전신 구석구석을 최대한 사용해서 할 수 있는 기본적인 동작이 수록되어 있어서, 시간에 쫓기는 바쁜 현대인에게 소중한 책이 될 것이란 확신 때문이기도 하다.

늘 건강하시고 날마다 좋은 날이 되소서!

2005년 초여름
정 경 합장

서문

지난해 가을 결제 준비 차 나왔다가 잠시 부산 관음사에서 십수 년 만에 만난 스님이 있다. 지리산 칠불선원에서 여섯 철이나 함께 지냈으니 고운정 미운정 다 들은 사이다. 스님의 애정 어린 충고로 그때마다 스스로를 성찰할 수 있었고, 그런 고마움까지 되새기며 오랜 회포를 풀다보니 자연스레 화제가 오락가락하였다. 한 번은 '대소변도 못 가리면서 어찌 수행을 하겠느냐'는 일침에 몹시 부끄러워했던 적이 있었다. 운수 행각을 시작한 지 칠팔 년이 되었건만 지옥 같은 선방 좌복은 언제나 끔직했고, 더욱이 몸이 워낙 부실한 것은 대중스님에게 인정받던 터라 응석받이처럼 구실을 만들어 단 몇 분이라도 좌복에서 벗어나고파 안달을 떨던 때의 일이다. 뒷간 일도 여간 힘겨운 것이 아니니 핑계삼아 입선 시간에 늦기 일쑤여서 보다못한 스님이 등줄기에 식은땀이 나도록 한마디 뱉은 것이다. 어느덧 추억담이 되었지만, 실은 그 말이 나의 은사스님께서 하신 말씀이라고 하여 한바탕 크게 웃었다. 스님의 뒤를 이어 살기 시작했는데, 뒷날 상좌에게 남기신 말씀이 되어버렸기 때문이다.
그런 혹독한 시련을 보다 못한 스님들은 치료받을 병원과 퇴원 후 요양할 수 있는 장소까지 마련하고 그 뜻을 따라 주길 간곡히 종용하셨다. 그러나 만일 잘못되면 승려생활을 포기해야 할지도 모른다는 중압감에 그 의견을 따르지 못하고 호의를 한사코 거부하며 애를 태워드리기도 하였다.

어느 해 결제 3일 전, 해인사에서 가을태풍에 쓰러진 나무를 다스리다가 부러지는 가지에 광대뼈를 맞아 깨진 두 조각 뼈가 안쪽으로 파고드는 사고를 당한 적이 있다. 입술 안을 절개해서 뼈를 밀어낸 후 솜과 가제만 입에 문 채 배어 나오는 피로 앞섶을 물들이며 탈출하듯 병원에서 빠져나와, 수술독에 눈까지 거의 감겨 일그러진 얼굴로 결제하겠다고 찾아들었을 때 어처구니없어 하면서도 용납해주셨고, 용맹정진기간 중엔 두 다리를 뻗고라도 끝까지 자리를 지킬 수 있도록 너그럽게 아량을 베푸셨던 스님들은 언제고 잊을 수 없는 분들이시다. 뇌리에 감사지정만 가득하다.

연필을 놓은 지 이십하고도 수 년이고, 아직까지 편지글 몇 장말고는 달리 끄적인 적도 없어서 원고지에 담을 만한 재주는 더욱 없는데, 참선요가교실용 이론 정리를 부탁 받았을 때, 웬만한 일에는 좀처럼 겁내지 않던 성미에도 난감하기 그지없었다. 그러나 선뜻 스캐너까지 갖춘 최신형 컴퓨터를 장만하여 준 고마운 이가 있어서, 비록 열흘 동안 자판을 익힌 후 겨우 한 글자씩 만들어 쓴 원고일망정 단 20일 만에 이 일을 마칠 수 있었다. 컴퓨터 앞에 하루 스무 시간씩 앉아 배기길 보름쯤 하고 나니 참말로 하늘의 둥근 달이 뚜렷이 두 개로 보이기도 했지만, 이를 설치하고 사용법을 가르쳐주느라 먼 길을 오가는 수고를 마다 않던 여러분들과 내내 깊은 관심으로 격려를 아끼지 않으셨던 많은 분들의 원력이 보태져 이 일을 마칠 수 있었으니 이 사무치는 마음을 어찌 전할꼬!

주지직은 넉 달 만에 할 짓이 못 된다 내던지고, 토굴에 틀어박혀 엉뚱하게 겨우 글이나 끄적이다니. 은사스님께 더욱 큰 실망을 드린 듯하여 몸둘 바를 모르겠다. 또한 수행자는 자신의 본분사만 챙겨야지 남들에게 무슨 말로 인정을 받을까 궁리하는 사람이 되어서는 안 된다고 글 쓰지 말 것을 야무지게 당부한 일도 한두 번이 아닌데. 아이러니를 연출하는 것이 범부의 삶이라고 입버릇처럼 지껄이다가 결국 내 꼴이 그 꼴이 되고 말 줄이야!

더욱이 목숨은 호흡지간에 있다는데, 하필 이런 글을 쓰고서 '별난 일은 없어야 될텐데' 하는 걱정거리까지 생기니, 수행자에게는 아무리 좋은 일도 없느니만 못하다는 부처님 말씀이 가슴을 저미는 듯하다. 고갯짓하며 능청이나 떨 수밖에!

1999년 초여름
정경 씀

CONTENTS

기초편에 대하여 · 3
서 문 · 6

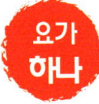
요가 하나 — 참선요가 · 11

보디빌더의 비애 · 12
선방에서 · 18
수련 · 22
천신만고 끝에 · 26
신선도 · 29
단전호흡 · 36
귀신병이라고요? · 40
반신욕이 만병통치? · 45
단식이 좋다는 이유 · 47
불로장생 · 49
중생자도 · 54
참선요가 · 62

요가 둘 — 참선요가 수련편 · 67

편안한 자세 · 68

팔베개하고 비틀기 · 70
양팔 벌리고 비틀기 · 72
엎드려 비틀기 · 74
발목잡고 옆으로 돌기 · 76
등 오르내리기 · 78
가슴 바닥대기 · 80
개구리 자세 · 82
발목잡고 허리 젖히기 · 84
무릎 붙이고 오므리기 · 86
얼굴 바닥 대기 · 88
어깨서기 연속동작 · 90
1. 다리들기 · 90
2. 쟁기 자세 · 91
3. 어깨서기 · 92
4. 변형 쟁기 자세 · 94
5. 다리들기 · 94
6. 복근단련 자세 · 94
7. 가부좌하고 등 젖히기 · 96
8. 무릎 끌어안기 · 96
9. 허리펴기 · 97
– 어깨서기 연속동작 변형 자세 · 98

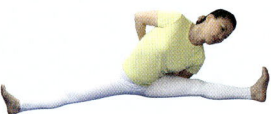

ZENYOGA

다리 만들기 · 100

누워 다리 벌리기 · 102

발 모아잡고 가슴 펴기 · 103

낙타 자세 · 105

손등 바닥 대기 · 106

손바닥 밀어올리기 · 108

가위 바위 보 · 110

손바닥 대기 · 112

변형 손등 대기 · 113

뒤로 합장 · 114

소머리 자세 · 116

비틀기 첫 동작 · 118

무릎 세워 비틀기 · 120

오므리고 비틀기 · 122

비스듬히 비틀기 · 124

한쪽 무릎 굽히고 숙이기 · 126

장근술 · 128

뱀 자세 연속동작 · 130

1. 뱀 자세 · 130

2. 활 자세 · 130

3. 뱀 자세 변형 · 131

4. 개구리 자세 · 131

고관절 돌리기 · 132

옆으로 기울이기 · 134

발 모아잡고 숙이기 · 136

다리 벌리고 몸 흔들기 · 138

두드리기 · 142

상체 숙이기 · 144

무릎 바닥 대기 · 146

무릎 꿇고 눕기 · 148

발목 돌리기 · 150

편안한 자세 · 152

요가 셋

부록 · 153

수련에 대한 소고 · 154

참선요가와 각종 질환 · 165

체험담 모음 · 172

특집 | 한국과의 만남 · 188
어느 불교 수행자의 요가 이야기
모스크바 매거진 인터뷰 전문

후 기 · 192

참선요가 교본/비디오 안내

참선요가 수련용 비디오는 참선요가 교본만으로 동작의 구성을 이해하기 어려운 분들을 위해 제작되었습니다. 수련시간 내내 정경스님께서 직접 시현하시는 동작과 설명들은 보는 이들로 하여금 명상의 삼매 상태에서 수련하실 수 있도록 심혈을 기울여 제작되었고, 이 비디오에 의지해서 수련하시는 분들께는 좋은 벗이 되어줄 것입니다.

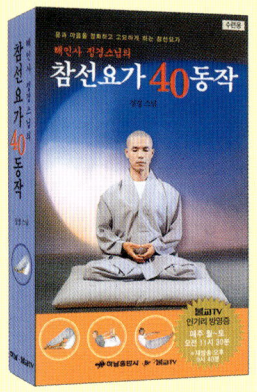
상영시간 | 75분 | 기초편
가격 | 20,000원

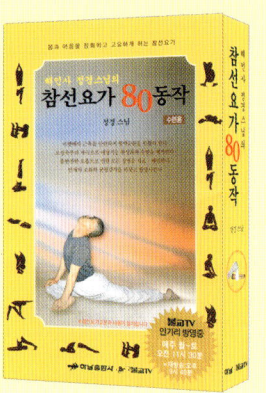
상영시간 | 100분 | 고급편
가격 | 25,000원

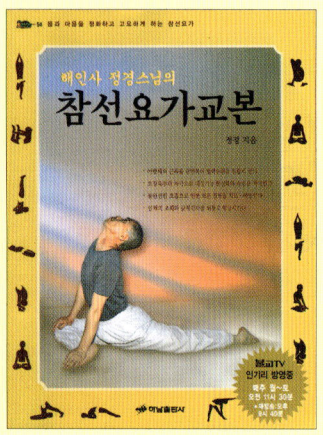

30년 가까운 승려생활을 하루 한 끼, 생식만으로 건강하게 수행할 수 있었던 정경스님이 자신에 대한 배려로 줄곧 수련해 온 운동법 그대로를 사진과 함께 낱낱이 구분동작으로 상세히 설명하여서 누구나 동작의 특성을 이해하기 쉽게 하였다. 더욱이 오랜 기간 불교TV의 홈페이지 참선요가 시청자 게시판에 올라왔던, 실제 수련 중의 다양한 궁금증에 대해 자상하게 답했던 글들을 추려 수록했으므로 본격적인 참선요가수련에 많은 도움이 될 것이다. 특히 '참선요가 80동작' 비디오테이프는 이 책에 수록된 동작과 내용이 일치한다.

사륙배판변형 | 올컬러 | 196쪽 | 가격 15,000원 |
♣특별부록 : 40동작·80동작 휴대용 수련 차트
♣전국 서점(인터넷서점 포함)에서 만나실 수 있습니다.

요가 하나
참선요가

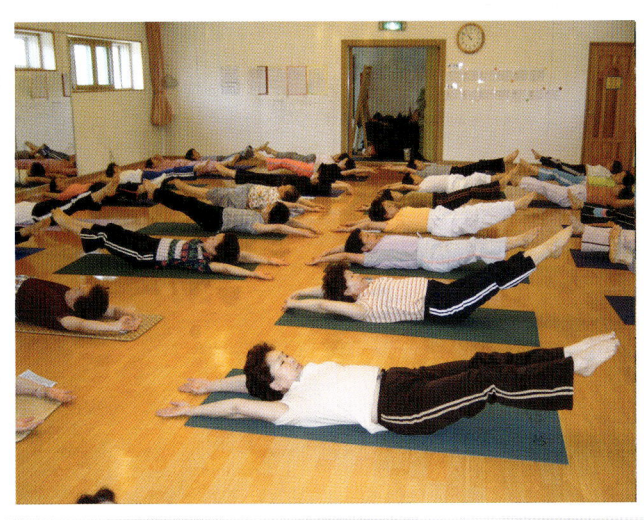

보디빌더의 비애

부모님의 오랜 기다림 끝에 태어났으나 남들처럼 튼튼치 못해서 어른들의 등에 업혀 병원 문턱이 닳도록 드나들던 기억이 아직 어렴풋하다. 초등학교에 들어가서도 하교 길엔 걷는 것조차 힘에 겨워 길가에 주저앉아 하염없이 울다가 동네형들 눈에 띄면 그제야 업혀 돌아오기 일쑤였다.

분위기가 썩 마음에 들었나보다. 다짜고짜 얼마간 수양하며 지내고 싶은데 방 하나만 빌렸으면 하고 운을 떼운다. 물론 인사치레로 하는 말인 줄 뻔히 알지만 적당히 구실을 붙여 마다하면 눈치도 없이 '방 값' 운운하며 대답을 더 듣겠다는 투다. 그럴 때 하는 말이 있다. '내가 아무렴 부모 형제 이별하고 출가할 적에 방 값이나 받아먹고 살려고 중이 됐겠소!'

산 속 절이 다 그렇지만 울타리도 대문도 없긴 하나 비바람 정도는 넉넉히 가릴 수 있으니 뭐 그리 까탈스리 굴 것은 없을 만도 하다. 그렇지만 본디 사람 됨됨이가 그러니 어쩔 수 없는 노릇이다. 심심하고 외로울까 걱정까지 하며 동무가 되어 주겠다는 데도 '내가 혼자 살려고 중이 됐는데 왜 댁들하고 같이 살아야 됩니까?' 다.

하루 한 끼 먹고, 그것도 생쌀가루 한 됫박과 양배추 두 포기로 한 달을 산다고 하니, 간혹 소문에 귀가 솔깃해서 숨은 도인쯤으로 여기고 분별없이 찾아와 이바구나 하자고 대들면 왜 그리도 서글픈지. 얘기가 앞뒤도 없이 뒤척이다가 오히려 신변잡사에 이르면 그제야 말문이 조금 트인다.

머리 긴 사람들은 뭐가 그리 궁금하고 되잖은 관심거리가 많은지. 혼자 있으면 외롭지 않느냐는 둥, 밤에 무섭겠다는 둥, 그렇게 먹고도 힘이 부치지 않느냐는 둥, 나중엔 생활비는 어떻게 마련하느냐는 것까지 걱정이 하염없다. 그러나 아무리 유별나다 해도 시주 은덕을 입는 몸이니 마지못해 한두 마디씩 대꾸한 것이 몇몇은 꽤 신통하였던가? 이제는 나도 모르는 사이에 그 방면엔 대가라고 알려졌단다. 그래서 잠깐 대중 앞에 섰을 땐 일삼아 공개강좌를 했었는데, 많은 이가 들을만했다 하여 느닷없이 글까지 쓰게 되니 아무리 생각해봐도 여간 멋쩍은 일이 아니다.

사실, 행색이 승려여서 아는 것이 변변치 못하다. 입산수도하다가 문득 몸이 온전치 않으면 이 일마저 해낼 수 없을 거라 판단하고 나름대로 터득한 방편이니 누구에게나 통할 리도 없다. 그런 까닭에 기특한 일이 아닌 줄 잘 알지만, 이 일로써 티끌만한 이익을 얻는 이가 간혹 있다면 부처님과 낯모르는 시주님네 은공에 조금이나마 보답한 줄로 여기리라.

생식하고 하루 한 끼 먹는 따위는 조촐하게 사는 것이 수행에 도움이 되겠다 싶어서 시작한 짓이므로 불법佛法과 아무런 상관이 없는 일이다. 이는 단지 중생의 허물을 아직 여의지 못한 채 그 한계를 넘고파 하는 가련한 몸부림일 뿐이다. 그러므로 드러낸 일도 별로 없건만, 타인의 눈에는 꽤 신기하게 비친 모양이다. 하기야 사람의 관심이 온통 먹는 것과 건강에만 쏠려 있는 세상이다 보니, 양배추 두 포기와 생쌀가루 한 됫박 남짓이 한 달 양식거리라면 그럴 법도 하지 않겠나! 하지만 누군들 그러고 싶었으랴! 산 속에 살면서도 뾰족한 재주와 방법을 익히질 못했고, 둘러봐도 가장 쉬이 얻을 수 있는 것은 그것밖에 별로 눈에 뜨인 것이 없었기 때문이다.

천성이 게으르고 아둔한데다 남들처럼 눈썰미도 신통치 못해서 산 속에 묻힌 지가 제법 오래 되었으나 잣나무와 소나무도 아직 제대로 분별치 못한다. 특히 잎 달린 생물 구별하는 데는 소질이 전혀 없다. 그러니 주변에 나물이며 열매, 뿌리가 천지 사방에서 '여기 있으니 날 잡숴 주!' 아우성친들 무슨 소용이 있겠는가! 갸륵하게나마 주제 파악은 미리 하고 꿈엘 망정 애초부터 거저 얻는 것은 아예 생각지도 않았으니 천만다행이다.

생식을 염두에 두고도 처음에는 쌀가루 장만하는 일조차 엄두가 나지 않아, 기껏 궁리해 낸 것이 오천 원 남짓 주면 어디서든지 살 수 있는 밀가루 한 포가 전부였다. 그런 판에 생식에 좋다는 무엇을 넘보는 따위는 아예 부질없는 망상이요 사치라고 여긴 것은 몹시 현명한 처사였던 셈이다. 그러므로 이 일은 어쩌다 삶의 한계나 인내력 따위를 시험해 보고파 느긋한 명분으로 심심풀이삼아 시작한 짓이 결코 아니다. 그 즈음 나의 절박하고 딱한 처지는 정말 그렇게라도 발버둥쳐보지 않으면 안 될 지경이었다. 십여 년 간 역기로 단련해서 무쇠 같다고 자부하던 육신은 덧없이 무너져내려, 출가 이후 벌써 두어 번씩이나 죽음을 각오해야 했었다. 속절없이 흐르는 세월 속에 건강마저 더 이상 믿을 것이 못 된다는 것을 희미하게 알아차렸을 때, 그렇게 자신 만만하던 보디빌더의 패기는 이미 꿈속의 이야기가 되어버렸기 때문이다.

부모님의 오랜 기다림 끝에 태어났으나 남들처럼 튼튼치 못해서 어른들의 등에 업혀 병원 문턱이 닳도록 드나들던 기억이 아직 어렴풋하다. 태어나 자란 곳이 서울인지라 구비구비 고개 넘고 물을 건너야 했던 것도 아니었건만, 초등학교에 들어가서도 하교 길엔 걷는 것조차 힘에 겨워 길가에 주저앉아 하염없이 울다가 동네형들 눈에 띠면 그제야 업혀 돌아오기 일쑤였다. 형편이 웬만했고 어렵사리 얻은 장손이니 금이야 옥이야 했건만, 워낙 입이 짧아 밥상머리에서조차 어른들의 애간장을 태워드렸다. 전쟁 끝이어서 어렵사리 구해 먹이는 귀한 음식도 안중에 없었고, 삶은 달걀이나 계란부침의 흰자위나 겨우 발라먹는 정도였다. 아직도 기억이 생생한데 '아지'라는 생선튀김은 그런 대로 좋아했다. 그러나 그 놈도 소금기에 절어 간간해진 껍질만 벗겨 먹지 결코 흰 살코기는 입에 대지 않았다. 과일도 마찬가지였다. 여태까지도 섬뜩한 배란 놈은 어찌 그리도 입안에서 껄끄러운지. 사과도 입에 안 맞았다. 구멍가게에는 그 즈음에 가장 고급스런 카스테라도 있었지만 그것도 목구멍에서 걸리긴 마찬가지였다. 결국은 커서도 달걀 노른자위는 삼키지 못했고, 생식을 하는 지금도 사과와 배만큼은 일 년 내내 먹어봤자 손가락으로 겨우 헤아릴 정도이니 여전히 구미에 와 닿지 않기 때문이다.

그렇게 병치레나 하며 자란 탓에 장성해서도 나약하기만 한 몰골에 도무지 꼬락서니가 말이 아니었다. 그래도 군대만큼은 빨리 다녀오고 싶었다. 지원을 하고 신체검사를 받는데 체중 미달에 고혈압, 가슴둘레 87cm, 결과는 너무나 비참했다. 아주 철저한 불량품이었다. '정말 이러다간 사람 구실조차 못하겠구나' 하는 생각과 함께 비로소 정신이 번쩍 났다.

마침 얼치기 강사로 있던 음악학원의 원장님이 통기타 가수가 모자란다며 무대에 서길 종용하였으나 썩 내키지 않아서 내심 망설이던 때이기도 했다. 아주 어릴 적부터 특별한 까닭도 없이 이 다음에 크면 혼자 살리라 다짐하면서, 그 일을 염두에 두고 중학생 때부터 준비랍시고 만진 것이 기타였는데, 어린 생각에도 홀로 살려면 즐길거리 하나쯤은 있어야겠다는 생각이 그렇게까지 된 것이다. 헌데 그것으로 밥벌이라니! 미련 없이 악기부터 내려놓았다. 내 평생의 일은 아닐 거라는 느낌과 또 그리 되어서도 안 되겠다는 생각도 들었지만, 기타를 친답시고 운동을 멀리하다가 그 꼴이 났다는 판단이 훨씬 앞섰기 때문이었다.

머리 속엔 오직 '이러다가 사람 구실도 제대로 못하는 것은 아닐까' 하는 걱정만 가득했다. 남들처럼 야망에 들떠있지 않으나 일신이 건강하지 못하면 아무 일도 할 수 없을 거란 분별은 다행스럽게 있었던 듯하다. 몇 날을 두고 고민한 끝에 내린 결론은 우선 어떤 상황에서도 버틸 수 있는 몸을 만들자는 것이었다. 그렇게 찾아간 곳이 바로 육체미체육관이다. 기타에 쏟던 열정 따위는 비교도 안 될 기세로, 다만 남들처럼 되어보자는 일념에서 난생 처음 운동에 전념했다.

덕분에 누구에게도 부끄럽지 않은 당당한 몸매를 곧 만들 수 있었다. 더 훗날 시절인연 따라 경남 합천 해인사로 출가했다. 별종 보듯 하는 스님들의 시선도 아랑곳 않고 절집에서도 운동만큼은 꽤 열심이었다. 아프다는 스님들을 보면 왜 그리도 측은해 보이든지. 저렇게 초라해지진 말자고 다짐하며 행각을 하면서도 역기가 있는 절로만 찾아 다녔다.

하지만 절집 생활과 공부는 그리 만만한 것이 아니었다. 아무리 역기를 들고 아침저녁으로 무쇠같이 몸을 다진다해도 수행하면서 얻게 된 병마 앞에는 별로 효험이 없었다. 아주 힘든 고비도 여러 차례 넘겨야 했다. 따라서 참기 어려운 날들이 계속됐다. 다행히 타고난 성품이 몸에 대해서만큼은 좀 무딘 편이다. 어쩌면 허약한 몸으로 살아오면서 터득한 생존 방식인지 모르겠다. 예나 지금이나 당연히 몸을 위해 최선을 다하지만, 몸이 안 따라와 줄 땐 미련하리만큼 즉시 인정하고 아파할 줄도 안다. 그러나 그 짓도 한두 번이지, 느닷없이 찾아드는 병마에는 도무지 속수무책일 수밖에 없어서 좌절감만 깊어갔다.

스님들의 성품은 대체로 깔끔한 편이시다. 특히 걸망 하나 달랑 메고 발길 닿는대로 정처 없이 떠돌며 수행하시는 운수납자 스님들의 기질은 평범한 눈길로는 이해하기 어렵다. 가령 몸이 아프면 머리 깎은 사람도 별수 없을 거라고 짐작하겠지만 천만의 말씀이다. 납자 스님들은 전혀 다르다. 먼저 눈빛이 달라지고 행동거지가 사뭇 조심스러워진다. 행여 자신 때문에 대중 스님들 공부에 지장이 있을까 하는, 다시 말하자면 내 일신의 고통보다는 여러 스님들의 수행에 방해가 되지 않을까 염려하는 배려가 앞선 까닭이다.

어느 사찰이건 수행처마다 환자 스님을 위해 마련된 한적한 간병실과 정성껏 병 수발을 도맡아 해주시는 간병스님은 꼭 있기 마련이다. 본디 간병이란 소임은 전문지식이 있는 분이 맡기도 하지만, 가끔은 병환에 많이 시달려본 스님들이 그간 입었던 은혜에 보답코자 자청해서 나서기도 한다. 그런 간병스님의 손길은 참말로 예사롭지 않다. 아픈 사람 심정을 깊이 헤아리는 자상함과 헌신적인 모습은 이야기로 전해지는 것이 무수하다.

그래도 환자 스님은 자신의 병환이 깊어져서 대중에게 폐가 된다싶으면 아무도 모르게 슬그머니 걸망 하나 챙겨 메고 정처 없이 길을 나서고 만다. 그 스님 속내에는 '모든 스님이 한결 같은 마음으로 큰 뜻을 세워 부모 형제를 어렵사리 뒤로 한 채 출가하셨는데, 수행에 도움을 드리지 못할망정 오히려 내 일신의 일로 여러 스님에게 짐이 되고 공부에 방해가 되어서는 결코 안 된다' 는 생각에 자신을 용납하지 못하고 총총히 사라지는 것이다. 가버린 스님의 심정이야 어떠하든, 혹시라도 환자 스님에게 소홀한 점은 없었는지 살피며, 대중 스님들 역시 그분에 대한 근심과 걱정으로 침울해지기는 마찬가지다. 그러나 분위기는 곧 안정되고 떠나간 스님의 깊은 배려에 감사하며, 이내 각오를 새롭게 하여 더욱 정진에 힘쓰는 계기로 삼을 줄 아는 것이 납자 스님들의 남다른 지혜이기도 하다.

    이러한 아름다운 대중에 참예했으나, 두 해를 넘기지 못하고 자부하던 건강은 무너지기 시작했다. 오줌줄기에 섞여 쏟아지는 피를 보며 처음으로 육신의 한계를 절감했다. 하루에도 몇 번씩 오그라드는 몸으로 할 수 있는 것은 아무것도 없었다. 도리 없이 걸망을 둘러 멘 채 마이신에 의지해서 이 절 저 절 서성거렸다. 그래도 차도가 있는 듯하면 공부하러 들어갔다가 심상치 않으면 다시 걸망 메길 거듭하면서 몇 년을 버텼다. 하지만 몸이 성치 않으니 공부도 제대로 될 리 없었고 해볼 수도 없었다. 어떤 때는 스스로가 왜 그리 비참하게 여겨지던지. 두 뺨을 눈물로 적시기도 했고, 너무나 초라해져버린 내 모습에 공연히 분통을 터트리기도 했다.

 그 와중에도 마음 한편에는 막연하게나마 의지하고픈 것이 있었다. 바로 운동에 대한 믿음 때문이다. '병약할 때는 사람 구실조차 전혀 못할 것이라고 여겼는데 당당한 체격으로 만들기도 하지 않았던가? 운동으로라도 다시 극복해 보자'는 오기 반 기대 반의 생각이 충동질쳤다. 솔직히 말해서 익힌 것이 그것뿐이요, 운동밖에 달리 할 줄 아는 것도 없긴 했다. 스님들의 우려의 눈빛도 아랑곳 않고, 다 죽어가는 시늉을 하면서도 무지막지하게 무쇠덩이와 연일 씨름하였다.

 격렬한 운동량으로 먹는 양도 엄청났다. 스스로도 신기하다는 느낌이 들 정도로 먹어댔다. 그렇다고 입 짧은 식성이 금방 변하여 이것저것 마구 먹어댄 것도 아니다. 하루 세 끼 밥에 불과했으나 짐작컨대 날마다 한 양동이는 족히 되고도 남았을 것이다. 그래도 일주일에 한 번쯤 마지못해 찾아가는 화장실에서는 엄지손가락 한 마디 만큼 하는 계산이 전부였다. 아마도 99%, 완전에 가까운 분해율이었으리라. 좌우지간 그렇게라도 용을 써대니 우선 남들도 괜찮게 봐주었다. 나 역시 목욕탕 거울에 비치는 탄탄한 내 모습에 위안을 받기는 마찬가지였다. 그렇게 병에도 익숙해질 무렵 다시 여러 스님들 곁으로 돌아가고픈 생각이 슬그머니 들었다.

몇 해를 떠나 있던 선방으로 돌아오게 되니 '다시 공부를 하게 되었구나' 하는 안도감과 함께 그동안 손해본 것까지 보충해야겠다는 생각이 들었다. 이왕이면 수행법도 새롭게 바꿔보고 싶었다.

우리나라의 참선하는 스님들은 대체로 화두를 들고 공부를 하신다. 그런데 이 공부라는 것이 도무지 웬만한 의지로는 대책이 잘 서지 않는다. 얼떨결에 뭇 스님네 곁에 감히 머무르기는 했으나 수행자의 자질이나 최소한의 소양도 내게는 별로 없었다. 그러면 다소곳이 부처님 말씀이라도 배워야 옳겠건만, 너무도 못난 탓에 또한 그러지도 못했다. 그때까지 부처 불佛자의 뜻도 제대로 몰랐다 해도 괜한 말이 아니다. 얼마나 바보스럽던지 강당에서 글을 배울 때조차 이해되는 것이 거의 없었다. 도대체 강사스님이 지금 무슨 말을 하고 있는지조차 도통 분별되지 않았다. 그래서 경전 보기를 이내 포기하고 절망 중이 되어 선방 문턱을 넘어섰으나, 그것이 더 속이 타는 일이 될 줄은 꿈에도 미처 생각지 못했었다.

모든 일이 다 그렇지만 수행이라는 것도 스스로가 알아서 해야 함에는 다름이 없다. 다시 말하면 철저한 자기관리가 수행이라는 얘기다. 더구나 이 참선공부는 냉혹히 자신의 한계를 인식하고 해야한다. 그러므로 누가 섣불리 도와주겠다고 감히 나설 수도 없는 일이고, 누구에게 도움을 빌릴 수도 없는 막연함 그 자체이다. '백척간두 진일보百尺竿頭 進一步'라는 말이 있다. 까마득한 높이의 장대 끝에서도 한 발을 더 내딛을 수 있어야 한다는 뜻이다. 마땅히 그러한 기상이 있어야 수행인의 자격이 있고, 당연히 그럴 기백이 있어야만 할 수 있는 것이 참선공부이다. 그런데 몸도 그렇거니와 사실 마음도 여린 내게는 정녕 막막함뿐이었으니, 궁리 끝에 공부 방편이나 한번 바꿔보자는 생각까지 이른 것이다.

하지만 그것도 순전히 생각뿐이지, 진득이 경전을 연구해보기는커녕 제대로 들쳐본 바도 없으니 별 뾰족한 수가 있을 까닭도 없었다. 문득 절집에 와서 얻어들은 얘기 중에 호흡에 집중하여 마음을 잘 다스리면 깨칠 수 있다는 말이 생각났다. 단전호흡이라는 수행법은 출가 전에도 건강에 대단히 좋다는 얘기를 간간이 들었던 기억이 떠올랐기 때문이다.

'옳지! 수식관을 하자! 부처님께서도 제자들에게 몸소 가르치셨던 수행법이고, 지금도 다른 불교 국가에서는 널리 행해진다 하지 않던가! 설령 불법과는 십만 팔천 리가 된다해도 단전호흡으로 병도 고치고 신선이 되기도 한다는데 크게 어긋나겠나!' 싶었다.

선방의 오랜 수행 가풍은 간화선뿐이라고 해도 과언이 아니어서 엉뚱한 짓거리를 하다가 괜한 오해를 사게 되면 돌연 거북스럽기 십상이다. 그래서 공부얘기만큼은 아무리 스스럼없는 사이라도 서로가 대단히 조심스러워한다. 그런 까닭에 굳이 드러낼 필요도 없으니 시침 뚝 떼고 수식관이 되는지, 복식호흡이 되는지, 단전호흡인지도 구별조차 못한 채 오직 '이것도 수행은 되겠거니' 하며 죽기살기로 덤벼들기 시작하였다.

참선이란 부처님 제자들이 행하는 다양한 수행법 중 하나를 일컫는다. 그러므로 '불교' 하면 참선을 떠올리고, '참선' 하면 좌선을 연상하는 것이 오히려 자연스럽게 여겨진다. 이미 우리에게 친숙한 일상의 언어가 되었기 때문이다.

신방어서

인간의 체질은 참으로 다양하다고 한다. 그런 탓에 동서양을 막론하고 체질 감별론도 한자리를 하는 모양이다. 주워들은 풍월이지만 내 체질은 본디 먹성이 시원치 않고, 체중이 가볍고, 몸도 가냘프다고 한다. 지난 일들을 돌이켜보면 그리 틀린 말은 아닌 듯하다. 왜냐하면 육체미 운동을 할 당시에도 남들은 반 년 남짓하고 시합을 나가는데, 나는 두 해를 꼬박 넘기고서야 겨우 그들과 겨루어 볼 만 했기 때문이다. 그렇다고 운동량이 남보다 적거나 게을리 한 것도 결코 아니다. 지금은 어떤지 모르겠으나 그때는 육체미체육관만큼은 연중무휴여서 일 년 삼백예순 날 중에 빼먹는 날이 거의 없었다. 나중에는 오가는 시간도 아끼느라 운동기구를 아예 집에 장만해 놓고 아침저녁으로 해댔다. 아니 한밤중 새벽도 없이 했노라 말해야 옳을 것이다. 그러나 결과는 그다지 신통치 못했다. 근육은 얼마 후부터 더 이상 불어나는 기미가 보이지 않았다. 그때도 막연히 체질 탓도 있으려니 했지만 인정하고 싶은 마음은 추호도 없었다. 오직 '열심히 하면 뭔가 되겠지' 하며 매달렸을 뿐이다. 그래도 섭섭한 생각은 가끔씩 들었다. 이솝우화에 여우가 먹음직한 포도를 발견하고 아무리 애써도 얻을 수 없게 되자 '저 포도는 실 거'라며 체념했다는 얘기가 있듯이, 남들의 우람해지는 근육미를 볼 때마다 '나는 저렇게 징그럽게 되지 말자' 짐짓 외면하며 스스로를 달랬지만 도대체 기준 이하였다. 그러나 아무리 그렇더라도 썩어도 준치라는 말이 있다. 악착스럽게 단련시킨 탓에 가슴이며 팔다리까지 온통 돌덩어리처럼 탄탄해져갔다. 그 정도로 만족스러워한 것까지는 괜찮았다. 그런데 그것이 나중에는 감당 못할 정도로 굳어버린 것이다. 바로 그 몸으로 선방에서 참선을 한답시고 다리 꼬고 앉으려니 될성싶기나 했겠는가 말이다.

요즘은 참선이 무슨 말인지 정도는 대개가 알고 있는 듯하다. 어쩌면 그때도 남들에겐 이미 상식거리였겠지만 우둔한 탓에 나만 잘 알지 못했을 것이다.

참선이란 부처님 제자들이 행하는 다양한 수행법 중 하나를 일컫는다. 그러므로 '불교' 하면 참선을 떠올리고, '참선' 하면 좌선을 연상하는 것이 오히려 자연스럽게 여겨진다. 이미 우리에게 친숙한 일상의 언어가 되었기 때문이다.

그러나 참선이 꼭 좌선으로만 하는 것은 아니다. 하지만 좌선으로 굳이 설명하는 데에는 이유가 있다. 이 좌선법을 잘 익히기만 하면 아주 쉽게 수행할 수 있어서다. 이런 까닭에 선방에서도 참선 정진에 적합한 좌선으로 일과를 삼는다. 그래서 참선과 좌선이 구별 없이 쓰여도 별로 이상스럽게 느껴지지 않는 것이다.

이 듣도 보도 못했던 참선을 하긴 하는데, 말이 공부지 내게는 순전히 생지옥이었다. 꿈엔들 이런 일이 내 평생에 있으리라곤 미처 생각지도 못했었다. 절에나 가자고 마음먹은 것도 밤사이의 일이요, 승려가 되겠다고 결심하기까지도 절에 들어와서 불과 일주일만의 일이다. 지금 다시 생각해봐도 몽중에나 있을 법한 일인데, 그렇게 시작한 중노릇이니 오죽 답답했겠는가! 그러나 이미 모습이 그러하니 무슨 시늉이라도 내야 될 판이지만, 남들의 사연은 어떤지 모르겠으나 만약 이 일이 꼭 나의 일이 될 줄을 미리 짐작이라도 했더라면 아마도 무슨 대책 정도는 마련해 두었으리라! 도통 내 몸뚱이말고는 달리 믿을 것도 없고, 오직 건강한 신체만 있으면 세상에 거리낄 것이 없을 줄 굳게 믿고 있다가, 얼결에 휩쓸리고 보니 바로 그것이 돌연 문제가 되는 곳일 줄이야! 아니 도리어 가장 큰 장애가 되는 세상이 대명천지에 있을 줄 정녕 상상이나 해보았던가 말이다. 그때 비로소 내 선근이 부족함을 절실히 느꼈다. 그 많은 운동 중에 하필이면 어째서 육체미운동을 했는지. 웃통 벗어젖히고 힘자랑할 때는 미처 몰랐는데 다리 접고 앉으려니까 아차 아니구나 싶었다.

그런 몸으로 시작한 선방생활은 고통의 나날이었다. 도무지 앉아 배길 재간이 없기 때문이다. 믿기 어렵겠지만 그때는 단 십 초도 다리를 접고 견디지 못했다. 아니 단 일 초였다고 해도 전혀 과장이 아니다. 사실이 그랬다. 나무토막 같은 다리통은 선방에서만큼은 무용지물이었다. 양옆에 삼매에 들어 계신 스님들에게는 전혀 면목 없는 일이었으나, 나만은 그 자리에서 마땅히 해야 할 일이라도 되는 듯이 다리만 폈다 오므리기를 일과로 삼을 수밖에 없었다.

그렇게 온종일 다리만 오므렸다 펴기를 되풀이하면서도, 몇 번인가 이삼 분 정도 용을 쓰고

버텨본 적이 있었다. 하지만 그럴 때마다 다리는 도저히 어찌 해볼 수 없는 상황에 빠져들길 거듭했다. '이제는 관절까지 망가뜨려서 완전히 병신이 되고 말았구나!' 혼자 망연자실하며 며칠을 지내다보면 다시 관절이 풀려서 조금씩 움직여졌다. 여하튼 선방생활 첫 해는 채 1분도 제대로 앉아본 적이 없었고, 수 년이 지나도록 별로 달라지지 않았다. 그러니 선방 좌복에 엉덩이를 비벼대니 명색이 수좌였지 도무지 부실한 것은 견줄 데가 없었다. 정말 너무나 괴롭고 고통스러울 때는 방문을 박차고 튀어나가 맨땅에 맘껏 뒹굴고픈 생각이 절로 치밀어 올랐다.

수식관을 해보기로 작정한 것은 출가해서 어느덧 예닐곱 해가 지나서였다. 물론 다리 사정이 별로 나아진 바는 없었으나 기억컨대 아마도 한 5분 정도는 버틸 수 있지 않았나 싶다. 하지만 그것도 새벽 첫 시간에 한해서다. 다리가 아파오면 막무가내였기 때문이다. 그래도 사정은 무척 나아진 셈이다. 왜냐하면 뻐덩뻐덩하던 다리를 예전과 달리 그런 대로 오므리고 지낼 수 있었으니 말이다.

좌선할 때의 다리 모양을 가부좌라고 한다. 대웅전의 부처님을 떠올리면 이해가 쉬울 것이다. 무릎을 구부려 다리를 몸 앞에 모아서 앉는 것은 비슷하지만, 흔히 양반다리라고 하는 것과 모습이 약간 다르다. 반가부좌라 하여 두 종아리를 아래위로 나란히 겹쳐서 앉는 방법이 있는가 하면, 종아리를 팔짱끼듯 엇갈리게 해서 양발을 다른 쪽 넓적다리 위에 얹는 온가부좌 혹은 결가부좌라는 좌법도 있다.

여하튼 반가부좌조차 흉내는커녕 감히 마음도 내지 못하는 몸으로 딴 일을 하나 더 해보겠다고 덤빈다면 순전히 객기이지 그 이상도 그 이하도 아님이 분명했다. 하지만 출가해서 무엇 하나 변변히 해놓은 것이 없던 터에, 수시로 엄습하던 것은 병든 육신에 지쳐 초라해진 몰골을 위로하기 위해서라도 무엇이든지 해봐야 한다는 절박감뿐이었으므로, 태평하게 물불을 가릴 처지가 아니었다. 그 무렵 아주 묘한, 정말 신기에 가까운 명분으로 찾아낸 것이 바로 수식관이다.

수식관은 앞의 첫 자가 한문으로 무슨 뜻이냐에 따라서 수행법 또한 다르다. 즉 앞 자가 '셈 수數' 자 수식관數息觀이면 호흡의 숫자를 세는 것이요, '따를 수隨' 자 수식관隨息觀이면 호흡을 관찰하되 들고나는 숨의 상태를 찰나도 놓치지 않고 의식으로 확실히 알아차려야 한다는 차이가 있다. 나는 앞의 방법을 택했다. 물론 뒤의 방법보다 수월키도 하려니와 아주 기발한 생각이 머리 속에 떠올랐기 때문이다.

　대체로 역기를 들 때는 운동 횟수를 세면서 하게 된다. 동료가 기구를 들 차례가 되면 옆에서 숫자를 대신 세어주면서 거들기도 하는데, 그럴 땐 힘이 훨씬 덜 들고 재미도 있다. 바로 그것이었다. 문득 '역기를 들던 일로 모진 고생을 하고 있다만, 운동을 하면서 익힌 것 중에 숫자 세는 일도 있지 않던가? 내 업력 중에서 이것만큼 자신 있는 일이 또 있으랴!' 는 생각이 뇌리를 스쳤던 것이다.

　원래부터 범부의 인생살이란 명분 찾기 게임이다. 정말 그 섬광과 같은 한 생각은 가슴이 후련해질 정도로 대단한 명분처럼 느껴졌다.

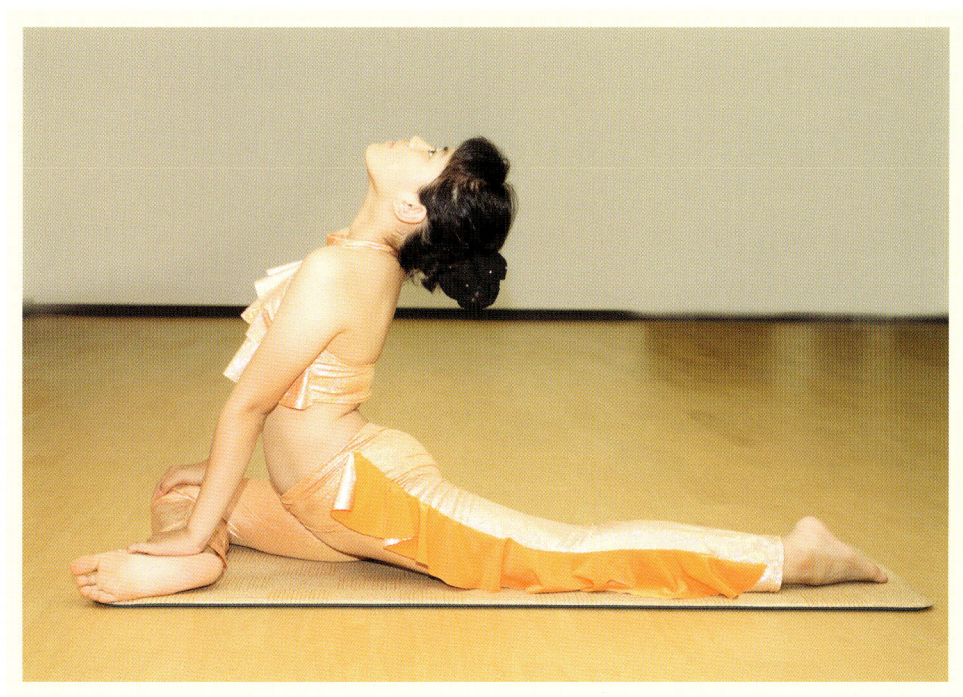

●고관절 돌리기

수련

선방에서는 공부하는 기간에는 죽은 송장도 절 밖으로 내보내지 않는다고 할 정도로, 수행 도량에서는 시급한 일이 아니면 하던 사찰 보수공사도 중단하거나 시작조차 않는다. 그러니 스님들의 산문 밖 출입 따위야 말할 바도 없다.

그런 명분과 구실을 앞세워 시작한 수식관은 사실 말이 그럴 듯 했지 아무것도 아니었다. 승려가 되고도 부처님의 가르침을 연구해보지 못했고, 흔해 빠진 단전호흡에 관한 책도 들춰본 바가 없기 때문이다. 명색이 알량한 수좌인지라 선방스님들의 살림살이가 대체로 화두 하나이듯, 아는 것도 없는 주제에 미리부터 금하고는 담을 쌓았으니 '수식관' '단전호흡' 이라는 말 역시 얘기로만 주워들었을 뿐이므로 수련인지 수행인지조차 구별이 안 되는 처지였다. 고작해야 호흡을 할 때는 배 모양은 어떻게 해야 하고, 숫자는 어디에서 세어야 하는 지가 지식의 전부였으니 말이다.

대단한 각오와 의욕을 갖고 기대 반 호기심 반으로 시작한 첫 날은, 들뜬 기분 속에 처음 해보는 짓인지라 재미도 괜찮아서 하루해를 수월히 넘겼다. 이틀째에는 몸이 약간 좋지 않은 듯했지만 별일 아니겠거니 생각하며 전날의 경험을 되살려 호흡에 집중했다. 삼 일째 되던 날은 새벽부터 가슴이 답답해서 꼭 무엇에 체한 듯했으나 대수롭지 않게 여기고 오로지 호흡수련에만 몰두했다.

선방에서는 공부하는 기간을 '한 철' '두 철' 하며 셈하는데 석 달이 한 철이다. 이 기간을 여름 석 달은 '하안거' 겨울 석 달은 '동안거' 라고 달리 부르기도 한다. 이때는 죽은 송장도 절 밖으로 내보내지 않는다고 할 정도로, 수행 도량에서는 시급한 일이 아니면 하던 사찰 보수공사도 중단하거나 시작조차 않는다. 그러니 스님들의 산문 밖 출입 따위야 말할 바도 없다.
　안거 중의 일과시간과 한 철 동안 각자가 분담할 일들은 안거 시작 전날 밤에 모든 대중 스님들이 모인 자리에서 진지한 논의 끝에 결정된다. 그러나 어느 사찰이든 밤 9시부터 새벽 3시까지만 수면이 허락되는 것은 철칙이다. 그것도 몇 시간을 잘 것인가가 아니라 몇 시간을 공부할 것이냐에 따라 수면시간이 정해진다. 대개 공부시간이 10시간 가량이면 자연스레 6시간의 수면이 허락되지만, 12시간이면 상황이 급변한다. 만약 14시간 정도면 이때는 새벽 2시부터 밤 10시까지라야 하루 일과의 균형이 맞는다. 거기서 두세 시간이 더 늘어나면 잠시 허리를 펴는 정도지 그것을 잤다고 할 수 없는 지경이 된다. 더구나 한 철 내내 용맹정진을 하기로 스님들의 뜻이 모아지면, 세 때 공양시간 외에는 어떤 명목의 시간도 달리 주어지지 않는다. 그때는 오직 매 시간마다 허락되는 10분씩의 행선 시간을 활용해서 세면, 세탁, 뒷간 쪽 일까지 스스로 알아서 해결해야 한다. 당연히 방바닥에 잠시라도 눕는 따위의 일은 있을 수도 없다. 그래서 안거가 시작될 무렵이면 스님들의 관심이 어쩔 수 없이 여기에 집중된다. 연세 많으신 노스님이나 건강에 자신이 없는 스님에겐 여간 심각한 문제가 아닌 까닭이다. 어쩌다 혈기가 왕성하고 고집스런 스님이 한 분이라도 있어서 공부시간에 많이 할당할 것을 주장하면 분위기는 금방 숙연해질 수밖에 없다. 머리 깎고 먹물옷 입은 처지에 수행을 많이 하자는데 누가 감히 토를 달겠는가. 결국 노련하신 어른 스님이 나서서 젊은 수좌는 달래고 의지가 약한 스님들은 얼러가며, 모인 대중에게 적당한 시간으로 결정을 유도해야 원만히 해결될 때도 있다.

　　　그때는 14시간짜리였다. 새벽 2시부터 밤 10시까지를 호흡에만 몰두했다. 물론 옳게 하는 것인지 그르게 하는 것인지도 모르면서, 오로지 정신을 집중해서 하기만 하면 무언가 되겠거니 하는 생각으로 덤벼댔다.
　그렇게 맞은 나흘째 되던 날은 훨씬 심한 불쾌감이 새벽부터 확연했다. 눈뜨면서 엄습한 통증은 시간이 흐를수록 더해 가는 것이 분명했지만, 그래도 그날까지는 설마하는 생각에 괴로움을 억지로 참아가며 오로지 호흡에만 신경을 썼다.
　'이것이 아니로구나' 하는 판단은 그 다음날의 일이다. 그날은 새벽부터 제대로 숨조차 쉴 수 없을 지경이었다. 하지만 결심은 흐트러뜨리고 싶지 않았다. 괜한 두려움에 망설일 까닭이 없다고 스스로 다독거렸다. 그러나 확실히 아침보다는 한낮이 더했고, 해가 뉘엇 서산에 걸릴 무렵에는 벌써 크게 그르친 일인 줄 어렴풋이 알 수 있었다.

은사 스님께서는 찾아뵐 때마다 항상 나에 대한 걱정이 많으셨다. 스님의 맑으신 혜안에는 나의 모습이 왠지 어설퍼 보이셨으리라. 늘 '기특한 짓 할 생각은 아예 말고 오로지 참선 공부에만 열중하거라' 는 당부의 말씀뿐이었으니 말이다. 그런데도 결국 간곡히 이르셨던 말씀을 소홀히 여기다가 끝내 이 지경에 처하고 만 것이다. 후회해도 소용없는 일임이 분명했다. 때는 이미 늦어버렸다는 생각만 머리 속에서 맴돌았다. 몸에서 전해오는 느낌도 확실히 그랬다.

호흡 수련을 시작한지 단 닷새만에 찾아든 증상은 도저히 사람이 겪을 일이 아닌 듯싶었다. 가슴 가득 꽉 차오르는 통증은 스스로 어지간하다고 자부하던 터였지만 도대체 감당해낼 재주가 없었다. 웬만한 병에는 익숙해 있어서 몸으로 겪어야 하는 일은 얼마든지 견딜 수 있을 거라고 생각해 왔는데 이번만큼은 느낌이 전혀 달랐기 때문이다.

무엇이 잘못이고 어디서부터가 문제였는지 곰곰이 따져보았다. 별별 궁리를 다 해보아도 어떤 해결의 실마리나 묘수는 떠오르지 않았다. 애당초 사전의 준비도 없이 시작한 일이었고, 스승님의 당부를 소홀히 여긴 탓이란 자책감말고는 도무지 묘안은 오리무중이었다.

'과연 이 짓을 계속 해야 하나? 말아야 하나?' 불과 사나흘 전, 야심만만해 하던 패기와 의욕도 상실한 채 깊은 상념에 잠겨 헤어나지 못했다.

'그래도 해야지!' 생각은 구르고 굴러서 난생처음 운동을 할 당시까지 거슬러 올라가 있었다. '가냘픈 몸으로 처음 운동을 시작했을 때 그 얼마나 고통스러웠던가? 몇 날 며칠을 불덩이 같은 몸으로 끙끙거릴 때 선배들은 내게 뭐라고 일러주었던가? 나중에는 나 역시 처음에는 다 그런 거라고 곧잘 말해주었지!'

생각이 거기에 이르자 마음이 조금 진정되었다. 그러나 맹렬한 통증은 여전했고 기력이 떨어진 탓인지 견디기가 훨씬 힘들었다. 모진 고통 속에서도 이대로 무너질 수 없다는 오기로 하루하루를 버텼지만, 대엿새가 지나고 이레가 되어도 증세는 점점 심해질 뿐 결코 호전될 기미는 보이지 않았다. 그렇다고 섣불리 멈출 수도 없는 일이었다. 만약 지금 포기하고 만다면 아주 폐인이 되고 말 것이라는 두려움이 머릿속에 가득했다. 왜냐하면, 평소에 통 사용하지 않던 근육을 호흡법을 한답시고 느닷없이 움직여놓았으니, 지금 몸속의 상태가 최악일 것이란 판단과 함께, 여기서 돌연 포기하고 만다면 괜한 병만 얻게 되어 다시는 사람구실이 어려우리라는 느낌이 강렬했기 때문이다.

아직도 그때의 순간적 판단이 옳았다고 자부한다. 그동안 나와 같은 상황을 겪으면서 아주 폐인이 되어버린 사람을 여럿 보아왔기 때문이다. 심지어 그 몇몇은 자기가 왜 그 지경이 되었는지조차 모른 채 삶의 낙오자가 되어 겨우 명만 이어가고 있었다. 즉 하루이틀 사이에 생긴 몸의 이상 반응을 무슨 큰 병이라도 얻은 줄 알고 지레 겁을 내서 중도 포기한 탓에 결국 평생의 지병만 얻게 된 경우이다.

이치는 자명하다. 인체는 부위마다 각기 사용 빈도도 다르지만, 단련 기간이나 충격 이후의 회복 속도도 현격하게 차이가 난다. 우리가 평소에 늘 사용하는 근육이라면 과격한 운동 후에 따르는 통증은 대체로 3~4일 가량 지속된다. 이후에는 차차 수그러들면서 일주일 정도 지나면 거의 이전 상태로 돌아간다. 반면에 잘 사용하지 않던 부위는 반 년 이상 단련해야 적응하거나 회복되기도 한다.

그 연유와 세밀한 이치를 다행스럽게 이미 체득하고 있었으므로, 걱정스럽고 위급한 상황에서도 옳은 판단과 결정이 가능했던 것이다. 비록 한 때의 과격한 운동 탓에 승려생활은 남들처럼 순탄치 않았더라도, 두 번씩이나 절체절명의 위기에서 헤쳐 나올 수 있었던 결정적 계기가 모두 그런 체험 덕분이었기에, 그 시절을 고맙게 여기는 마음은 아직 변함이 없다.

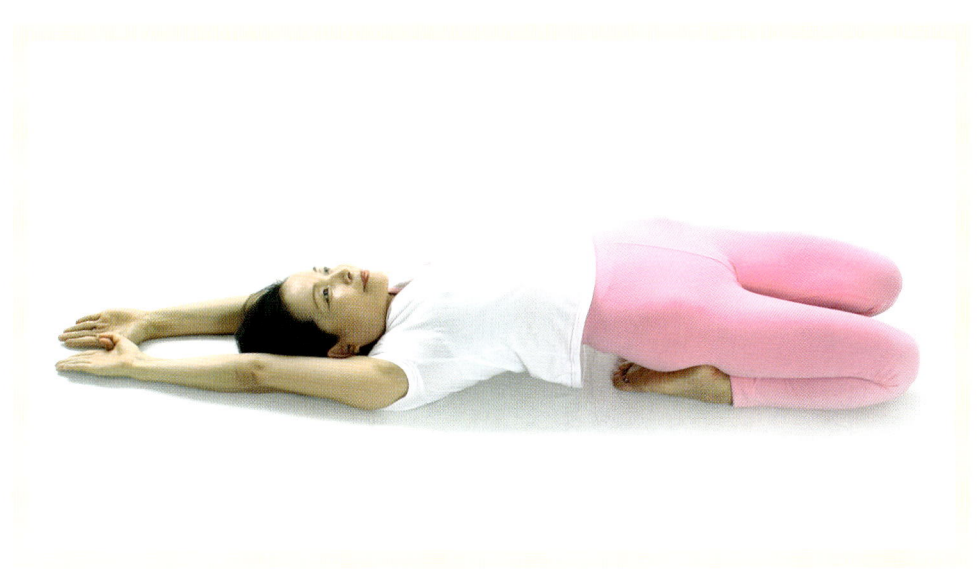

●무릎 꿇고 눕기

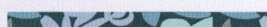
그날도 별다른 기색을 살필 겨를 없이 눈을 뜨고부터 수식관에 몰두했다. 그러던 어느 순간 꽉 막혀있던 숨통이 찰나 간에 확 뚫리는 것이 아닌가. 동시에 그토록 모질게 답답했던 가슴이 말할 수 없이 후련해졌다. 눈깜짝할사이의 일이었지만 그렇게도 진저리나던 고통이 홀연히 사라져버린 것이다.

천신만고 끝에

    그토록 모진 나날 속에서도 오직 멈춰서는 안 된다는 각오만은 여전했다. 이러다가 정말 죽을지도 모른다는 생각이 간간이 뇌리를 스쳤지만 심히 걱정스럽거나 두렵지는 않았다. 어느 순간, 이러다 죽는 것이 고통을 안고 평생 살아가는 것보다 오히려 훨씬 나을 거라는 생각이 들면서 마음은 한결 편안해졌다. 두어 번 겪었던 힘든 시간을 거듭하기도 싫었고, 고통의 격렬함으로 미루어 짐작컨대, 지금 포기를 한다해도 결코 무난히 해결될 일처럼 여겨지지 않았기 때문이다. 어쩌면 이를 멈추는 순간부터 폐인처럼 일생을 살아갈 수밖에 딴 도리가 없을 것이라는 생각이 뇌리에 가득해서 좀처럼 다른 궁리는 할 수 없었던 탓도 있었을지 모르겠다.

    그러한 가운데에도 하루 일과를 소홀히 하지 않았으므로 대중 스님들은 나에 대한 별다른 특이점이나 변화를 알아채지 못했다. 한 철 석 달이 막 시작 된 때라 서로가 얼굴도 채 익지 않았고, 모두 새로운 각오의 열기가 충천한 때여서 한가히 주변을 살필 여유조차 없는 까닭도 있었다. 설령 병이라 하더라도 누구의 도움을 받을 수 있는 처지가 아님을 스스로 너무 잘 알고 있으니, 그저 묵묵히 시간이 가져다 줄 결과만 기다릴 수밖에 딴 도리가 없기도 했다. 차도가 있을 조짐이나 회복의 기미는 전혀 비치지 않고, 무심히 날짜만 흐르니 절망감만 더욱 깊어질 뿐이었다.

    어떤 실낱같은 요행도 기대조차 못한 채 짙게 어른거리는 죽음의 그림자를 묵시하면서 자포자기의 심정에서도 다만 스스로의 판단이 옳고 어긋나지 않기를 염원했다. 때문에 오직 호흡수련만큼은 옳게 하든 그르게 하든 상관없이 시작부터 해오던 방식을 떠올리며, 혹시라도 방심하는 사이에 호흡의 모양이 변할까 우려하면서 모든 신경을 거기에만 쏟아 부었다.

※

　　　이미 체념한 일이니 늘 그래왔듯이 그날도 별다른 기색을 살필 겨를 없이 눈을 뜨고부터 수식관에 몰두했다. 그러던 어느 순간 꽉 막혀있던 숨통이 찰나 간에 확 뚫리는 것이 아닌가. 동시에 그토록 모질게 답답했던 가슴이 말할 수 없이 후련해졌다. 눈 깜짝할 사이의 일이었지만 그렇게도 진저리나던 고통이 홀연히 사라져버린 것이다. 기분까지 하늘을 나는 듯이 상쾌하였다. 온몸을 저미는 듯했던 통증은 연기처럼 사라지고, 몸마저 있는 듯 없는 듯 했다. 이런 느낌을 황홀하다 남들은 말하는가! 형용할 수 없는, 도저히 사바세계의 일이 아닌 것 같은 착각마저 들었다.

　'이젠 살았구나!' 하는 생각이 뇌리를 스치듯 지나갔다. 마치 몸통 속은 텅 비어버린 것 같았다. 들어오는 숨도 나가야 할 숨도 구분이 안 되는, 그저 적막한 고요뿐이었다. 몸 안에서는 다만 유유히 회전하는 기운만이 느껴졌다. 그동안 해온, 또 내가 해야 할 숫자 헤아리는 일마저 돌연 없어지고 만 것이다.

　아무런 할 일이 없게 된 이제, 나는 없는대로 그냥 좋았다. 시간의 흐름도 알지 못했고 할 일도 없어져버린 나는 존재마저 잊은 채 마냥 그렇게 새벽 나절을 보냈다. 주변의 기척을 느끼고 다시 내게로 돌아왔을 무렵, 문득 그렇게 지나간 날들을 헤아려보니 어느덧 삼칠일, 스무하루가 흘러있었다.

※

　　　여느 때와 달리 아침 공양을 하러 가는 발걸음은 나는 듯 가벼웠고 한겨울 새벽 공기는 너무나도 신선했다. 바로 어제 저녁, 아니 새벽녘에 눈을 뜨면서도 오늘 이런 일이 있으리라고는 감히 생각지도 못했다. 꽉 조여든 숨통은 언제 막혀버릴지 몰랐다. 설마 죽기는 하겠느냐며 짐짓 딴전을 피우면서도, 악몽 같은 시간의 종점은 감 잡을 수조차 없었다. 하지만 분명히 눈뜰 녘의 내가 아님은 분명했다. 공양을 마친 뒤에도 새벽녘 여운은 온몸을 은은히 감싸고 있었다. 잠시 마음을 정리하며 '이제 무엇을 해야 하나?' 골똘히 생각해보았다.

　사실 그 철에 모신 선원장스님은 여러 스님들 사이에서도 그 분에 대한 일화가 자주 거론될 정도로 수행력이 남다른 분이셨다. 더구나 호흡수련에 관해서는 가장 확실한 경험자로 거의가 인정하는 터였다. 물론 그 회상에는 덕이 높으신 조실스님이 상주하셔서 항시 많은 대중이 들끓는 곳이었다. 그럼에도 불구하고 마땅히 가르침부터 구했어야 도리였겠지만, 죽음을 넘나드는 상황 속에서도 전혀 조언조차 구하지 않은 데에는 나름대로 이유가 있었다. 선방의 오랜 전통이 그렇지 않은 줄 뻔히 알면서 남다른 짓에 대해 여쭈어 보았자, 어른들의 노파심에 결코 용납될 것 같지 않았기 때문이다. 공연히 긁어 부스럼 만들기 십상이라는 생각이 앞섰던 탓이다.

  일단 어려운 고비는 넘긴 듯하니, 더 깊은 수행과 체험을 위해서도 가르침을 청해야겠다는 생각이 들었다. 어른스님 방으로 찾아가 자초지종을 말씀드리고 어떻게 해야 할 지 여쭈었다. 그때 큰스님께서는 '수식관이 비록 그른 수행법은 아니지만, 그간에 화두를 의지하며 보낸 시간만큼 그것을 버리는 데에도 비슷한 시간이 소요될 겁니다. 그러기보다 다시 화두를 들도록 하시오' 하셨다. 순간적이나마 그토록 애써온 수식관을 하지 말라는 말씀에 갈등이 일었으나, 스스로 가르침을 구한 이상 그 말씀을 따라야 도리라는 생각에 정중히 예의를 갖추고 물러 나왔다. 몸과 마음을 가다듬고 큰스님의 말씀을 되뇌며 수식관을 멈추고 화두를 다시 들었다. 하지만 몸만큼은 예전의 것이 아님이 분명했다. 아주 감미로운 호흡은 여전해서 오히려 이전보다 훨씬더 자연스럽다는 생각이 들 정도로 심신의 편안함은 지속되었다.

  이렇게 경험한 육신의 내적 변화는 깨우쳐 준 바가 무척 많았다. 그 한 철 석 달 동안에 평소의 잘못된 알음아리와 특히 건강에 대한 소신들이 얼마나 부질없고 어리석은 것인가를 적나라하게 바라볼 수 있었다. 더욱이 상충되고 모순처럼 여겨졌던 많은 일들이 다양한 관점에서 비로소 이해되고 해소되었던 시간이기도 했다.

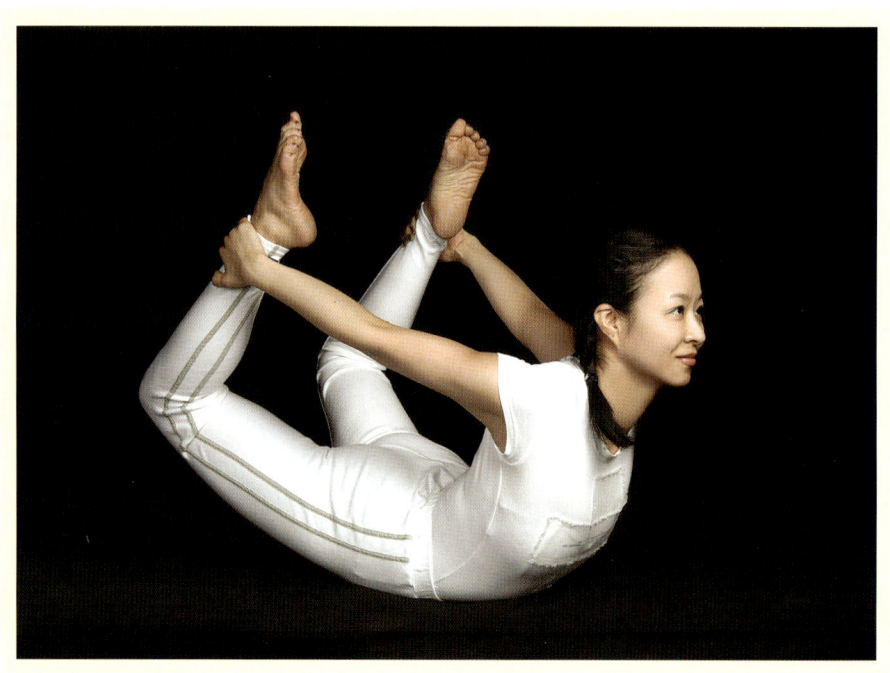

●활자세

나와 같은 승려가 하면 수식관이고, 도포 입은 사람이 하면 단전호흡이라 할 테고, 그냥 했으면 복식호흡이지 어떤 이름에 딱 맞는 무슨 모양새가 따로 있는 것은 아니라는 말이다.

신선도

　　　　불교를 깨달음의 종교라 흔히 말한다. 아마도 '궁극적 진리를 깨우치는 일만이 가장 고귀하고 참된 가치가 있다'는 부처님의 가르침이 불자가 받들어 행해야 할 바라는 뜻은 아닐까? 그래서 불교를 말할 때는 항상 '부처님' '진리' '깨달음' 등등과 같은 이에 상관된 단어들이 주제로 떠오른다. 어려운 얘기겠지만, 이것들을 한마디로 뭉뚱그리면 '과연 부처란 무엇인가'로 대변된다. 바로 이것을 '화두'라고 하며, 모든 스님과 재가 불자들이 한결같이 참구해서 가장 먼저 해결하여야 할 과제로 여긴다. 왜냐하면 '부처님' '진리' '깨달음' 그 외에도 '해탈' '열반' 등의 뜻도 모른 채 불교를 말해보았자, 그것은 순전히 넌센스지 결코 그 이상도 이하도 아니기 때문이다.

　　　　나는 깨달음이란 단어를 두고 '모순극복'이라는 뜻을 들어 설명하기를 좋아한다. 실제로 누구든 뭔가를 잘 몰랐을 때에는 다 신기하고 묘하게 여기다가도, 전말을 알고 나면 '방금 전의 내 생각이 그랬었나' 의아해 할 정도로 느낌이 전혀 달라지는 한두 번씩의 경험과, 혹은 의심이나 궁금증이 치성할 적에는 두렵기까지 하다가도, 이치를 알고 나서는 싱겁고 멋쩍어 했던 기억이 몇 차례씩은 다 있을 것이기 때문이다. 이처럼 사물과 현상의 이치와 도리를 깨우치는 일은 누구에게나 자못 의미 있는 일일 것이다.

　　　　입산 출가한 처지에 외람 되게 이런 글을 쓰는 까닭은, 무심히 하는 운동보다는 단전호흡이 좋고 또 그것보다는 요가수련이 더 낫다는 말을 하려함이 결코 아니다. 가끔 여기에 대해서 질문을 받기도 하지만, 머리를 깎고 먹물옷을 입었으니 어쩔 수 없이 곧잘 '무엇을 하면 가장 좋겠느냐'는 물음에 억지 응답이라도 해야 될 경우가 있다. 그럴 때마다 항상 '이 세상에 정녕 가장 좋다는 것이 있다면 제게 꼭 알려주시오. 제가 먼저 해보고서 참말이면 다시 알려드리리다'라는 말로 대꾸하고 만다.

나는 아직도 무엇이 세상 사람들에게 가장 좋을지 알지 못한다. 따라서 그런 이들을 만나게 될 때마다 뭇 사람들이 좋다고 하는 것들 몇몇 가지에 대해 함께 생각하며 그 연유를 밝히고 이해를 도와, 좀더 당당하고 떳떳한 삶을 영위하는 데 나의 알량한 지식과 경험이 도움이 되었으면 하는 바람만 가질 뿐이다.

장황하게 늘어놓은 호흡수련의 체험담이었으나 '그것이 어떤 것이다'라고 선뜻 말하길 아직 주저한다. 그 까닭은 대개의 사람들이 조금 유별나게 여겨지는 이야기를 듣게 되면, 스스로 큰 착각에 빠져 판단을 아주 그르치는 것을 자주 봐왔기 때문이다. 굳이 표현하자면 나와 같은 승려가 하면 수식관이고, 도포 입은 사람이 하면 단전호흡이라 할 테고, 그냥 했으면 복식호흡이지 어떤 이름에 딱 맞는 무슨 모양새가 따로 있는 것은 아니라는 말이다.

무엇이 되었든 간에 그 일이 있은 후부터 '대체 이것이 무엇이기에 이런 혹독한 과정을 숨긴 채 뭇 사람들을 현혹하는가'에 대하여 한동안 관심을 온통 기울였던 것은 사실이다. 이렇게 시작된 탐구는 여러 관점에서 사물을 관찰하는 능력을 갖게 하는 계기가 되었고, 다양함 속에서 하나로 꿰뚫린 이치를 보게 하는 데까지 이르렀다.

단전호흡을 선전하는 사람들은 장황하게 주장한다. '이것을 수련하면 만병을 다스릴 수 있어서 건강은 말할 것도 없고, 며칠 아니 불과 몇 시간만에 과거와 미래를 훤히 알게 될 뿐만 아니라 멀리 떨어진 곳의 일을 보기도 하고 들을 수 있는 능력이 생긴다'라고.

사실 여부를 떠나서, 현대 의학이나 과학도 이젠 인간이 갖고 있는 기질의 다양성을 연구하는 시대가 되었다. 어떤 사람에게는 천부적 소질인 것이 다른 사람에게서는 낌새조차 느낄 수 없는 경우가 허다하다는 통계 숫자를 구체적으로 제시하는 수준까지 온 것도 인정해야 할 업적 중의 하나이다. 이런 뻔한 현실에서 우리 주위에는 아직도 단지 남의 얘기에 솔깃하여, 아무런 예비지식도 없이 무모한 짓을 감행하다가 금전적 손실은 물론 인생을 일찌감치 망치고 마는 경우를 보면, 인간의 탐욕과 무지의 깊이를 새삼 절감하게 된다.

이 글을 쓰는 또다른 이유는 건강에 대한 개념을 다시 한번 정리해 보자는 취지에서다. 즉 무엇이 되었든 한 가지 장점만 바라보지 말고, 다양한 테크닉적 요소가 우리 인체에 이바지하는 이치를 관찰하면서, 건강에 대한 심도 있는 이해의 필요성을 역설하려는 의도가 다분하다. 그러므로 평소에도 곧잘 복식호흡, 단전호흡을 비롯해서 그 밖의 다양한 건강법을 화제로 삼기도 하지만, 일상생활 중에 각자가 이미 자연스럽게 익힌 것이나, 자신만의 소질과 취향의 장점을 살려 스스로를 관리할 수 있도록 하는 데에 더 많은 관심을 기울이도록 권유하자는 뜻도 있다. 이런 방법이라야 한쪽에 몰입해서 생기는 장애를 미연에 방지할 수 있으며, 정신적으로나 물질적인 손실과 타격이 발생하지 않기 때문이다.

단전호흡하면 누구든지 맨 먼저 긴 백발과 허연 수염의 신선이 생각날 것이다. 어릴 적에 할머니 할아버지가 들려주시던 구수한 옛날 얘기 속의 신선들은 아무것도 먹지 않고도 천년만년 살 수 있다니 신기하기 그지없었다. 그래서 더욱 친숙한 인물이었고, 이런 정서를 공유한 우리가 단전호흡에 대한 관심이 각별한 것은 조금도 이상한 현상이 아니다.

승려 생활 초기에 나는 몇 가지 원칙을 세웠다. 아직까지 신조로써 실천하고 있는 것들인데, 그 첫 번째는 차를 마시지 않는다는 것이다. 두 번째는 염불을 하지 않겠다는 것이고, 세 번째는 최소한의 것으로 조촐하게 살자는 것이었다. 네 번째는 그러기 위해서 건강만큼은 반드시 스스로 책임지자는 생각이다. 이 중에 뒤의 두 가지 신념을 확고히 하고 실천할 수 있었던 데에는 신선 사상에서 많은 영향을 받았다고 할 수 있을 듯싶다.

삼척동자도 익히 아는 일이므로 새삼스럽게 논할 바는 아니지만, 불법佛法은 죽지 않는다거나 하는 영생 따위를 얘기하는 그런 맹랑한 것들과 완연한 차이가 있음은 주지의 사실이다. 그러므로 대체로 종교와 신앙이 그런 가르침을 내세워 혹세무민하는 것이 현실이고 그것이 종교와 신앙의 일반적 정의라면, 불교만큼은 종교와 신앙이기를 극구 거부한다는 것 또한 나의 오랜 불교적 신념이기도 하다. 사실이 그렇다. 부처님도 아무리 많은 사람들로부터 전폭적인 지지를 받고 있더라도 당시에 유행하던 신앙과 종교관에 전적으로 동의하지 않으셨다. 오직 중생들의 어두운 눈을 뜨게 해서 더 큰 미혹에 빠지지 않고 모두가 떳떳할 수밖에 없는 도리와 이치를 깨닫게 하시고자 애쓰셨을 뿐이었다. 그런 분이 자신의 가르침을 다시 종교나 신앙이라고 불리길 원했겠는가 말이다.

태어나면 반드시 죽을 수밖에 없는 것이 당연지사이듯, 존재하는 것은 필연적으로 없어진다는 사실을 전제로 한다. 과연 극락과 천당이라고 불리는 세계는 우주 안팎 어느 곳에 있기에 태어나서 죽지 않는다고 믿으며, 더욱이 영원히 존재하리라 어리석게 우겨대느냐는 것이 불교의 핵심이며 사상의 기반이다. 그리고 보면 진리란 만고에 통하는 법칙을 일컬음인데, 어찌 어딘가에 있는 지도 모르는 극락이며 천당만은 부서지거나 무너지지 않는다 주장하며 영원하다 할 것인가. 그러므로 부처님께서는 그런 믿음 따위는 한낱 미혹의 소산일 뿐 허무맹랑하기 짝이 없는 헛소리에 불과하다고 밝히는 데 주저함이 없으셨다.

불교경전에서 누누이 설하듯 천년만년 혹은 그 이상의 수명이 있는 세계, 즉 사바세계의 중생이 영원하다고 여기리만큼 장수하는 세계가 우주 안팎 어디에도 없다는 말은 전혀 아니다. 하루살이란 놈은 비가 오는 날 태어나면 세상은 비만 오다가 마는 줄 안다는 말이 있다. 이 말은 각자의 사유와 지식의 한계를 단적으로 지적한 비유이다. 이런 하루살이가 여름 한 철을 난다는 나비를 보면 무슨 도를 닦는지 궁금해한다. 한해살이 참새를 보면 너무 기막히고, 인간 백 년 삼만육천 일은 도저히 납득이 안 간단다. 그러니 천년을 살고 만년을 산다는 학과 거북이의 삶은 하루살이에게는 단지 무량수의 세계요 영생이라고 할 수밖에 없지 않겠는가! 왜냐하면 하루살이에게는 그런 숫자가 없기 때문이다.

우리 인간이라고 다를 바 없을 것이다. 그러므로 영원히 존재하는 듯 여겨지더라도 영생과 무량수란 말이 죽지 않는다는 의미와 같을 수 없다. 순전히 무지한 중생이 스스로의 미혹과 욕심으로 만든 허구일 뿐, 생명이든 사물이든 말과 같이 영원한 것은 존재계에 전혀 없음은 부정 못할 사실이며 만고의 진리일 수밖에 없기 때문이다.

인간의 수명은 현대 과학과 의학에서도 환경과 섭생 등의 영향에 따라 얼마까지는 늘릴 수 있다고 주장한다. 그렇더라도 천년만년 산다는 신선들의 얘기는 너무 지나친 느낌이 없는 것은 아니지만 꼭 터무니없다고도 할 수 없다. 또한 먹지 않고 산다는 얘기도 이론상의 근거는 충분하기 때문이다. 가령 인도인들은 인간의 수명은 호흡에 비례한다고 여겨왔는데, 그러므로 짧은 호흡을 하는 사람보다 긴 호흡의 습관을 갖고 있는 사람이 훨씬 장수한다고 믿었다. 그래서 그들은 호흡의 길이에 관심을 갖고 수련법을 연구 개발하여 크게 발전시키기까지 했다. 만약 그 주장이 옳다면, 대체로 성인의 호흡이 1분에 17번인데 비해, 수련으로 한 호흡의 길이가 1분만되더라도 당연히 수명은 17배로 늘어날 수 있다는 계산이 나온다. 이러한 단순한 이론으로 천 년 정도의 수명은 인도인들에게 능히 가능한 일처럼 생각된 듯 여겨진다. 물론 그들의 고대 서적에는 더 정교한 이론이 확립되어 있는데, 중국의 신선도 사상 역시 그것과 크게 다르지 않다.

이는 어디까지나 내 인식 범위에서의 생각들이긴 하다. 하지만 오대양 육대주에 이와 비슷한 장수에 관한 사상이 분포되지 않은 곳이 없는 것을 보면, 이미 오랜 옛날부터 수명에 관한 인간의 관심이 얼마나 지대하였는지 충분히 짐작하고도 남음이 있다. 그러므로 인도와 중국에서 전래된 사상을 주로 화제로 삼았다 하여 시큰둥할 것까지는 굳이 없을 것이다.

'마하반야바라밀다심경'은 전체 글자 수가 270자에 불과해서 불교경전 가운데 분량이 적기로 으뜸간다. 그러면서도 팔만대장경의 핵심적인 사상을 모두 함축하고 있으므로 대단히 중히 여겨지는 경전이다. 줄여서 '반야심경'이라고도 하는데, 앞부분에 '색불이공 공불이색 색즉시공 공즉시색'이라는 구절이 있다. 나는 공교롭게도 여기서 신선도 사상을 심도있게 이해하였다.

불교에서 '색色'을 얘기할 때는 '물질'을 말한다고 보면 그다지 틀리지 않는다. '공空'은 '색色'의 반대 개념이다. 보이지 않는 '무엇' 그러나 언제라도 물질화 할 수 있는 '어떤 것'을 의미한다. 과학적 용어를 굳이 빌리자면 '공간 에너지'쯤 될 것이다. '색불이공 공불이색色不異空 空不異色'에서의 '불이不異'는 '아니 불不'자와 '다를 이異'자로써 '다르지 않다'는 것을 뜻한다. '색즉시공 공즉시색色卽是空 空卽是色'에서 '즉시卽是'는 '곧 즉卽'자와 '이 시是'자이므로 '그것이 곧 이것이다'라는 뜻에 해당된다. 이제 길게 풀이하면 '색은 공과 다르지 않고 공 또한 색과 다르지 않으니, 색이 곧 공이요 공이 곧 색이다'는 말이다.

누구나 처음 들으면 도통 알 수 없는 말이지만, '색'과 '공'이 다르지 않고 그것들이 똑같은 것이다'라는 의미를, 우리가 먹는 음식물을 주제삼아 살펴보면 이해가 훨씬 빠를 수 있다. 보고자 해도 볼 수 없는 공간 에너지의 반대 개념인 '색'은 형상으로 나타나서 볼 수 있는 모든 것을 말하는데, 음식물도 그래서 역시 '색'의 범주에 속하기 때문이다.

모든 음식물은 어느 것 하나 그 형태 그대로 애초부터 존재한 것은 전혀 없다. 그것들은 시절과 인연에 맞춰 생겨났을 뿐이다. 인위적인 것이라 하더라도 그것도 시절 인연임엔 틀림없다. 그 시절 인연이란 과연 무엇인가? 공간 에너지의 집합을 가리키는 말이다. 다시 말하면, 모든 음식물이란 시절인연에 의해 공간에너지가 모인 것에 불과하다는 뜻이다. 이와 같이 음식물의 근본이 곧 공간 에너지라면, 인간이 음식물을 통해 원기를 흡수하는 간접 방식이 아닌, 공간 에너지를 바로 흡수할 수 있는 직접적인 통로만 확보한다면, 무언가를 먹지 않고도 생존할 수 있는 가능성은 충분하다.

이제 다시 온전히 설명하면, 가장 기초 음식물인 곡물, 채소, 과일 따위도 햇빛과 공기, 땅 기운과 습기 등이 어울려야 비로소 생겨나므로, 음식물은 그것이 무엇이든지 만져지지 않고 잡아 볼 수 없는 것들이 모여 이룬 것에 지나지 않아서, 온갖 음식물은 모든 기운이 모인 것이니, 뭇 기운은 온갖 음식물의 근원인 셈이다. 그런 까닭에 '온갖 음식물은 모든 기운과 다르지 않고 모든 기운 역시 온갖 음식물과 다르지 않으니, 온갖 음식물이 곧 모든 기운이고 모든 기운이 곧 온갖 음식물이다' 는 의미로 이해할 수 있는 내용이다. 이쯤에서 이해가 된다면 먹지 않는다는 말은 무언가를 먹지 않는다는 뜻이긴 하나, 아무 대책 없이 무작정 산다는 말이 아니라는 것은 아련하게라도 감이 잡혔으리라 여겨진다.

이것을 현대 과학에서는 에너지 보존법칙과 에너지 불멸법칙 차원에서 증명한다. 하지만 2500년 전에 석가모니 부처님께서는 벌써 제자들에게 밝혀놓으신 일에 불과하다. 그렇다고 이 일이 어찌 불법이 있은 후의 일이며, 세존께서 구차하게 만든 법칙이겠는가! 부처님께서도 친히 말씀하시길, '이미 있던 법이며 이후에도 있을 법일 뿐, 내가 만든 법은 결코 아니다' 라고 하셨다. 그러므로 다른 사람인들 이 일에 대하여 생각해내지 못할 까닭이 전혀 없다. 이런 시각으로 보면, 그 외의 많은 지역에서 다양한 방식으로 전래되어오는 신선도류의 사상들이 아무런 근거도 없는 것이라고 마냥 폄하할 수 없는 일이다.

'무엇이 완벽일까?' 에 대해서는 좀더 깊이 생각해보아야 한다. 그러나 만약 그 이치에 상응하는 조건을 갖춘 신체라면 '반야심경' 에서 설파하고 있는 이치 때문에라도 음식물에 의존하지 않고도 얼마든지 공간 에너지에서 필요한 요소를 직접 섭취하며 생존할 수 있다는 추리는 충분히 가능한 것이다.

우리는 가끔 먹는 것 없이 살이 찐다고 걱정을 하는 사람을 보게 된다. 그들의 말을 구태여 거짓이라고 단정할 수 없는 까닭도 어쩌면 이미 드러난 셈인지 모르겠다. 원한 바도 없고 수련조차 한 적이 없지만, 음식물이 아닌 공간 에너지를 자연스럽게 흡수할 수 있는 능력이 자신도 모르는 결에 있거나 생겼기 때문일 수도 있어서다. 혹은 저마다의 기질이 다르듯 그들은 이미 태생적으로 그런 체질이라 봐도 좋을 것이다. 물론 누구에게나 해당되는 일은 아닐지라도 짐작컨대, 음식물을 먹지 않고도 생존할 수 있다는 이야기는 이론에 불과할지언정 무턱대고 부정할만한 근거는 이처럼 미약하다. 다만 그런 노력과 행위, 또 그에 따르는 댓가와 보상이 인생에 있어서 얼마만한 가치와 어떤 의미가 있느냐는 순전히 개인의 판단에 맡겨야겠지만 말이다.

어떤 사람이 일생에 한 가지 소원은 들어준다는 신을 모셔놓고 기도를 잘한 덕분에 오래도록 살 수 있었다. 그 딱 한 가지 소원은 물론 죽지 않는 것이다. 하나둘 옛 친구가 먼저 갈 때까지는 몰랐는데 자식에 며느리, 손자마저 줄줄이 앞서가니 그제야 자기의 소원이 참으로 고약한 줄 알았다는 얘기가 있다. 결국 터무니없이 오래 사는 것도 그저 좋은 일만은 아니라는 얘기이다.

불법의 가장 이상적인 모델은 '현신성불現身成佛'의 사상이다. 이 몸 그대로 부처가 된다는 말이다. 혹자는 '부처님이 되면 불생불멸不生不滅한다'더라는 말만 주워듣고서, 부처가 되어서 죽지 않겠다고 절에 다니는 듯하다. 그런 미망 때문에 절에라도 오게 되었으니 그나마 다행일 수도 있다. 그러나 태어나면 죽지 않을 수 없고, 생겨나서 없어지지 않을 도리가 없다는 것이 부처님의 가르침인데, 그렇게 굳게 믿는다고 죽지 않거나 없어지지 않을 까닭은 도통 없다. 하지만 이 몸 그대로 부처가 되지 못하고 죽어서나 가능하다면 누구인들 수긍할까?

여하튼 부처가 무엇이냐는 것이 가장 큰 화두이지만, 정녕코 긴요한 일은 죽은 조상 좋은 데로 보내는 일이 아니라, 감옥에서도 교화하지 못하는 사람을 바른 삶으로 이끌어 주는 일이요, 미혹한 중생들 속히 환하게 깨닫게 하여 다시는 무지의 어둠 속에서 방황하지 않도록 하는 것이 더 훌륭한 일임은 두말할 바도 아니다. 그러자면 먼저 스스로가 바른 법을 깨닫지 않고는 불가능한 일이다. 그러므로 부처님이란 깨달은 사람들의 대명사이지 역사상의 한 인물을 가리키는 고유명사가 아니다. 정녕 '현신성불'하여 사바세계의 어둠을 밝히는 한 줄기 빛이 되지 못하고 죽은 후의 일을 궁리해 무엇 할까?

이쯤이면 안 먹고 사는 법 배워서 천년만년 살자는 뜻으로 하는 이야기가 아님은 충분히 이해되었으리라 믿는다. 그러나 그토록 터무니없다고 여겨지던 일이라도 이렇게 그 이치를 한 번쯤 살피고 나면, 누구나 스스로의 잘못된 습관이나 그동안의 고정관념을 잘 극복할 수 있을 것이다. 또한 당연히 건강하고 행복한 삶을 영위하는 데에도 도움이 되어서, 훨씬 보람차고 가치 있는 인생을 누리게 될 것을 의심치 않는다.

단전호흡

동서양을 막론하고 수련의 정의는 집중적이고 반복되는 행위를 뜻한다. 단전호흡 역시 단전부위를 강화하기 위하여 집중적이면서 반복적인 방법으로 배의 근육을 움직이며 호흡과 병행한다.

신선도의 여러 수련법 가운데에서 호흡법은 특히 중요하다. 그래서 '신선도' 하면 단전호흡, '단전호흡' 하면 신선도를 연상하게 된다. 단전이란 해부학적으로는 인정받지 못하지만 한의학과 양생학쪽에서 자주 쓰이는 용어로써 인체의 한 부분을 가리키는 말이다.

남성과 여성의 단전은 위치뿐만 아니라 부르는 이름도 각기 다르다. 명칭에서 풍기는 느낌부터 의미심장한데, 남성의 단전 위치는 배꼽에서 치골 사이의 1/3이 되는 지점이다. 이곳을 '기해氣海 단전' 이라 하는데 기운의 바다라는 뜻이다. 즉 여기가 충실해야 남자다운 기백을 갖출 수 있다고 믿고 붙인 이름인 듯하다. 또 조금 아래 2/3가 되는 지점을 '관원關元 단전' 이라 하여 여성의 단전이라 부른다. 글자의 의미처럼 모든 기관의 으뜸이 되는 곳이어서, 관원이 충실하면 오장육부가 조화를 이뤄 무병장수한다고 여겨, 여인들의 건강과 직결된 곳이라고 말한다. 이런 믿음을 바탕으로 한 단전호흡법은 단전을 중점적으로 단련함이 목적인 것은 당연지사이다.

본디 건강에 관해 떠도는 얘기에는 믿거나 말거나 믿어도 그만 안 믿어도 그만인 것이 태반이다. 단전에 대해서도 별로 다를 바 없어서 무수한 주장이 난무한다. 단전의 위치가 일생을 두고 변한다는 설도 그런 것들 중의 하나이다. 즉 갓난아기일 적에는 단전이 발바닥에 있어서 요람에서 발만 동동 굴러도 일생 중에 성장이 가장 왕성한 때란다. 한참 천방지

축으로 뛰노는 소년기에는 이미 다리로 올라오는데, 그 때문에 진종일 뛰놀아도 한숨 자고 나면 감쪽같아지는 것이란다. 일생의 어느 시기보다 정열적인 활동을 구가하며 생식능력도 최고조인 청년기의 단전은 보통 말하는 아랫배에 자리를 잡은 때라서, 황금기의 정력을 오래도록 유지하는 방법으로 아랫배를 움직이며 하는 단전호흡을 최고라고 여기는 것이다. 다시 장년기인 40줄에 가까워지면 조금만 움직여도 가슴이 벌렁대는데 이미 가슴부위에 자리잡았기 때문이고, 노년에 접어들면 숨이 턱밑에 차다가 황혼기마저 기울면 단전이 입까지 올라와서 늙으면 양기가 입에만 모여 노인들은 잔소리가 많다고 믿는다. 이 단전이 마지막 순간에 정수리로 빠져나가면 일생이 마감된다는 이야기인데, 꽤 그럴싸해서 널리 퍼져 있다. 신선은 발바닥으로 숨을 쉰다는 말 또한 이 이야기가 근거인 셈이다.

 여하튼 동서양을 막론하고 수련의 정의는 집중적이고 반복되는 행위를 뜻한다. 단전호흡 역시 단전부위를 강화하기 위하여 집중적이면서 반복적인 방법으로 배의 근육을 움직이며 호흡과 병행한다. 단련된 단전은 그들이 목적한 바를 성취하는데 필수적이므로 최우선의 선결과제며 핵심이기 때문이다.

 단전호흡을 주제로 한 책의 표지에 적혀 있던 글귀가 문득 생각난다. '잘 되면 신선이요 못 되도 건강은 남는다' 전혀 그른 말은 아니지만 내용은 그렇지 못했다. 단전호흡에 관해 쓴 책 한 권이 온통 이것을 하면 어째서 좋고 또 어떤 신기하고 묘한 일이 생긴다는 등의 현혹적인 내용뿐이었다. 유사한 여러 책들을 아무리 읽어봐도, 힘든 과정을 겪을 수 있다거나 잘못되면 극복하기 어려운 상황이 발생할 수 있을 거라는 경고성 글귀는 어디에서도 찾아볼 수 없었다. 자칫하면 남들의 인생을 아주 망쳐버릴 뿐인데도 말이다. 이는 분명 실제로 체험을 해본 사람의 글이 아닌, 그저 유행에 편승해서 장삿속으로 급조한 글이기 때문일 것이다. 그러나 세상사 어디를 살펴보아도 그저 좋기만 한 것은 약에 쓰려도 없다. 무슨 일이든 과정 중에는 반드시 어려움과 난관이 있기 마련이다. 혈기만 충천하지 아직도 모든 일에 경험이 부족하고 판단마저 흐린 젊은 사람들을 위해서 올바른 정보는 제공 못할지언정 터무니없는 글로 형제나 자식 같은 사람들과 내 이웃을 불행하게 만들어서는 안 된다. 반드시 그로 인해 겪게 될 어려움을 자세히 밝히고, 인내심으로 마침내 극복할 수 있다는 용기를 갖게 하는 것이 훨씬 저자다운 올바른 태도라고 생각된다.

 단전호흡이란 들숨과 날숨에 일치시켜 배의 근육을 움직이며 하는 호흡을 말한다.

즉 호흡할 때 움직이는 배의 중심부분을 단전이라 생각하고, 의식적으로 아랫배를 규칙적으로 움직이며 하는 수련을 가리키는 것이다. 하지만 말처럼 쉬운 일은 절대 아니다. 때로는 자신도 모르게 움직여질 때도 있긴 하다. 가령 심호흡을 할 때나 짧은 순간에 격렬한 운동을 했을 때 움직인다. 텔레비전의 씨름 중계에서 선수들이 한판 심하게 겨루었으나 승부가 나지 않아서 계속 마주잡은 채 숨을 고를 때 요동치는 그들의 배를 떠올리면 이해가 쉬울 것이다. 그러나 평소에 의식적으로 움직여본 바가 없다면 거의 움직여지지 않는다.

숨을 아주 깊이 들이쉬면 허파가 확장되면서 횡격막을 아래로 내리누른다. 이때 아랫배는 자연스럽게 앞쪽으로 밀려나와야 정상이다. 이는 골반의 구조가 앞쪽만 열려있기 때문이다. 다시 숨을 내쉬면 허파가 오므라들면서 횡격막도 제 모습이 되므로, 당연히 배도 자연스럽게 따라 들어가야 한다. 하지만 배의 근육을 의식적으로 움직여본 바가 없으면 근력이 약한 탓에 잘 되지 않는다. 그러면 단전호흡이라 말하기 어렵다. 여기서 횡격막이 분담하는 역할의 중요성이 드러나게 된다.

몸통 가운데 가로로 걸쳐 있어서 가로막이라고도 부르는 횡격막은 가슴과 배 부분을 나누는 경계이므로 해부학적 중요성도 있으나, 원래 근육성 조직이라서 운동 능력이 충분하여 호흡에 따라 상하 운동이 가능하다. 하지만 지금은 동물적 요소가 많이 감소된 인간의 의존적인 생활방식 탓에 거의 운동 능력을 상실한 채, 마치 바가지를 엎어놓은 듯 잔뜩 오므라든 모양으로 허파의 밑을 떠받치고 있어서 정상적인 호흡조차 방해하는 실정이다. 즉 들이쉬는 숨에 허파가 확장되는 만큼 횡격막이 아래로 움직이고, 숨을 내쉴 때에 횡격막은 제 모습으로 돌아와야 제대로 된 호흡이 가능하다. 이처럼 바람직한 호흡에서는 횡격막이 움직이는대로 아랫배가 호흡과 일치하여 앞뒤로 움직이므로 복식호흡腹式呼吸이라고도 말하는데, 실상은 대개가 그렇지 못하다는 것이 심히 우려되는 상황인 것이다.

신체의 건강은 오장육부가 온전할 때 비로소 가능하다. 아랫배의 지속적인 자극은 인체의 여러 장기를 튼튼하게 만들 것은 틀림없는 일이다. 그러므로 바람직한 호흡이면 자연스럽게 아랫배도 움직인다는 사실은 누구에게나 희망의 메시지임에 틀림없다. 이는 곧 아랫배를 무턱대고 움직이는 일보다 바람직한 호흡이 최우선이라는 점을 명심하자는 의미이다. 즉 이제부터는 아랫배를 움직이면서 하는 호흡을 단전호흡이라고 그릇 알지 말고, 올바른 호흡을 했을 때 아랫배가 저절로 움직인다는 사실에 더욱 주목하자는 말이다. 여하튼 그렇게까지 움직일 수 있는 근육인 줄도 모르다가 갑자기 움직이게 되면, 조건 반사로서 당연히 갖가지 반응이 몸속에서 일어나지 않을 수 없다. 다만 그 수련의 강도가 얼마 만큼이냐에 따라 각기 다른 반응을 경험할 뿐이지만 말이다.

스물도 채 안 된 나이에 오직 건강관리 차원에서 시작한 운동이 벌써 30년의 세월을 훌쩍 넘기고 말았다. 그동안 여러모로 느낀 것도 많다. 그 중 한 가지는 참으로 인체조직이 생각 이상으로 정교하다는 점이다. 아무리 단련시켜 논 근육일지라도 조금만 더 움직여주면 그 다음날은 반드시 그에 따른 반응이 나타난다. 움직이는 일이 적거나 평소에 신체 관리를 하더라도 운동량이 많지 않은 사람들은 잘 느끼지 못하는 점인지 모르겠지만 내게는 분명 그랬다.

'절에 가면 부처님께 절을 많이 해야한다'고 해서 절이라고 한다는 말이 있다. 이 절을 예로 들더라도 108배를 일과로 하다가 어느 날 몇 십 배만 더 해도 다음날은 반드시 몸이 예전과 같지 않음을 느끼게 된다. 참선요가 수련의 경우에도 마찬가지이다. 비틀기 동작 따위도 늘 하던 각도에서 조금만 더 틀어주면 다음날은 그 부위의 느낌이 확실히 다르다.

이처럼 미세한 근육을 아무런 예비지식도 없이 무심히 움직였다가, 몸이 보이는 반응에 놀라는 일은 당연하다. 더구나 평소에 의식적으로 움직여 본 바가 없는 부위를 단련하며 겪는 일은 두말조차 필요 없다. 이와 같은 일은 호흡수련 중에도 필히 겪게 된다. 내가 겪었던 그 모진 고통도 따져보면, 오로지 해본 적도 없는 짓을 일부러 했기 때문에 자초한 결과였던 셈이다.

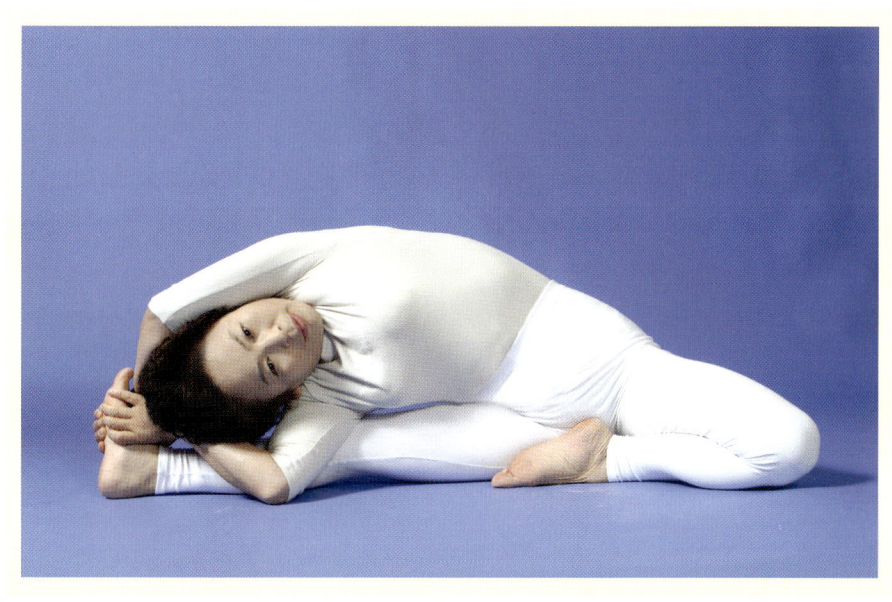

● 옆으로 기울이기

귀신병이라고요?

지나친 욕심은 반드시 근심을 부르고, 근심은 심신을 좀먹는다. 욕심이 초래한 근심은 사람의 정신을 흐리게 하기 때문에, 넋을 잃고 한숨짓는 날이 길어지면 가슴에 답답증이 찾아드는 것이다.

언젠가 중년의 부부가 늦은 시간에 찾아와서, 아내에게 귀신이 들린 것 같다며 도움을 청한 일이 있었다. 사연인즉 집에만 있으면 뭔가에 짓눌린 듯 숨을 제대로 쉬지 못한다는 것이다. 무당에게 물으니 귀신의 짓이라 하여, 절에 가서 부처님께 절을 했더니 숨통이 조금 트이더라 했다. 그래도 가슴이 답답한 증세는 여전한데 무슨 좋은 방법이 없느냐고 물었다. 시침 뚝 떼고 제대로 찾아왔다고 하니, 금방 얼굴색이 환해지며 마른침까지 삼켰다. 욕심을 버리고, 마음을 넓게 쓰고, 어리석지 않으면 된다고 일러서 보냈다.

인간으로서 욕심이 없다고 하면 그는 거짓말쟁이다. 더할 나위 없는 부귀와 영화를 누리던 실달타가 처자식과 왕궁을 헌신짝처럼 버리고 출가한 까닭도 바로 그 욕심 때문이었다. 물론 그 욕심은 무지한 중생의 어리석음과 같은 것은 아니지만, 그러므로 알고 보면 욕심이란 것은 때로는 인간을 인간이게 하는 원동력이 되기도 한다. 하지만 지나치면 모든 화의 근원이 된다.

지나친 욕심은 반드시 근심을 부르고, 근심은 심신을 좀먹는다. 욕심이 초래한 근심은 사람의 정신을 흐리게 하기 때문에, 넋을 잃고 한숨짓는 날이 길어지면 가슴에 답답증이 찾아드는 것이다. 이 답답증으로 말미암아 자신도 모르게 한숨이 자주 터져 나오더라도, 욕심을 좇는 마음은 이 사실을 눈치 채지 못한다. 시간이 흐를수록 가슴의 답답증은 등짝으로 전해져 고통스럽기 그지없다. 어느 결에 어깨까지도 천만근의 짐을 올려놓은 듯 묵직한 느낌에 시달리다보면, 별별 요상스런 생각을 안 할 도리가 없게 된다. 즉 우리나라 대부분의 주부가 겪는다는 울화병이라는 것도 자세히 살펴보면 정신적 요인으로 인한 신체적 질환일 따름이다. 정신적 충격으로 인한 고통의 양상은 이처럼 기계적인 해석의 여지가 충분해서, 그 증상의 진행 과정을 살펴보면 도저히 구조적임을 부정할 수 없다. 여하튼 이런 경우는 올바른 호흡이 불가능해서 발생하는 장애현상인 줄만 알아도 치료법은 이미 제시된 셈이니 근심할 일도 못된다.

해외토픽 보는 재미에 신문을 들출 적 이야기이니 꽤 오래된 일이다. 어느 건강칼럼에서 하루에 단지 몇 개씩의 풍선을 맘껏 부는 것만으로 만병을 다스릴 수 있다는 기사를 본 기억이 있다. 당시 일본에서 크게 유행하고 있었다는 그 풍선요법을 30년 가까이 흐른 지금, 어느 교수가 텔레비전에 출연해서 다시 소개하고 있었다. 문득 어른들이 '심호흡을 잊지 않고 하루에 세 번씩만 꾸준히 해도 무병장수한다'고 입버릇처럼 일러주셨던 이야기가 생각난다. 음식물은 며칠을 안 먹어도 별탈이 없지만 호흡은 단 몇 분만 멈춰도 치명적이듯, 바람직한 호흡과 건강은 도저히 따로 생각할 수 없는 일인 줄 잘 아셨기 때문일 것이다.

허파는 본디 자체 운동 능력이 없어서 늑골과 횡격막의 도움을 받아 임무를 수행하는 기관이다. 특히 우리 인간은 본래의 동물적 감각마저 상실한 채 편리위주의 생활 방식으로 인하여 운동 부족 현상까지 가중되면서 건강상의 많은 문제점에 봉착해 있다. 문명화되고 현대화한 시대의 필연적 저주처럼 느껴지는 각종 스트레스는, 바람직하지 못한 호흡 습관을 길들이며 인체를 가혹할 정도로 압박한다. 오로지 허파의 본능적 기능으로 근근이 생명을 부지하는 수준인 현대인은, 이런 현상을 재빨리 자각하지 못하고 내내 방치한다면 건강 백세는커녕 한순간도 장담하기 어렵게 될지 모른다.

허파의 해부학적 구조와 역할은 폐동맥과 폐정맥을 통하여 이웃한 심장과 밀접한 관계를 유지하며, 전신조직에서 이용된 낡고 더러워진 혈액을 새롭게 정화하는 혈액 재편성 기능을 담당하는 것이다. 이런 일은 호흡 작용을 통해 가능하므로 허파의 주된 임무는 역시 꾸준한 호흡이다. 즉 외부로부터 공기를 흡입하여 몸 안에 신선한 산소를 공급하고, 인체에서 발생한 필요 없는 탄산가스 등의 노폐물을 배출하는 일이다.

호흡의 결정적 기능은 폐포라고 불리는 공기주머니에서 이루어지는데, 좌우 허파의 폐포

수는 2억~6억 개에 이른다. 모든 폐포의 총넓이 또한 사람 피부 면적의 40배나 될 정도로 드넓다. 폐포의 외면은 모세혈관으로 총총히 덮여 있어서, 심장에서 흘러 들어온 혈액 속의 적혈구가 모세혈관의 가늘고 얇은 막을 지나면서 유해 가스를 배출하고 신선한 산소를 머금어 가기에 적합하다.

인체의 허파가 담을 수 있는 최대의 공기량은 5~6ℓ 라고 한다. 성인은 대체로 1분에 17~18회의 호흡을 하는데, 보통 호흡으로 허파에 들어오는 공기의 양은 0.5ℓ 에 불과하다. 어쩌다가 마음먹고 하는 심호흡이라야 최대 폐활량의 절반 수준인 3.0ℓ 가량이다.

그러나 아무리 빈약한 호흡일지라도 단 몇 분만 정지되면 인체에 치명적인 손상을 초래한다. 그나마 이런 기본적 기능조차도 활용하지 못하는 사람이 의외로 많다는 점은 몹시 경악스런 일이다. 이는 지나친 경쟁 심리로 인한 긴장감도 요인일 수 있지만, 잘못된 생활습관 때문임은 두말할 바도 없고, 기능성의 대부분을 상실한 횡격막의 부정적인 역할도 제법 크다. 더 절박한 것은 대다수의 사람들이 어떤 연유에서건 자신이 비정상적 호흡을 하고 있다는 사실조차 미처 깨닫지 못하는 데에 있다.

바람직하지 못한 호흡 원인을 정신적인 측면에서부터 살피는 이유는 남녀노소를 불문하고 심리적 충격이나 갈등·긴장·불안·초조감, 혹은 사소한 마음의 동요에도 가장 먼저 호흡을 통해 반응을 보이기 때문이다. 심리적 변화에 따라 호흡의 길이는 현저히 짧아지거나 호흡의 깊이가 얕아진다. 이러한 짧고 얕은 호흡이 오래 지속되면 당장 호흡을 관장하는 허파부터 위태로운 처지에 놓이기 마련이다. 그러므로 심리적 불안정은 궁극적으로 인체의 모든 문제를 야기시키는 핵심적 요소가 된다. 즉 미약하게 이어지는 호흡은 허파 전체를 활용하지 못하고 겨우 기관지와 연결된 폐의 입구 쪽 일정 부분만 호흡작용에 관여시키므로, 인체가 필요로 하는 제대로 된 기능을 수행하지 못하게 훼방하는 연유 때문이다.

폐포에서 적시에 교환되어 호흡을 통해 배출되어야 할 유해한 가스가 나쁜 호흡습관으로 허파에 계속 누적된다면 이로울 까닭이 전혀 없다. 결국 바람직하지 못한 호흡은 막중한 호흡의 기본적 기능마저 방해하면서 폐포를 손상시킴은 물론이고, 재 흡수된 유해 가스는 인체를 유린할 것이다. 인체의 메커니즘은 적극적인 조치로 간간이 심호흡으로 대처하려 들지만, 잘못된 습관으로 인한 무의식 중의 심호흡은 최소한의 본능적 기능에 불과해서 별로 도움이 되지 못한다.

이때에 여러 증상이 통증과 함께 나타나기도 한다. 가슴 답답증은 일차적 증상이지만, 등짝에서 느껴지는 묵직한 느낌과 어깨결림 따위도 관련 증상이다. 즉 모든 장기의 신경선은 척추를 관통해 두뇌와 연결되어 있어서 전혀 상관이 없을 듯한 등줄기가 뻐근하게 아파오는 것이다. 이러한 신체적 특성을 응용하여 장기의 이상 여부를 척추의 마디마디를 촉진해서 판단하기도 한다. 체기가 있는 사람에게는 반드시 통증을 호소하는 일치된 지점이 등줄기에 있듯이, 질환으로 발생하는 통증은 해당 신경선을 타고 번져나가므로 척추를 촉진하여 질환을 알 수 있기 때문이다.

그러므로 비정상적인 호흡이 계속되면 허파와 연관된 척추 부위에 통증이 발생하는 것은 당연하다. 시간이 길어질수록 그 통증의 느낌은 온 등판으로 번지게 되고, 우울증까지 겹치면 축 처진 어깨 탓에 목 부근의 근육이 늘어나서 마치 어깻죽지에 무엇이 올라탄 듯한 중압감에 시달리게 된다. 이런 상황이 계속된다면 누구라도 망측한 생각을 떠올리지 않을 재간이 없을 것이다.

이럴 때는 아무리 용한 의원도 소용없다. 풍선이라도 하루에 몇 개씩 맘껏 불어대든지, 아니면 항상 즐겁게 웃거나 명랑하게 떠들어대는 수밖에 없다. 그래서 쇼핑을 하거나 친구와 웃고 떠들면서 딴전을 피울 때는 멀쩡하다가도, 홀로 맥없이 있다보면 어느 사이 통증이 반복되므로 섣불리 귀신의 장난이라 여기고 마는 것이다. 결국 알고 보면 어리석은 소치이다.

하지만 나의 초라한 모습을 먼저 살피는 것이 순서일지 모른다. 오로지 시기, 질투, 원망만 해대는 옹졸한 마음이 자초한 일에 지나지 않음을 알 수 있을 것이기 때문이다. 다시 고개를 들어 주위를 더욱 찬찬히 살펴보면, 누구도 나와 별다를 바 없는 인생인 줄도 알게 될 것이다. 설령 남들이 나보다 훨씬 나은 듯 하더라도 시기하거나 자신의 처지를 비관해서는 안 된다. '유독 나만이 왜 이럴까' 하고 원통하게 여겨봐야 저만 우습게 되고 말기 때문이다. 그러므로 내 손의 손가락도 짧고 긴 것이 있듯이, 같지 않은 모습을 인정할 줄 아는 노력과 지혜도 필요하다. 이렇게 세상을 바라볼 때, 인생의 가치가 새삼 소중하게 여겨지고 감사하는 마음도 샘솟는다. 축축하고 음산했던 마음이 밝고 명랑한 마음으로 바뀌면, 그간 의원도 어쩌지 못하던 병이 하루아침에 종적을 감추고 말 것이다.

이와 같이 누구도 항상 당당하고 떳떳할 수밖에 없는 이치를 아주 적나라하게 설파하신 분이 석가모니 부처님이시다. 그러므로 불법佛法은 오직 이러한 보편성의 원칙 아래 설해진 가르침이다. 누가 누구보다 못하고, 무엇이 다른 무엇보다 월등하다는 따위는 내가 아는 한 부처님 말씀에는 절대 없다. 인간의 눈에 하찮게 보이는 개미와 벌과 같은 미물까지도, 부처님은 '나와 똑같은 불성이 두루두루 있다'고 하셨으니 말이다. 하물며 인간끼리의 일이라면 두

말이 필요할까? 나보다 못난 사람도 없지만 잘난 사람도 없는 것이 인생이다. 그런 까닭에 '나도 이렇게 왔고, 너도 또한 그렇다. 깨치면 부처이고 못 깨치면 중생이라 불릴 뿐이지, 이름 따라 차별이 있는 것이 아니다'라고까지 하신 것이다. 잘나면 잘난대로 못난 놈은 못난대로, 서로 대보고 편가르고 시기하다 싸움질이나 하면서 허송세월하다 마는 것이 우리네 인생사의 전말이고 보면 새삼 느끼는 바가 적지 않다.

여하튼 이런 바람직하지 못한 현상은 뭔가에 집중만 하더라도 금방 개선의 기미가 나타난다. 만약 복식호흡처럼 직접적인 것이라면 두말의 여지도 없이 효과 만점이다. 그래서 항간에는 한동안 이런 호흡수련이 마치 만병통치나 되는 듯이 알려지기도 했다. 이는 그다지 오랜 노력이 아니더라도 호흡수련을 통해 얼마든지 허파의 기능을 향상시킬 수 있어서 불과 며칠 사이에 신속한 효과를 나타내기 때문이었다. 복식호흡의 특징은 이처럼 보다 바람직한 호흡 작용을 이끌어내는 데에 있다. 아직 불치병으로 여겨지는 암 따위도 호흡과정을 통해 흡입된 산소가 가장 안전하게 그 세포를 제압하고 박멸한다는 의학계의 연구 결과에서조차 올바른 호흡의 중요성을 확인시켜 준다. 그러므로 현대인에게서 발생하는 건강상의 다양한 문제점을 복식호흡이 효과적으로 해결할 수 있다는 근거는 이처럼 충분하다.

현대 의학의 관점에서 밝히는 중요함도 이러한데, 원초적 에너지를 얘기하는 양생학에서야 두말할 바도 없는 일이다. 가늘고 미세하게 이어지는 복식호흡의 기능은 허파의 비정상적인 상태를 개선하여 최적의 상태를 유지하도록 한다. 즉 폐활량을 극대화하여 공기 중의 에너지를 보다 충분히 확보하는 반면, 낡고 유해한 물질을 남김없이 배출시킨다. 또한 의식적이고 지속적인 호흡 수련은 자연히 근육성 조직인 횡경막을 단련해서, 그동안 제 기능을 발휘하지 못했던 횡격막의 역할을 충실하게 만들기 때문이다.

반신욕이 만병통치?

인체에 미치는 중력은 원활히 움직여야 할 혈액의 상승작용에도 영향을 끼쳐서 순환장애를 유발하며 심장에 부담을 준다. 직립 동물인 인간은 이런 까닭에 어쩔 수 없이 혈액 순환 장애가 원인인 각종 질병에 시달리게 된다.

　얼마 전부터 요가 열풍을 일으켜 한참 재미를 보더니, 요즘에는 새해 벽두부터 모든 방송과 미디어가 새로운 건강법 소개에 열중이다. 반신욕이 그것이다. 헌데 반신욕이 인체에 이로운 원리는 의외로 평범하고 소박하다. 비이커의 끓는 물 속에서 유유히 돌아가던 톱밥은 대류현상을 확실히 보여주는 실험이었다. 이러한 대류현상을 응용한 것이 바로 반신욕이니 말이다.

　예로부터 '머리는 차게, 발은 따듯하게' 해야 건강하다는 말이 있다. 반신욕 열풍으로 온 나라가 들썩이던 때에 누구든 한번쯤 머리 속에 문득 떠올렸던 이야기였을 것이다. 찬 기운이 아래로 내려오고 더운 기운은 위로 올라가는 성질에 의한 대류현상은 순전히 온도차이 때문이다. 머리 쪽이 차고 아랫도리가 따듯하면 인체에서도 자연스럽게 이루어져 혈액순환이 촉진될 것은 틀림없다. 그러므로 뜨거운 물에 하반신만 담그고 있으면 데워진 혈액은 상승하기 마련이고, 상대적으로 차가운 상반신의 혈액은 아래로 내려온다. 발만 더운물에 담그던 족탕요법도 동일한 효과가 있는데, 혈액순환 장애를 겪고 있는 사람들에게는 굉장한 설비나 큰돈을 들이지 않고도 손쉽게 좋은 효과를 얻을 수 있으니 탁월한 건강법이라 할만하다.

　반신욕 열풍은 요사이 우후죽순처럼 생겨나서 새로운 문화가 되어버린 찜질방이나 종전의 사우나 식의 목욕법에 큰 변화를 줄 것처럼 보인다. 어차피 하는 목욕이니 건강에 이로운 방식이라면 굳이 마다할 이유는 없다. 그러나 반신욕을 무슨 대단한 건강 비법인양 여겨서 집착하면, 다시 미처 알지 못했던 장애를 겪는 일도 생길 수 있다는 점도 꼭 명심해둘 일이다.

성인의 혈액은 대략 4~5ℓ 가량이다. 이 중에 1/4은 머리에, 또 그만큼의 혈액은 팔과 다리에서 이용된다. 나머지 절반 가까운 양의 피는 몸통에 분포되어 있다. 특히 몸통의 혈액은 소화기관에 분포한 실핏줄을 지나면서 때마다 섭취한 음식물에서 인체가 요구하는 각종 영양소를 포함해 여러 가지 필요 물질을 흡수하기도 하고, 전신으로 분배하거나 노폐물을 회수하여 배출하는 등의 광범위한 임무를 수행한다.

그런데 인체 구조는 결코 혈액이 순조롭게 임무에 충실할 수 있도록 되어 있지 않다. 왜냐하면 인간은 수면 시간을 제외한 대부분의 시간을 직립활동을 하기 때문이다. 즉 인체에 미치는 중력은 원활히 움직여야 할 혈액의 상승작용에도 영향을 끼쳐서 순환장애를 유발하며 심장에 부담을 준다. 직립 동물인 인간은 이런 까닭에 어쩔 수 없이 혈액순환 장애가 원인인 각종 질병에 시달리게 된다. 특히 오장육부의 실핏줄 속을 누벼야하는 뱃속의 혈액이 원활하게 움직이지 못하면 인체는 만병의 근원인 냉증의 위험에 처할 수밖에 없다. 무더운 여름날에도 찬 음식은커녕 시원한 냉수 한 모금도 아예 입에 대볼 엄두조차 내지 못하는 사람들이 의외로 많은 까닭도 이런 경우일 것이다.

복식호흡은 바람직한 호흡을 통해 허파의 능력을 당장 회생시키기도 하지만, 앞에서도 이미 언급했듯이 동시에 오장육부를 직접적으로 마사지하는 듯한 효과가 아주 탁월해서 혈액순환 장애를 극복하게 한다. 이런 현상은 운동의 기본적인 효과이기도 한데, 마치 가느다란 튜브 안의 내용물이 손가락으로 주물럭거리면 밀려나는 이치처럼, 복식호흡 중에 오장육부에 전해지는 자극은 아무리 극심한 순환 장애 요소라도 분쇄해서 봄눈 녹이듯 소멸시키기 때문이다.

그러므로 꾸준한 복식호흡 수련은 차츰 복압을 높여서 평상시에도 심폐기능을 착실히 돕는다. 결국 호흡수련 시에 오장육부에 골고루 전달되는 자극과 높아진 배의 압력은 탁하고 냉한 피를 한결 원활히 움직이게 함으로써, 인체의 구조적 모순이 가져온 순환 장애를 일시에 물리친다. 혈액순환이 촉진되면 당연히 전신의 구석구석까지 영양분의 공급이 원활해져서 신진대사가 왕성해질 것이다. 또한 인체 중의 유해한 피로물질이나 노폐물을 충실히 회수하여 적시에 체외로 배출시키는 기능 역시 급격히 향상된다.

하지만 익숙하지 않으면 복식호흡을 하더라도 명치부근이 먼저 홀쭉해진다. 만약 내쉬는 숨에 명치 쪽이 먼저 들어가면 심장으로 돌아가야 할 혈액의 통로가 좁아져서 도리어 순환장애가 가중된다. 딱딱한 골반에 둘러싸인 장기는 위로부터 강한 압력을 받게 되면 연약한 조직이 손상될 수도 있다. 이런 위험성으로 인해서 명치 부근보다 반드시 아랫배를 움직여야 순리에 맞다. 그래야만 모든 장기를 골고루 자극할 수 있고 순환장애도 생기지 않기 때문이다.

단식이 좋다는 이유

구르는 자갈에는 이끼가 끼지 않는다고 했다. 오히려 꼈던 이끼도 벗겨질 수밖에 없을 것이다. 그러므로 어떤 형태로든지 아랫배에서 일어나는 자극은 인체 안의 내장의 기관들을 서로 마찰시켜 장내에 모질게 눌어붙어 있던 문제의 숙변들이 떨어져 나오게끔 한다.

          수식관을 하며 힘든 고비도 있었지만 그만한 가치가 있는 소중한 체험이었다. 특히 호흡 수련의 기술적 방법이 어떤 효과를 가져오는 지에 관한 이해는 잘못된 오랜 생활습관마저 주저 않고 바꾸게 하는 결정적인 계기가 되었다. 그러므로 건강에 관하여 그토록 고집스레 믿어왔던 생각들이 완전히 뒤바뀌게 된 것도 그 무렵의 일이다. 마치 자동차의 성능이 겉모양에 좌우되지 않고 엔진 등의 내부 상태가 판단 조건이 되듯, 우리 인체도 근육의 발달 정도나 외형적인 모습이 건강을 판단하는 척도가 될 수 없고, 오장육부의 조화로움이 절대적 기준이 된다는 점을 그때 비로소 사무치게 느꼈기 때문이다.

    세계적으로 건강에 대한 관심이 보편적인 학문으로 자리 잡은 나라로 일본만한 나라도 드물 것이다. 그런데 일본인들은 장내의 숙변이 한 사람의 건강을 좌지우지할 정도로 지대한 영향을 끼친다고 본다. 숙변이란 오래된 상, 하수도관이나 온돌 파이프 내부, 혹은 싱크대 하수구 안쪽의 미끈거리는 물때처럼 내장 안벽에 마치 이끼가 끼듯이 존재하는 것을 지칭한다. 특히 내장 안쪽은 영양분의 효과적인 흡수를 위해 고운 섬모구조로 되어 있어서 이물질이 흡착되기에 호조건이므로, 잘못된 식습관과 운동 부족 등으로 이러한 것들이 장내에 두텁게 자리 잡으면 어쩔 수 없이 만병의 온상이 되어 건강을 해친다고 여기는 것이다. 그러므로 그들의 건강이론에는 항상 숙변이 핵심적 주제였고, 또 이런 이론 아래 어떻게 하면 백해무익한 숙변을 효과적으로 배출할 수 있을까에 대해 연구를 거듭하여 어엿한 학문으로 발전시켜 놓았다.

    그들의 연구결과에 따르면 숙변을 몸 밖으로 배출시킬 수 있는 방법은 다양하다. 대체로 물만 먹을 뿐 다른 음식물은 섭취하지 않는 것을 원칙으로 하는 단식도 그 중의 하나이다. 인체에 음식물이 들어가면 완전히 소화되어 배출하는 데까지 48시간이 채 걸리지 않지만, 단식 후 일주일쯤이면 무려 한 양동이 가량의 아주 탁한 배설물이 나오는데, 이미 텅 빈 뱃속에서 엄청나게 쏟아져 나온 바로 그것을 숙변이라고 서슴없이 주장한다.

이렇게 대단한 양의 숙변은 내장 벽에 눌어붙어 있었을 것임은 두말의 여지가 없다. 이런 관점에서, 숙변을 배출하지 않고는 아무리 영양가 있는 음식과 몸에 좋다는 보약도 소용없고, 여전히 갖가지 질병에 시달릴 수밖에 없다고 하는 것이다.

현대 의학에서도 이 점을 중시해서 벌써부터 큰 병원마다 크리닉센터를 설치하고 약물과 기구를 이용하여 아주 짧은 시간 안에 숙변의 배출을 유도해 낸다. 그러나 어떤 약물과 기계의 도움 따위로 그런 좋지 못한 현상이 개선되리라는 기대는 애초부터 아주 잘못된 생각이다. 바람직하지 못한 그동안의 생활습관이 발생시킨 나쁜 결과물을 구태의연한 생활방식과 잘못된 습관을 방치한 채, 물리적 방편으로 해결하려는 생각은 바른 판단이 아니기 때문이다. 실제로 같은 현상이 금방 반복된다는 점에서 그런 대처 방식의 한계는 뚜렷하다.

그러나 구르는 자갈에는 이끼가 끼지 않는다고 했다. 오히려 꼈던 이끼도 벗겨질 수밖에 없을 것이다. 그러므로 어떤 형태로든지 아랫배에서 일어나는 자극은 인체 안의 내장의 기관들을 서로 마찰시켜 장내에 모질게 눌어붙어 있던 문제의 숙변들이 떨어져 나오게끔 한다. 알든 모르든, 기대를 하든 하지 않든 간에 이러한 장청소는 당연히 진행되므로, 고질적인 질환의 근거지가 자연스럽게 소멸될 수밖에 없다. 청결해진 내장은 소량의 음식물로도 필요한 영양소를 충분히 섭취할 수 있고, 결과적으로 백약의 도움도 소용없던 몸이 전과 다르게 활력이 넘쳐나서 비로소 자신의 건강에 대해 확신을 갖게 한다.

특히 간과할 수 없는 일이 하나 더 있다. 흘러야 할 물이 고여 있으면 반드시 썩는 법이다. 배출되어야 마땅한 것이 몸속에 있어보았자 좋을 일은 전혀 없다. 오래되면 부패하고 그러면 온갖 독소를 내뿜는다. 그것이 인체에 미칠 악영향은 너무나 뻔하다. 그래서 숙변배출은 최상의 과제이고, 복식호흡은 이와 같은 기능적 작용이 출중해서 건강법으로 각광받아 온 것이다. 건강은 이처럼 순전히 자신의 노력 여하에 따라 얼마든지 급변할 수 있고, 그러므로 신선도 사상의 기반이 되었던 호흡법에 대한 연구의 가치는 무궁무진하다.

남이 하는 일들은 하찮아 보일지 몰라도 게으름으로써 해결될 일은 결코 없다. 내 경우에도 남들이 보기에 별다른 조치를 취하지 않는 듯하지만 분명 운동 이상의 효과가 항상 스스로에게 있으니 탈이 없을 따름이다.

불로장생

과학의 발달로 인해 현격히 개선된 생활환경과 의술의 눈부신 진보로 인간 백세에 대한 꿈은 곧 실현될 듯 여겨지기도 한다. 그러나 아무리 천세만세를 산다해도 오래 산다는 것만으로는 아무런 의미가 없다. 그의 삶이 얼마나 행복했느냐가 의미 없는 장수보다 오히려 가치판단 기준에서 훨씬 우위에 있기 때문이다. 그러므로 오래 살아도 행복한 삶이 아니라면 별로 가치가 없듯, 건강하지 못한 장수는 도리어 불행이다. '재물과 명예, 권력 따위는 모두 잃더라도 삶의 일부를 잃은 것에 불과하지만, 건강을 잃으면 전부를 잃는 것이다'라는 말도 있지 않던가! 그래서 예로부터 인간의 간절한 소망은 불로장생不老長生이었다.

신선 사상에서는 '장생長生' 앞에 반드시 늙지 않는다는 뜻의 '불로不老'를 붙여 항상 '불로장생不老長生'이라 하였다. 늙지 않는다는 의미를 두고도 여러 가지 해석이 가능하다. 그 중에는 인체 조직의 노화 방지라는 개념도 포함될 것이다. 오랜 세월에 걸쳐 계승되면서 발전되어 온 신선 사상은 그런 탓에 독특하게도 유형의 물질에 의존하려 하기보다는 더 자연스럽다고 여기는 무형의 에너지에 깊은 관심을 두고 체계를 세웠다. 이런 무형의 에너지에 대한 관심은 자연스럽게 호흡에 초점을 맞추게 되었고, 호흡의 경이로운 능력과 작용을 신비롭게 관찰한 선지자들은 심오한 이론과 체계를 세워 많은 이들의 공감을 사기도 했다. 오늘날까지 수많은 이들에게 깊은 영감을 주고 있는 까닭도 이런 연유 때문일 것이다.

석가모니 부처님께서도 이미 2500년 전에 호흡을 관찰하며 진리에 도달할 수 있는 방편을 제자들에게 친히 가르치셨다. 비록 그 수행법이 불로장생을 추구하는 여타의 비밀스러운 수단과는 거리가 있으나, 출가 수행자를 비롯해서 무수한 불제자들을 피안의 언덕으로 실어나르는 자비로운 나룻배가 되기에 부족함이 없었다. 걸망 하나에 먹물옷을 걸친 채 깊은 미혹의 나락에서 기약 없이 헤매다가, 신묘함을 바라지는 않았지만 다행히 크게 어긋나지 않고 이 법을 비슷하게나마 이해할 수 있어서, 이 몸뚱이 하나쯤은 스스로 건사할 만하다.

그렇다고 가끔 일부러 찾아와 이 일에 대해 묻는 이도 있으나 스스로 생각해보아도 묻고 대답할 만큼 묘하거나 신기할 것은 조금도 없다. 하루 한 끼 먹는 것이 나의 공부도 아니거니와 한 줌 생쌀가루가 건강의 비결은 더욱 아니기 때문이다. 오히려 20년 가까이 해온 이 짓거리가 부처님 법인 줄 그릇 알까 두려울 뿐이다.

텔레비전의 홈쇼핑 채널과 그 외의 매체에서 여러 가지 다양한 개념의 운동기구를 연일 소개하고 있다. 물끄러미 들여다보노라면 꽤 재미있게 여겨지는 점이 하나 발견된다. 즉 서양인이 모델이 되어 선전하는 서양식 개념의 운동기구와 동양인이 모델인 동양식 개념으로 만들어진 운동기구의 현격한 차이가 바로 그것이다. 서양식 운동기구는 대체로 운동 영역이 넓고 크다. 돋보이는 몸매와 근육미를 자랑하는 모델에서 알 수 있듯이, 서양인들의 건강의 척도는 당연히 근육 발달 정도로 기준을 삼는다. 그러므로 그들이 만든 기구들은 근육을 단련하는 효과가 있을 것임은 물론이다. 그러나 동양인의 건강개념이 확연히 다르듯, 몸통의 흔들림을 염두에 두고 전후좌우 왕복운동 등의 방법으로 자연스럽게 내장이 자극되도록 했다는 점이 동양식 운동기구에서는 한눈에 드러난다. 선전 문구조차 저들은 아름답고 건강해 보이는 육체미를 내세우지만, 동양식 운동기구의 선전 문구는 그러한 자극이 인체에서 일어나는 갖가지 장애를 필히 극복할 수 있도록 돕는다는 점을 유달리 강조하는 것이 매우 이채롭다.

이미 거론한 바처럼 일본인들의 뛰어난 관찰력과 응용력은 높이 평가할 만하다. 내가 보건대 그들의 이론 체계는 분명하고 확실하다. 언뜻 생각하면 터무니없고 황당하기까지 하겠지만, 한 방울의 물이 인체에서 무슨 일을 하는지 모르고 마셔도 우리가 생명을 부지함에 있어 결정적인 역할을 하듯, 그러한 이론 아래 창안된 다양한 건강법과 그들이 만들어 낸 운동보조기구들은, 분명 바쁘게 살아가는 현대인에게 많은 도움이 될 것은 틀림없는 사실이다. 풍선요법도 단전호흡의 효과를 남녀노소 누구라도 부담 없이 경험할 수 있도록 자비심에서 고안해낸 방편이다. 배에 벨트를 걸고 자극하는 기계도 그렇거니와, 자리에 누운 채 몸통만 좌우로 움직이게 하는 따위도 필시 복식호흡의 여러 기능을 응용한 것에 불과하다. 즉 호흡의 기능을 활성화하고 복부의 운동력을 회복시켜서, 인체에 본디 잠재되어 있는 자연 치유력을 개발하자는 취지인 것이다. 이처럼 쉽고도 간단하며 특별한 기술을 요구하지 않으면서도, 쇠약해진 인체의 기능을 보강할 수 있게끔 기상천외한 방법을 끊임없이 개발해 내고 있으나, 대부분의 게으른 사람들은 자신의 처지를 아랑곳 않고 이치도 모른 채, 이마저 탐탁지 않게 여길 뿐이니 안쓰럽기 그지없다.

　　　　　　　이런 일을 보면서 나는 아주 가끔 인간의 어리석음을 깊이 절감한다. 미혹에 얽혀 있고 욕심에 들떠 있는 군상들은 항상 신비롭고 묘한 것에만 관심을 가질 뿐, 일상에서 평범하게 접할 수 있는 이득이나 대수롭지 않게 여겨지는 일에는 전혀 마음을 두지 않는다. 좀더 직설적으로 말하면, 자신의 능력 밖의 일이나 오히려 황당한 일에는 크게 관심을 기울이면서도, 정작 자신이 능히 할 수 있는 일은 소홀히 생각한다. 이에 관한 재미난 일화가 있다.

　중국에 조과선사라는 고승이 있었다. 스님이 주석하시던 절에는 아주 커다란 나무가 한 그루 있었는데, 스님은 그 나무 꼭대기에 마치 새둥지와 같은 집을 짓고 늘 거기서 수행하셨으므로 '새 조鳥'자와 '둥지 과巢'자의 그러한 별호를 얻으셨다.

　당시 당송 8대 문장가로 알려진 백낙천이 스님의 덕망을 흠모하여 가르침을 청했다. 그때 조과선사께서는 그 유명한 백낙천을 앞에 두고 '일체의 악한 일을 하지 않고 선한 일은 받들어 행하여 스스로 그 마음을 깨끗이 하는 것이 모든 부처님의 가르침입니다'라고 말해주었다. 대단한 가르침을 기대했던 백낙천은 너무 어이가 없었다. 중국 천지에 자기를 모르는 사람이 없건만, 아무리 세속을 등졌어도 자기 이름 석 자는 익히 들었을 법한데, 이건 큰 망신이었다. 괘씸한 생각까지 든 백낙천은 코웃음치듯 한마디 내뱉었다. '스님, 그것은 세 살 배기도 다 아는 말입니다' 스님께선 껄껄 웃으시며 다음과 같이 말씀하셨다 한다. '그렇기는 하오만, 팔십 된 노인네도 행하기 어려워하는 것이 그 일이란 말이오' 그 말을 척 알아들었으니 역시 백낙천답다 하리라.

　우리의 미혹은 특별난 것이 아니다. 바로 이와 같이 내가 이미 알고 있는 사실과 마땅히 할 수 있는 일은 제쳐놓고, 별나고 묘한 일에 대한 기대감만 충천하여 스스로를 미망의 늪에서 구하지 못하는 것이다. 누구인들 나쁜 일은 하지 말아야 하고, 선한 일은 더욱 힘써 해야하는 줄을 모르겠는가? 그러나 중생의 어리석음은 스스로가 해야 할 일임에도 불구하고 자신의 책무는 소홀히 여기면서, 남들이 한결같이 자신을 인정하고 공대하기를 바라는 마음은 고금을 통해 변함없다. 더욱이 분별없는 욕심은 남의 능력을 빌려서라도 자신의 욕망을 채우고자 애쓴다. 부처님이나 신에게조차 각별한 은혜가 자신에게 넘쳐나기를 간절히 기원하지만 그럴 까닭은 전무하다. 오직 콩 심은 데 콩 나고 팥 심은 데 팥이 나는 것이 바른 이치요 도리이기 때문이다.

　　　　　　입시 철에 걸려온 전화가 있었다.
'스님, 우리 아이가 대학 입시에 실패한 후에 마음을 못 잡고 방황하고 있습니다. 병원에서 주사 한 대 맞으면 병이 싹 낫듯이 무슨 좋은 방법이 있을까 해서 전화드렸습니다'
말문이 콱 막혔다. 정말 그런 일이 있는지 나는 알지 못한다. 물론 딱한 사정을 봐선 그런 일이 있으면 좋긴 하겠다. 그러나 현실은 분명 그렇지 못하고, 그래서도 안 된다는 것이 나의 굳은 신념이다. 이렇게 말해 주었다.
'지켜보는 부모님의 심정도 안타깝겠지만 본인은 더할 것입니다. 반드시 좋은 쪽으로만 돕는 것이 꼭 나은 결과를 가져오는 것은 아닙니다. 그렇다고 벌써 인생의 끝에 이른 것도 아니고, 아직도 많은 세파를 헤쳐나가야 하는 것이 그 아이의 앞날이니, 사회와 시절이 도와서 찾아든 다시없을 기회라 생각하시고, 스스로의 힘으로 극복하게 하세요. 그렇게 함으로써 자신의 능력과 스스로를 돌아보는 계기가 되면, 오히려 대학에 무난히 들어간 것보다 더한 누구도 가르칠 수 없는 삶의 지혜를 터득하게 될 것입니다. 이는 오직 부모님의 깊은 사랑으로 가능한 일입니다'
알아들었을까 의심스럽다.

주사 한 대 맞고 낫는 병은 병이 아니다. 한 알의 영양제로 건강을 지킬 수 있다는 믿음도 한낱 망상에 불과하다. 하지만 틈만 있으면 용한 의원 찾아 동서로 분주히 다니는 사람들이 드물지 않다. 특별히 병이 있는 것도 아니고 나빠 보이지도 않는데 어디서 용하다는 말만 들으면 남북으로 만사를 제쳐놓고 찾아 나선다. 신기한 것은 아직도 용한 의원을 못 만났는지 오늘도 두리번거리며 소문을 좇지만 저승에서도 만날까 싶지 않다. 굳이 병이 있다면 게으름이 원인인데 오늘도 한 봉지 약에 자신의 건강을 의지하는 것을 보면, 병 가운데 가장 고약스런 병이다. 바로 그런 사람을 위해 자비롭게도 풍선 요법을 고안해 낸 사람이 있고, 누워만 있어도 건강해질 수 있다는 기계까지 나온 것이다. 그래도 그들은 꼼짝도 하지 않는다. 오직 한 알의 영양제와 한 첩의 보약에만 관심 있을 뿐이다.

생식을 한다는 소문이 나면서 많은 사람들이 궁금히 여겨 찾아와 묻는다. 대개의 관심은 어떤 방법으로 생식을 하여야 자신의 병을 고칠 수 있느냐는 것이다. 이 짓 저 짓 해보다가 궁리 끝에 온 것쯤은 묻지 않아도 이미 뻔하다. 그러나 병 때문에 시작한 것이 아니니 해 줄 말이 별로 없다. 하도 자주 듣던 일이라 갑자기 궁금증이 동해서 생식으로 병을 고쳤다는 사람들을 일부러 만나 경험담을 들어보았다. 결국 이치는 어긋나지 않았고 의심도 말끔히 사라졌다.

생식으로 병을 다스렸다는 사람들의 자랑스런 경험담은 사실 별 것 아니다. 생식까지 결심할 때의 그들의 급박했던 심정은 물불을 가릴 형편이 못되었을 것이다. 그러나 온전치 못한 몸으로 익힌 음식 먹듯 생식을 하면 얼마 안 가서 저승길에 들어서기 십상이다. 냉한 음식은 몸 안에서 체온을 급격히 저하시키기 때문이다. 그러므로 아무리 게으른 사람도 정상적인 체온을 유지하기 위해서는 매 끼니마다 부지런히 움직여주지 않으면 안 된다. 그런 과정을 거쳐서 차도가 있었다면 그것을 생식의 결과라고 우길 수 없다. 화식을 하더라도 똑같이 열심히 운동하면 결과는 두말할 나위 없이 마찬가지로 나타날 것이기 때문이다. 남이 하는 일들은 하찮아 보일지 몰라도 게으름으로써 해결될 일은 결코 없다는 얘기이다. 내 경우에도 남들이 보기에 별다른 조치를 취하지 않는 듯하지만 분명 운동 이상의 효과가 항상 스스로에게 있으니 탈이 없을 따름이다. 부디 남의 일을 대수롭게 여기지 말고, 미처 살피지 못한 그들만의 남다른 노력이 항시 있다는 점을 반드시 알아야 한다.

우리의 오랜 식습관은 익힌 음식에 길들여져 있다. 기후와 여건 등을 감안하여 하신 말씀이겠지만, 부처님께서도 음식은 반드시 익혀 먹도록 권유하신 기록이 불경에 있다. 이유야 어떻든 부처님이 생존하시던 때에도 다를 바가 없을 것이다. 냉정히 말하면 생식도 건강한 사람이 할 수 있는 일이다. 건강하지 못한 사람이 할 일은 아무것도 없다는 것이 평소의 소신이다.

중생자도

부처님은 중생자도衆生自度라 하셨다. 오로지 자신만이 스스로를 괴로움의 늪에서 구할 수 있다는 말이다. 건강에 대해서 글을 쓰는 요즈음 왜 이리도 이 말씀이 더 간절하게 느껴지는지 모르겠다.

아주 가끔 다 죽어 가는 시늉을 하는 사람을 볼 때마다 나도 모르게 눈길이 가는 곳이 있다. 바로 그들의 손톱이다. 오래 전 어느 주간지에 소개된 의학 관련 기사를 읽은 후부터 생긴 묘한 버릇이다. 그 내용은 한 대학 병원의 오랜 임상 연구 결과, 이미 잘 알려진 바와 같이 손톱 밑의 반달 크기와 그 모양으로 개인의 질병을 의학적으로도 정확히 규명할 수 있다는 것이었다.

어릴 적부터 친구들 사이에서 손톱 밑의 반달이 화제가 되면 마치 죄인처럼 기가 죽곤 했다. 다른 친구들의 반달은 새끼손가락마저 크고 뚜렷한데, 대단한 약골인 탓인지 내 열 손가락의 어느 손톱에서도 그런 빛은 찾아볼 수 없었기 때문이다. 그 기사 내용대로라면 아직 숨을 쉰다는 것이 기적인지 모른다. 분명히 터무니없는 일이 아니므로 의학계에 발표된 것일 텐데, 50줄의 나이가 되도록 제대로 된 반달은 내 손톱에서는 전혀 발견할 수 없었으니 말이다.

그래도 죽음에 대한 두려움은 기억에 별로 없다. 다만 다른 사람에 비해 최소의 활동도 못할지 모른다는 강박관념은 항상 있었다. 더구나 군대도 못 갈 지경의 허약한 몸인 줄 비로소 알았을 때의 충격은 아직 생생하다.

그런 연유로 시작된 몸에 대한 관심과 관리는 돌이켜 보아도 평범 이상이었다. 예기치 못한 사정으로 끼니를 거르거나 잠을 못 자더라도 운동은 반드시 했다. 한참 멋을 부릴 나이에도 머리는 늘 속살이 드러나 보일 정도로 바짝 깎은 스포츠형이었다. 어릴 적부터 온갖 약에 시달린 탓에 쓸 것 같은 술과 담배는 아예 관심조차 없었고, 배울 시간조차 없었다. 그래선지 친구와의 관계마저 점차 소원해져 갔지만 운동에는 여전히 집착했었다. 수행자 버금가는 노력을 기울인 끝에 남에게 자랑할 만큼 단단한 몸도 만들어보았고, 스스로 대견하게 여긴 적도 있었다.

나의 출가 도량은 경남 합천 가야산에 있는 해인사이다. 혼자 살 수 있는 확실한 구실로 시작한 승려 생활은 모든 일이 세속과는 뚜렷한 차이가 있었다. 입산을 해서도 운동은 야무지게 계속했고 이만하면 문제가 없을 거라고 굳게 믿었던 몸이지만 수행하며 겪는 어려움 앞에선 별로 영험이 없었다. 오히려 다른 스님들 뵙기가 민망할 정도로 항상 병고에 시달렸다. 어쩌면 운동을 소홀히 했던 탓일지 모른다 여기고 더욱 열심히 하면서 나아지길 고대했으나, 믿음과는 상관없이 심신은 날로 피폐해져 갔다. 다행히 부처님과의 실낱같은 한 가닥 인연으로 수식관 수행을 통해서 건강에 대한 개념을 새롭게 이해하게 되었고, 그로 말미암아 얻은 자신감으로 하루 한 끼, 그것마저 생쌀가루로 지낸 세월이 어느덧 20년 가량 흘렀다.

그러던 중에 뜻밖에도 잠시 어느 사찰의 주지를 하게 되었다. 출가 이후 누구에게도 물질적인 도움을 자발적으로 구했던 일은 없지만, 그동안 혜택 받은 의식주는 모두 불자들의 은덕이었음이 분명하니 보답차원에서 잠시 응한 것이다. 그러나 명색이 승려임에도 숨어살다시피 한 시간이 대부분이었으니, 남에게 널리 베푼 바도 없고 남들의 이야기마저 귀담아 들으려 하지 않아서, 양심상 누가 내 얘기를 들어주리라는 기대조차 할 수 없었다. 궁리 끝에, 소문을 좇아 간간이 찾아와 자신의 건강관리에 대하여 조언을 구하면 한마디씩 일러주었던 것이 효과가 있었던 듯해서, 혹시 다른 이에게도 도움이 될지 모른다는 생각에 평소의 건강관리 이론을 주제로 특강 형식을 빌려 일주일에 걸쳐 하루 두 차례씩 자리를 마련해 보았다. 전혀 예상치 못했던 폭발적 반응은 결국 내가 늘 하는 운동에 대한 관심으로까지 이어져서 이른바 참선요가 수련으로 이어지게 되었고, 밀려드는 수련생으로 쉬는 날도 없이 매일 두 차례씩 해야 했다.

아무리 생각해보아도 나에게는 신앙적 성향이나 종교적인 기질이 전혀 없다. 오히려 남들의 그런 모습을 보면 솔직히 말해 아직도 잘 납득이 되지 않는다.
충청도의 한 토굴에 살던 때에 아주 위험천만한 일이 있었다. 자동차를 즉시 폐차 처리했을 정도의 큰 사고를 냈던 것이다. 잠깐의 방심이 일으킨 변이었지만 몸에는 전혀 사고의 흔적이 없었다. 오후 해질 무렵 생긴 일인데, 차야 어찌 되었건 볼 일 다 보고 절에 도착하니 어느덧 한밤중이었다. 좁은 시골 바닥이어서 소문은 순식간에 전해진 탓에, 사중 식구들은 잠을 못 이루고 애를 태우고 있었던 모양이다. 사고 수습 차 나오셨던 주지 스님과 함께 차에서 내렸는데, 모두들 주지스님만 보았지 나를 보지 못했다. 아마 큰 사고였다니 변고가 있으리라 지레 짐작하고 그랬을 것이다. 대중 모두가 이구동성으로 그런 지경에 무사한 것은 부처님의 가피라고 했다. 그에 대한 답변이 걸작이었다.

'부처님이 무슨 할 일이 그리 없어서 저 같은 사람이나 살피시겠소'

아니 그런가? 도와주시려면 핸들을 놓쳤어도 바퀴라도 똑바로 구르게 했으면 차라도 부셔 먹지 않았을 것 아닌가? 사고 난 차에서부터 터지기 시작한 웃음은 3일이나 계속 되었다. 문득 '이 사고로 다른 사람이 고통을 받게 되었다면 어쩔 뻔 했을까?' 하는 생각이 든 후에야 웃음은 그칠 수 있었.

어찌 되었건, 그 상황에서 무사할 수 있었던 이유로 첫째는 안전벨트 덕분이고, 다음은 그동안 꾸준한 운동을 통해 단련된 몸이 충격을 대부분 흡수했기 때문이라고만 생각했다. 결코 부처님의 가호도 신장의 도움도 떠올리지 않았다. 내가 아는 불법에는 아직도 그런 일이 없기 때문이다. 오직 당당하고 떳떳하게 살 수밖에 없는 이치를 부처님께 배웠을 뿐인데, 죽을 때가 아니라서 별탈이 없었을 따름인 걸, 대체 무엇에 감사하고 어디까지 원망한단 말인가?

건강도 오직 나에 관한 일이요, 병고에 시달리는 것도 신의 저주가 아니라는 생각은 아직 여전하다. 때문에 가끔 기도를 열심히 한 덕분에 신의 가호로 죽을병에서 다시 살아났다고 떠드는 사람의 얘기를 듣더라도 그저 시큰둥할 뿐이다. 그럴 수 있다는 점은 조금 인정하지만 신의 가피가 어쩌고 해대는 것은 그저 잠꼬대처럼 들리기 때문이다. 그렇지만 혹시 죽을병에 걸려 절망에 빠진 사람을 만난다면, 죽기를 각오하고 기도라도 해보길 권할지 잘 모르겠다. 그러나 그것은 어디까지나 오로지 방편으로써다. 그 결과가 뜻밖일지라도 신의 가호가 어쩌고 하며 주접을 떤다면 오히려 고통과 죽음보다 더 비참한 인생으로 전락하기 십상이니 말이다. 터무니없는 믿음의 노예가 된 모습은 실로 말짱한 제 정신으로 하는 짓이 결코 아니다. 그래서 옛 성인은 '아침에 도를 알았다면 저녁에 죽어도 가하다' 고 하였다. 미혹한 삶보다는 밝은 안목과 맑은 정신의 현명한 삶이 하루를 살더라도 더 숭고한 가치가 있다는 뜻이다. 부처님 역시 '그런 부질없는 어리석음을 타파하면 바로 대 자유인이 된다' 고 이르셨다. 누구 하나라도 그런 일로 다시 미혹에 빠지는 것을 원치 않으셨던 유일한 분이 부처님이시고, 나는 그 가르침을 따르는 제자이기 때문이다.

세상에는 엄격한 법칙과 질서가 있는데, 그것을 일러 진리라고 말한다. 이 진리는 국가, 종교, 인종, 성별에 관계없이 한결같이 작용한다. 그러므로 피부색, 혈통, 지위가 어떠하고, 성씨가 무엇이든 간에 구별 없이 평등해서, 무엇을 믿고 따르는 지에 상관없이 법칙과 질서는 동일한 의미와 가치를 지닌다. 그러나 아이러니컬하게도 가장 문명화된 시대에 산다는 우리는 아무도 이 사실을 인정하려들지 않는다. 가령 우리 주변을 살펴보더라도 능력도 모자라고 자질마저 부족한 자들이 힘있는 자의 비호아래 부질없는 욕심으로 국가 기강마저 흔드는 것을 종종 보게 된다. 그럴 때마다 모두들 하나같이 분개하고 비난하면서도, 수단과 방법을 가리지 않고 언제 그런 일이 자기에게도 있어 줄지 고대한다. 이것은 법과 진리에 있어서 보편성의 원칙을 무시하기 때문에 빚어지는 어처구니없는 현상이다. 그런데 종교적으로는 그런 경향이 더 농후하다. 오히려 그것이 종교 고유의 기능인 줄 당연시하기까지 하니 가히 목불인견이다.

욕심으로 눈먼 사람들은 전지전능한 힘을 믿고 법칙과 진리도 무시한 채 방자한 짓을 일삼는다. 세계 도처에서 자행되는 종교적 이념을 앞세운 피비린내 나는 현실을 살펴보라. 정의는 누구를 위한 것이며, 종교는 무엇을 위해 있는 것인가? 정의가 인간 복지를 선양함에 뜻이 있고 종교 또한 인류의 진정한 행복 추구에 목적을 둔다면, 그것이 어찌 무력을 동원하여 살육을 일삼는 명분이 될 수 있을까? 한낱 어리석은 자들의 믿음뿐이므로 그들의 생각과 같을 이치는 없긴 하다. 그러나 만일 전지전능한 힘을 지녔다고 믿는 신들마저 중생 일에 끼어들어 파워 게임에 나서면, 현재의 질서마저도 여지없이 무너지게 됨은 너무나 뻔한 일이다. 정녕코 신의 능력을 참되게 믿는 자라면 부질없는 짓거리는 절대 하지 않을 것이다. 이런 모순의 극치는 부처님께서 이미 설파하셨듯이, 그럴 수 있는 존재도 없고 그럴 이치도 없지만, 중생들이 헛된 생각으로 망령되게 만든 허상에서 비롯된 일이라고밖에 할 수 없다.

이런 내가 기도라도 해보길 권유하는 데에는 그만한 까닭이 있다. 대체로 모든 병은 자신의 잘못된 생활습관에서 비롯되지만, 예로부터 '팔자는 죽기 전에 못 고친다'는 말이 있듯이, 뻔히 아는 일이라도 평생의 습성을 고치기는 결코 쉽지 않다. 그러나 병이 깊어서 이래도 죽고 저래도 죽을 바에야 어차피 죽기를 각오하고 완벽한 변신을 시도하는 수밖에 별 도리가 없을 것이다. 또한 인간은 제법 수행한 사람이 아니면 누구나 죽음 앞에서 나약해진다. 이처럼 막다른 곳에 이르러서야 비로소 자신의 알량한 지식이나 명예와 권력도 아랑곳하지 않고 한 곳으로 집중할 수 있게 된다. 이런 변화는 인간 본래의 잠재된 능력인 자연치유력을 강화시켜 의술로도 어쩌지 못하는 질환을 스스로 극복하게 만들기 때문이다.

어느 자그마한 도시에서 있었던 일이다. 갑자기 백혈병이 들어 고등학교 2학년 때부터 학업도 중단한 채 집에서 근근이 지내던 처자가 있었다. 몇 년을 병마와 씨름하던 어느 봄날, 우연히 청년 하나를 만났다. 처녀는 자신의 처지를 잘 아는지라 짐짓 몸을 사려도 보았지만, 인연이란 본래 묘한 것이니 금세 잠시라도 떨어지고 싶지 않을 정도가 되어버렸다. 뒤늦게 부모님도 눈치를 채었으나 남의 귀한 자식 못할 짓 시키게 될까봐 걱정만 태산같이 할 수밖에 없었다. 결국 철없는 것들이 결혼을 하겠다고 나섰는데, 그간 딸자식의 병명도 밝히고 구슬러도 보았으나 워낙 막무가내여서 어쩔 도리가 없더란다. 청년은 그때 의무 경찰로 복무 중이어서 생활 대책이 없어서 안 된다며 한사코 만류했더니, 걱정 마시라고 하고 가서 직업 경찰이 되어 돌아왔다. 더 이상 고집을 꺾을 방법도 없어서 부처님 뜻이려니 하며 처녀 귀신이나 면하라고 시집을 보냈는데, 더욱 가관인 것은 결혼 후의 일이다. 직장에서 돌아온 사위가 제 몸만 겨우 가누는 아내를 마루에 앉혀 놓고 발을 씻겨주고 있더란다. 지극한 사위의 보살핌 속에 하루하루를 지내던 딸로부터 어느 날 임신을 했다는 얘기를 듣고는 드디어 올 것이 왔다고 한숨지을 수밖에 없었다. 곁에서 지켜보는 이들의 조바심 속에 어느덧 달까지 채워서 해산을 했는데, 산모와 아기에게 백혈병 징후는 전혀 없다는 진단이 함께 나온 것이다. 이는 애정의 힘이 생활환경을 바꾸고 이로 인해 처녀시절의 바람직하지 못했던 습관들이 변화되면서 자연치유력을 증진시켜 뜻밖의 결과로 이어진 한 예라 할 수 있을 것이다.

'여자는 시집을 가면 있던 병도 없어진다'는 말이 있다. 예전엔 무슨 뜻인지 전혀 이해하지 못했는데, 병은 일상에서 생기기도 하고 낫기도 한다는 사실을 알고 나서야, 주변 환경과 생활습관의 변화는 있던 병도 사라지게 하는 줄 알 수 있었다.

불과 수십 년 전 페니실린을 처음 발명했을 때만 해도 의학계에선 지구상의 모든 질병을 곧 퇴치하여 인간 백세의 꿈을 실현할 수 있다고 장담하였다고 한다. 이후 더 급속히 발전을 거듭한 의술이지만, 요즈음에 와서는 생활 방식의 급변으로 발생하는 많은 질병과 새로운 바이러스의 창궐이, 인류의 위기상황을 조만간 초래할 거라는 예측만 하는 수준인 것은 의학계에서 솔직히 인정하는 바이다. 즉 아직까지의 의술로는 도저히 감당 못할 중세와 근대에 유행하던 전염병과 같은 것이 전 세계를 다시 죽음의 도가니로 몰아넣을 거라는 것이다.

부처님은 중생자도衆生自度라 하셨다. 오로지 자신만이 스스로를 괴로움의 늪에서 구할 수 있다는 말이다. 건강에 대해서 글을 쓰는 요즈음 왜 이리도 이 말씀이 더 간절하게 느껴지는지 모르겠다. 다행스런 일은 이와 같은 엄연한 현실 속에서 의학계도 결국 각자의 건강은 스스로가 관리할 수밖에 없다는 인식에 동의하였고, 거의 모든 의과 대학이 '자가 건강 관리학'이라는 개념의 학과를 신설하는 추세라고 한다. 그것에 대해 들은 바는 별로 없으나, 자신의 건강은 스스로의 노력으로만 가능하다는 개념이 근본일 것은 충분히 짐작이 가는 일이다.

옛날 선비님네는 갑작스런 소낙비에도 세 걸음을 뛰지 않는다했다. 그러나 그 분들도 글을 읽을 때에는 몸을 앞뒤 혹은 좌우로 흔들면서 운율에 맞춰 숨을 골라가며 힘차게 읽었다. 지금도 해인사처럼 많은 스님들이 모인 큰 사찰에 가보면 큰소리로 우렁차게 독경하는 소리를 들을 수 있다. 이런 모습은 오랜 세월 대대로 터득한 그들만의 독특한 건강관리 비결이기도 하다. 여기에 비하면 현대인들 대다수는 아무런 대책도 없는 삶과 같다. 도시인도 그렇거니와 아직도 노동으로 일과를 삼는 농촌지역도 불안하기는 마찬가지이다.

물론 활동만이 능사가 아님은 부정할 수 없다. 급작스런 문명의 혜택을 향유하기 이전까지 우리네 할머니 할아버지는 힘든 노동 앞에 맥없이 늙어 가셨다. 반면에 선진화하여 물질적 풍요가 가져다준 이익은 모든 사람에게 희망적임에는 재론의 여지가 없다. 그러나 체격은 뚜렷이 개선되었으나 체력은 현저히 떨어졌다는 것은 무엇을 의미할까? 사소한 활동량으로도 피곤해 하고 약간의 기온 차이에도 고통을 겪으면서, 현대인들은 기름진 살결이 건강의 증표인 양 착각하고 안도감에 젖어 있는 것은 아닐까?

수 년 전 정부에서 도시와 농촌 거주자들의 건강 상태를 비교 분석하고 그 대책을 발표한 적이 있다. 결과는 아직까지 공기 좋고 물 좋은 곳에서 손수 노동으로 생활하는 농촌 지역 주민들이, 오염된 환경과 열악한 조건의 도시인보다 훨씬 많은 질병에 시달리고 있다는 통계였다. 즉 도시인들은 비록 오염된 환경과 각종 스트레스, 문명 이기에 의한 활동량 부족 등이 발생시키는 문제들에 다분히 노출되어 있을지라도 다양한 스포츠 등을 통해 극복하지만, 농촌 거주자들은 아직까지 노동이 곧 운동이라고 여기는 관습에 익숙하여 생기게 된 지역 간의 차이라는 것이다. 그 후 정부에서는 그에 대한 대책으로 빈 시설물이나 마을회관 등을 이용하여 체육시설을 운용하기로 결정하였고, 정부 시책으로 발표하기에 이르렀다. 이와 같은 엄연한 사실로 미루어, 인간이 건강한 삶을 유지하는 데 운동이 얼마나 중요한 역할을 하는지 짐작할 수 있을 것이다. 그러나 점점 고도로 발달하는 문명사회는 점점 더 세밀히 분업화되고 지극히 전문화됨으로써, 옛날과 같은 일상의 노동에서 얻을 수 있었던 운동 효과마저 기대하기 어렵게 되었다. 더구나 편리 위주의 개념에서 생겨나는 문명의 이기들은 앞으로 더욱 인간의 활동 영역을 잠식할 것이므로 심각한 일이 아닐 수 없다.

출가 후 두어 해가 지나서 일이다. 그동안 별다르게 익힌 것도 배운 바도 없어서, 법당에서 하루 세 때 올리는 예불과 기도, 사시 마지 등이 어떤 의미로 하는 것인지 그 때까지도 제대로 알지 못했다. 아마 불자 중에는 그 당시의 나와 같은 분들이 제법 있을 듯싶다.

'예불'이란 존경하는 웃어른께 문안 인사를 여쭙듯이, 조석으로 큰 스승이신 부처님께 예를 갖추는 일로 여기면 그다지 어긋나지 않는다. '사시 마지'란 부처님께서는 항상 오전 10시와 12시 사이에 하루 한 때씩의 공양을 드셨는데, 12간지로 셈하면 '사시巳時'에 해당되므로 이 시간에 공양의 예를 올리며 부처님의 소중한 가르침을 잘 따르겠다는 서원의 의식을 말하는 것이다. '기도'란 특별히 마음을 내어 부처님의 가피를 염원하며 하기도 하는데, 특히 스님들 중에는 수행 방편삼아 하는 분도 적지 않다.

입산하여 익힌 것도 별로 없지만 선방 수좌 노릇을 하다보니 염불도 배우지 못했다. 선방에서의 조석 예불과 사시 마지는 죽비 소리에 맞춰 절만 세 번 꾸벅하면 끝이다. 그것쯤은 특별히 배운 바 없이 잘 할 수 있는 일이라서 신경 쓸 일은 아니었는데, 문제는 은사 스님을 모시고 암자에 살면서 드러났다. 선방에서 익힌대로 줄기차게 죽비 예불만 하던 차에 어느 날 큰스님께서 한마디 이르셨다.

"기도 좀 하지!"

"예!"

대답을 야무지게 한 후, 큰스님의 분부인지라 그날부터 책장을 넘겨가며 예불을 모셨다. 그렇게 며칠이 지난 어느 날 똑같은 말씀을 다시 하셨다. 아마도 '목탁 치고 염불하는 것을 큰스님께서 보시지 못하셨나보다' 생각하며 '열심히 기도하고 있습니다' 라고 사뢰었다. 그런데 며칠 후에도 같은 말씀을 하시며, 기도를 정성스럽게 하면 수행에도 도움이 될 거라고 자상히 일러 주셨다. 하지만 나는 분명히 기도를 하고 있었으니 더 이상 달리 할 것이 없었다. 그 후 큰스님은 다시는 같은 말씀을 하지 않으셨고, 내 깐에는 기도 아닌 기도를 더욱 열심히 줄기차게 하고 있었다. 물론 스승님의 가르침을 거역하려는 뜻은 추호도 없었지만, 그런 것 하나 제대로 알지 못한 탓에 벌였던 촌극이었던 셈이다.

부처님의 가르침 중에는 '사심사관'이라는 아주 독특한 수행법이 있다. 명칭과 그 명칭의 의미, 다시 그것이 가리키고자 하는 형상 고유의 특성을 파악하면서, 이 모든 것이 일치하지 않는 차이점을 심도 있게 관찰하는 방법이다. 이러한 수행을 통해 습관적인 언어생활이 가져다주는 혼란을 직시하게 되면, 그로 인하여 겪게 되는 모순에서 벗어날 수 있기 때문이다.

　모든 사람이 이구동성으로 운동의 필요성을 강조하고 있기는 하다. 또한 운동하는 사람들은 누구나 자신의 건강을 위해 하는 거라고 생각한다. 하지만 자신이 하는 운동이 건강에 이바지하는 바가 정말 있을 거라고 믿느냐는 점에서 다시 생각하면 곧 자신이 없어질 것이다. 이런 모순은 운동을 단지 몸의 움직임 정도로만 인식하고 있는 탓도 있거니와, 최소한 어떤 작용을 일으켜야 우리의 건강에 도움이 되는 지를 알지 못한 까닭도 크다. 즉 노동력을 필요로 하는 일에 종사하는 사람들이 오히려 방심하고 운동을 소홀히 여기는 탓에 많은 질병에 시달리는 현상과 같은 경우이다.

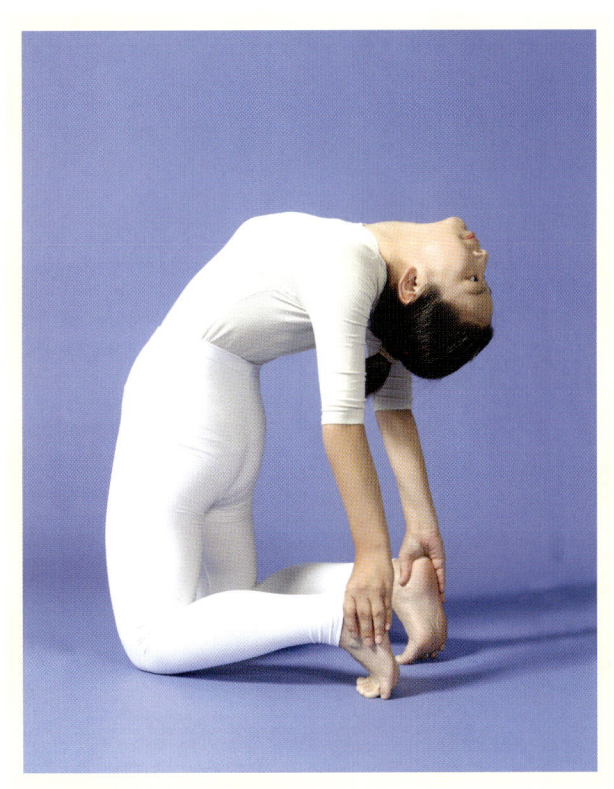

●낙타자세

참선요가

하루 한 때라도 전신을 고루 사용해서 균형과 조화의 흐트러짐을 방지하고 유지하는 것은 건강을 위한 운동의 목적 가운데 하나이기 때문이다. 이처럼 이런저런 생각들이 모여서 만들어진 것이 참선요가이다.

사람들이 텔레비전 드라마에 열광하는 이유는 욕구불만의 한 단면을 표출하는 방법이며, 잠시 현실을 잊고 대리만족감에 젖어들 수 있기에 벌어지는 반응 현상에 불과하다. 그 드라마가 해피 엔딩이면 그 여운에 어쩔 바를 몰라하는 정도가 더욱 심한 것이 여실히 증명한다. 그러나 현실은 잔인하다. 만약 드라마가 현실이라면, 아니 다큐멘터리처럼 진행형이면 현재의 상황은 다시 반전되어 불행의 나락에서 허덕일지 모를 일이기 때문이다. 이것이 드라마의 허구성이며 세상에 떠도는 이야기의 실체이기도 하다. 그러므로 항간의 소문에 현혹되면 남의 웃음을 사기 딱 알맞다.

엄격하고 고고한 인품과 함께 '산은 산이요 물은 물이로다' 라는 한마디 종정 취임사로 더욱 잘 알려진 성철 큰스님께서 계시던 백련암과 내가 은사 스님을 모시고 사는 희랑대라는 암자는 이웃해 있다. 찻길이 없던 예전에는 오솔길을 따라 큰절을 왕래하셨기 때문에 그때마다 자연스럽게 가끔씩 뵐 수 있었다.

그 성철 큰스님의 글 가운데 '지금이라도 불법보다 훌륭한 것이 있다면 미련 없이 승복을 벗고 그 법을 따르겠노라'고 하신 구절이 있다. 나 역시 미망의 늪 가운데에서 몹시 허우적거릴 때, 나의 절박한 심정이 그러함을 도반 스님들 앞에서 토로하기도 했었다. 비단 이러한 심정은 나만의 일이 아닐 것이다. 궁극의 진리를 추구하는 모든 수행자의 생각이 한결 같으리라 믿어 의심치 않는다. 다행히 출가 후 아홉 해가 되던 해에 부처님 말씀을 조금 이해할 수 있었다. 그 후 불상은커녕 그림 쪼가리 하나 없이 지내지만 일순간도 부처님 가르침에 회의를 갖거나 스스로의 삶이 헛되고 무가치한 것이라고 생각해본 적이 없다. 이는 부처님께서 열반하시기 직전에 제자들이 부처님의 입멸을 슬퍼하면서 열반하신 후에 무엇에 의지할 것인가를 염려했을 때, 그에 대한 마지막 가르침이라고 알려진 '자명등自明燈 법명등法明燈'이라는 구절에서 수행자로서 해야 할 바를 알았기 때문이다. 그 가르침은 '모든 수행자는 자신을 등불로 삼고 자기를 집으로 삼아라. 그리고 법을 등불로 삼고 법을 집으로 삼아야 하며, 남을 의지하거나 믿어서는 안 된다' 는 것이다. 곧 인간 개개인의 위대성과 완벽함을 거듭 일깨워주신 가르침이라 할 수 있다.

이는 또한 모든 이치의 훌륭한 지침이 되며, 건강을 얘기할 때도 다를 바가 없다고 여겨진다. 과연 난무하는 건강법 가운데 무엇이 옳고 어디까지가 헛된 것일까? 또 이제는 각자에게 맞는 건강법이 다르고 운동마저도 궁합이 맞아야 한다니, 전지전능한 무엇이 있어 그 일을 분별할까? 좋다는 것은 언제 다 해볼 것이며, 어느 시절에 내게 맞는 의약과 음식을 찾을 것인가? 자칫하면 짧디짧은 인생을 몸뚱이 치닥거리나 하다가 허망하게 마치기 딱 알맞은 세상이 되어버린 느낌이다. 정녕 언젠가는 한 줌의 흙으로, 재로, 먼지로 돌아가야 할 몸뚱이인데, 이것만 애지중지하면 나머지 인생사는 우리에게 무슨 의미와 가치가 있노라 할 것인가? 이 몸이 그저 허망하게 오고 가는 물건이 아닌 줄 알았다면 늘 떳떳이 당당하게 대하고 활용하면 될 것이요, 신체 스스로의 능력을 믿고 인체가 본연의 역할에 충실하도록 적절히 지혜롭게 보살펴만 주어도, 이로써 도리에 족하다고 말할 수 있지 않은 걸까?

생사를 넘나드는 고통을 감수하고 터득한 단전호흡의 효과는 가히 놀라운 것이다. 그러나 불치병도 단전호흡으로 치료가 되더라는 항간의 이야기를 액면 그대로 받아들이면 낭패 당하기 십상이다. 왜냐하면 이 세상에 완벽한 것도 없거니와, 어떤 것이든 그 한계성이 있기 때문이다.

의사선생님이 신경성일 뿐이라고 진단을 하고도, 수 년 내지 강산이 몇 번 바뀌도록 고치지 못하던 병이 바른 호흡만으로도 홀연히 사라지거나, 원인도 모른 채 기약 없이 병원 문턱을 넘나들며 한숨짓던 사람이 절만 하고도 건강을 되찾았을 수 있다는 근거는 쭉 열거한 바와 같이 넉넉하다. 요즈음은 가볍게 걷거나 조깅, 반신욕 등이 마치 인체에서 기적을 일으키는 양 소개되기도 하는 시절이니 더 말해 무엇 하랴? 하지만 그런 식의 얘기로 나 또한 남들처럼 장담하고 싶지 않다. 물론 그럴 수도 있다는 점까지 부인하려는 뜻은 전혀 없다. 다만 인생은 늘 변화무쌍한 진행형이므로 좀더 건강에 대한 이해의 폭을 넓히는 일이 훨씬 중요하다고 생각되기 때문이다.

앞서, 군대도 못 갈 허약한 체질을 일약 전문 보디빌더로 변모시키기까지, 그러나 남들의 부러움을 살만한 체격을 소유하고도 죽을 고생을 하며 힘들게 지내던 시간들, 그 와중에 무모하게 시도한 단전호흡으로 말미암아 절망의 늪에서 구사일생으로 빠져나왔던 일 등을 구구하게 밝혔다. 문득 건강에 대한 잘못된 믿음과 상식이 불러온 일임을 통렬히 깨닫는 계기가 있었던 덕분에, 이른 바 참선요가라고 불리는 운동법까지 생각해 내게 되었다.

누구보다 단전호흡의 효능을 잘 이해하고도 굳이 신체적 운동의 필요성을 절감한 데에는 또다른 결정적 이유가 있다. 단전호흡이 아무리 능사로 여겨지더라도 극복할 수 없는 신체적 결함을 내 몸에서 발견했기 때문이다. 물론 사지는 멀쩡하지만, 13년이나 무쇠덩어리와 씨름을 해댄 탓에 몸은 돌덩이처럼 굳어 있어서, 가만히 앉은 채로 배만 씰룩거린다고 혈액순환이 왕성해지고, 전신에 축적된 노폐물마저 술술 빠져나가 주리라고 생각할 수 없어서였다. 더구나 인체는 각기 다른 210개 가량의 뼈마디와 특성 있는 700개의 근육이 어울려 형성된 것이다. 그 중 일부분만 움직여서 운동효과가 전신에 미치고, 건강이 유지된다는 것은 상식적으로도 납득할 수 없었다. 그러므로 대부분이 굳어 있는 신체의 유연성 회복을 위해서라도, 어느 한 곳도 소홀함이 없이 골고루 움직여주는 일을 급선무처럼 여긴 것은 지극히 당연한 생각이었다. 또 그래야만 몹시 경직된 곳일지라도 언젠가는 조직 속의 노폐물과 유해독소가 분쇄되어 배출될 수 있을 거라 여겨졌다. 이런 판단에서 오직 바람직한 운동에 주목하였고, 적절한 운동은 신체를 단련시키기도 하므로 웬만한 육체적 피로나 정신적인 스트레스에도 잘 견딜 수 있어서 생활에 활력소가 되기에 충분하다고 여겨져, 스트레칭성 동작을 포함한 균형 잡힌 참선요가의 자세들을 구상하기에 이르렀던 것이다.

요즘 들어 방송에 자주 보이는 좋지 못한 현상이 눈에 몹시 거슬린다. 하얀 가운을 걸친 사람이 출연자들을 뉘어놓고 다리의 길이를 맞춰 보이면서 좌우의 편차를 들먹이며 '이래서 당신은 어디가 안 좋을 수 있다' 는 식의 말 때문이다. 이런 프로그램으로 TV 앞에 앉아있던 수많은 사람들은 졸지에 병자가 되어버린다. 거두절미하고 그 하얀 가운도 별 수 없을 것이다. 왜냐하면 인간이 하는 몸짓에 좌우를 균등히 사용해서 할 수 있는 일은 절대 없으니, 인간의 그런 현상은 숙명적인 것이기 때문이다. 그러고 보면 그 하얀 가운이 하는 짓은, 점쟁이가 후딱하면 조상을 들먹이는 짓과 다를 바가 조금도 없다.

참선요가를 하는 이들 역시 공통되게 느끼는 것이 바로 그러한 좌우 편차의 정도이다. 세월이 갈수록 그런 현상은 더 심해질 것이 분명하다. 누구도 신체를 균등히 사용할 수 없는 일이니 치료의 개념 또한 전무한 것이 사실이다. 프로 선수들에게서 더욱 두드러지게 나타나는 이런 현상은 결국 부상으로 발전하여 그를 아끼는 많은 사람들을 실망시키기까지 한다. 이처럼 신체를 잘못 사용했을 때의 위험성은 매우 심각한 것이다. 골프, 테니스, 배드민턴, 야구 등의 구기 종목 선수들은 특히 그 정도가 복잡하다.

그러므로 참선요가를 구성할 때 이 점을 중시하고, 고른 균형감각을 위해서 바람직한 동작을 날마다 반복함으로써 일상에서 생기는 좌우 편차를 조금이라도 줄여보려는 의도를 가미하였다. 하루 한 때라도 전신을 고루 사용해서 균형과 조화의 흐트러짐을 방지하고 유지하는 것은 건강을 위한 운동의 목적 가운데 하나이기 때문이다. 이처럼 이런저런 생각들이 모여서 만들어진 것이 참선요가이다. 함축하여 다시 열거하면.

첫째는, 바람직한 호흡을 이끌어 낼 수 있은 동작을 우선시했다.
둘째는, 오장육부 즉 내장에 충분한 자극을 전달하여 혈액순환을 촉진시키고자 하였다.
셋째는, 지속적인 자극으로 말미암아 숙변배출의 효과를 염두에 두었다.
넷째는, 전신의 유연성 회복을 최대한 고려하여 동작을 구성했다.
다섯째는, 심신의 균형과 조화를 꾀하려면 동작들이 짜임새가 있어야 한다고 생각했다.

세상에는 다양한 건강법이 존재한다. 단전호흡 즉 복식호흡은 일부러 복압을 발생시켜 오장육부를 단련하는 시스템이다. 풍선 요법은 바른 호흡법을 익히지 못한 사람들이 당장 실행해도 좋은 효과를 얻을 수 있는 방법이다. 냉온탕 요법이란 것은 냉탕과 온탕을 오가는 사이에 신체가 냉탕에서 수축되고 온탕에서 팽창하는 원리를 이용해서, 전신에 운동 효과를 일으켜 모든 세포에 활력을 되찾게 하려는 것이다. 반신욕과 족탕도 온도 차이로 발생하는 대류 현상을 응용하여 혈액순환을 촉진시켜 신체의 기능을 활성화하는 의도로 이해하면 된다. 한여름 강변이나 바닷가의 달구어진 모래에 몸을 파묻는 것은 부항과 같은 네거티브 요법의 일종이다. 물론 흰모래보다는 검은 모래가 더 효과적이라는 말도 있고 구체적인 성분 분석표도 제시하지만, 굳이 들여다보지 않더라도 빛을 반사하는 흰모래보다는 열을 흡수하고 간직하는 성질이 훨씬 뛰어난 검은 모래에서의 찜질이 더 효과적임은 두말할 나위 없다. 이 역시 인체의 모든 세포가 모래의 열기로 팽창하면서 탁기를 내뿜을 때, 한여름의 모래 속의 옅어진 공기 밀도를 이용하여 나쁜 기운을 빨아내려는 의도 때문이니 말이다.

이토록 수만 가지 건강법이 있어도 힘든 운동을 일부러라도 꼭 해야하는 까닭은 너무 자명하다. 올바른 호흡과 내장을 자극해서 혈액순환을 촉진하고 백해무익한 숙변의 배출도 중요하지만, 같은 시간 동안 공을 들일 바에야 그 모든 효과를 동시에 발생시키면서, 더욱이 전신의 700개의 근육군과 210여 뼈마디마저 배려할 수 있는 잘 짜여진 운동에 견줄만한 것은 거의 없기 때문이다. 즉 이러한 일석이조, 그 이상의 이익과 효과를 염두에 두고 만든 운동법이 바로 참선요가이다.

    자라면서 게으르기도 했지만 허약한 탓에 마당비 한번 제대로 들었던 기억이 별로 없다. 할머니는 혀를 차시며 '죽으면 썩어 문드러질 몸인데 그렇게 아껴두어서 어디에 쓰려고 그러니?' 하셨다. 정말 그렇다. 어느 땐가는 하고 싶어도 못할 때가 반드시 찾아올 것이다. 운동도 편리하게 하는 세상이 되었다만, 사지가 멀쩡한 사람이 재활 기구 따위에나 의지한다는 것은 매우 웃기는 짓이다. 거듭 강조하지만, 아무리 대단한 건강법도 스스로 하는 운동에 비하면 별 것 아니다. 그러므로 같은 시간을 투자할 바에야 백 배 이익이 많은 신체를 골고루 움직이며 할 수 있는 운동이 훨씬 수승하지 않을까?
    '일이관지一以貫之' 즉 하나의 이치로써 모든 일을 꿰뚫어 볼 수 있다고 했다. 이쯤이면 참선요가 동작의 필요성이 충분히 이해되었으리라 믿어 의심치 않는다.

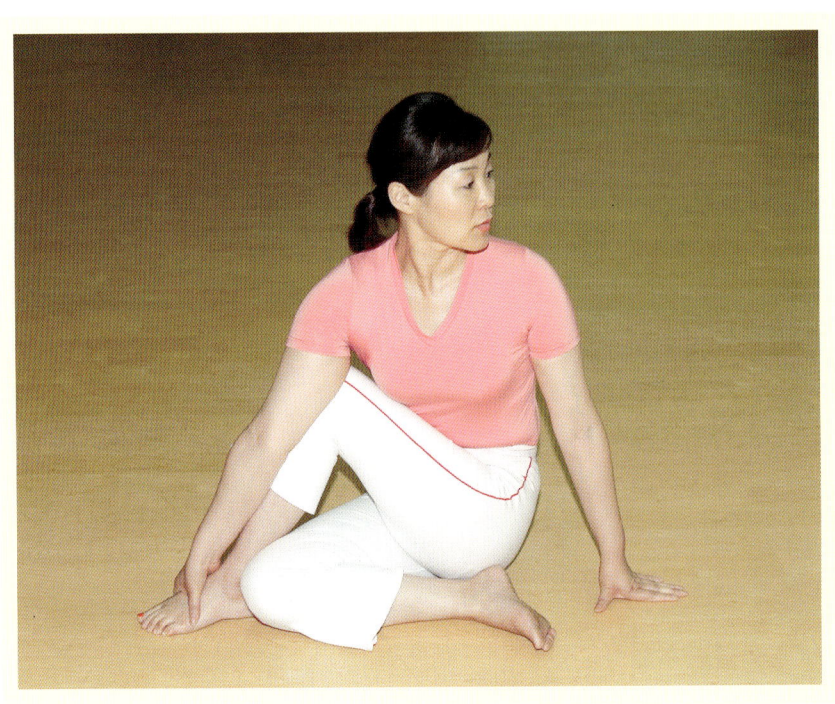

●오므리고 비틀기

요가 둘

참선요가
수련편

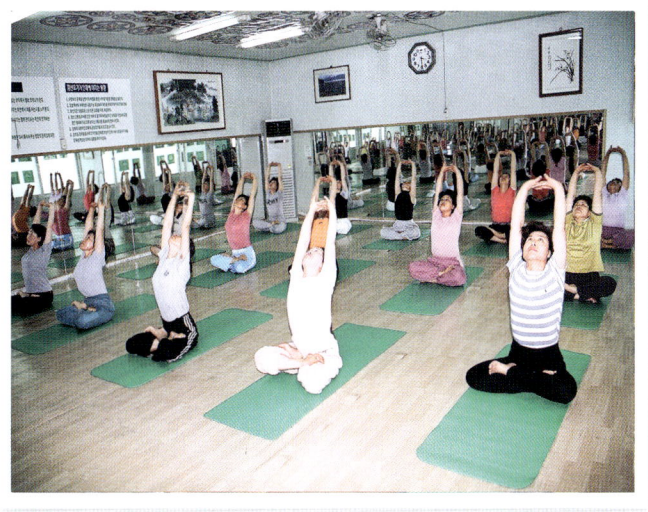

1 편안한 자세

    요가를 제대로 하려면 서커스 수준의 기교를 자유자재로 부릴 수 있어야 되는 것으로 생각하는 사람이 많은 듯하다. 만약 그런 것이 참말로 요가라면, 이 동작들이 아무리 비슷하게 여겨지더라도 그것과는 전혀 연관이 없다는 뜻에서 앞의 두 자를 덧붙여 '참선요가'라고 명명한 것이다. 그러므로 참선요가를 하는 이들은 난이도나 숙련도에 관심 갖지 말아야 한다.

    그저 각개인의 유연성대로 꾸준히 수련하다보면 동작이 우아해진 만큼 건강도 좋아지고 몸매도 아름다워진다. 건강하지 못한데 별난 기교는 무슨 소용이 있겠는가! 흉내 내듯 해도 되는 참선요가는 전형적인 유산소운동이므로, 충분한 이완을 통해 전신의 긴장감을 해소하려는 의지 하나면 수련 자세로 부족함이 없다. *처음 며칠은 생소한 동작에 진땀도 나고 힘들기도 하겠지만, 이윽고 수련 자체가 대단히 감미롭게 느껴지는 상쾌한 경험을 곧 하게 될 것이다.*

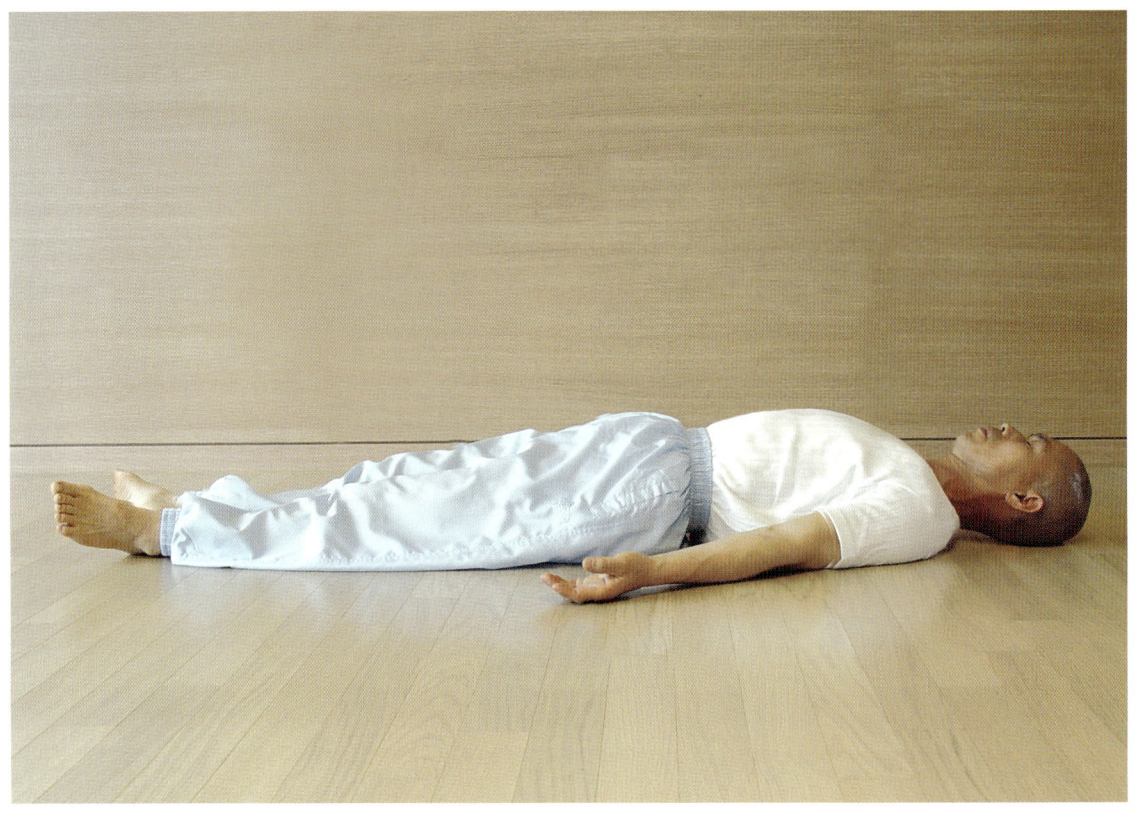

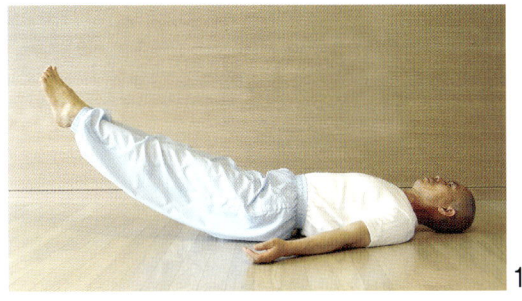
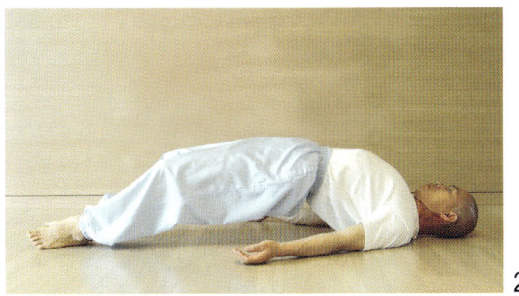
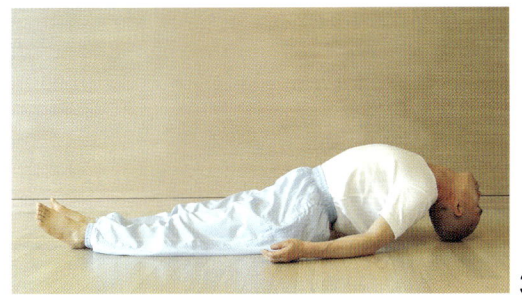
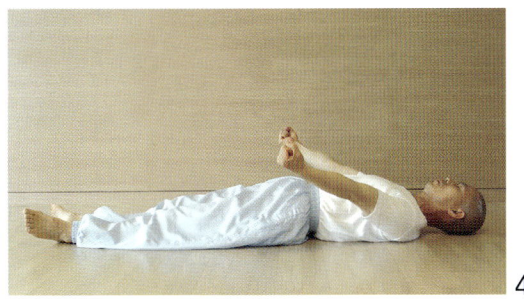
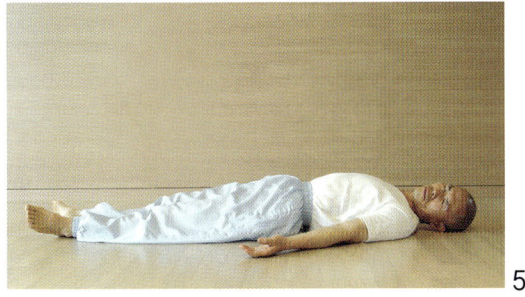

동작설명 >>> '시체 자세' 혹은 '송장 자세'라고도 하는 이 자세의 요점은, 새로운 긴장감을 통해 깊은 이완을 경험하는 데 있다. 전신을 충분히 이완시킴으로써 육체적·정신적인 스트레스로 인한 긴장감을 짧은 시간 안에 해소할 수 있기 때문이다. 먼저 발을 두 뼘 가량 들어서 다리 전체에 긴장을 준 후 맥없이 떨어뜨린다. 같은 요령으로 발뒤꿈치와 어깨를 바닥에 붙인 채 배를 높이 들어올렸다 떨어뜨리고, 다음은 가슴만 잔뜩 내밀었다 그 긴장을 푼다. 주먹을 꼭 쥔 후 팔을 들었다 놓고, 눈을 감고 입마저 오므려 얼굴에 긴장을 주며 고갯짓을 하다가, 주검을 생각하며 몸과 마음이 완전히 이완되도록 편안히 쉰다. 2~3분이 지나면 팔과 다리를 살며시 흔들면서 다음 동작을 준비한다.

이 자세에 숙달되면 단 5분 가량의 수련으로 두세 시간 이상의 숙면 효과가 나타난다. 시간마저 축내면서 괜한 낮잠 끝에 두통을 겪거나 불쾌함에 시달리기보다는 잘 익혀두면 이득이 꽤 많은 동작이다. 일상의 긴장감이 자율신경의 혼란을 야기하면 불면증이 찾아든다. 수련의 소감 가운데 오랜 불면증에서 벗어났다는 말은 너무 흔하다. 35년의 불면증이 하루 수련하고 사라졌다는 얘기도 있었다. 참선요가의 균형 있고 조화로운 동작들은 특히 이러한 의약이 별로 도움되지 않는 신경성 질환에 놀라운 영험을 발휘한다.

2 팔베개하고 비틀기

비틀기 계열의 동작들은 특히 척추를 중심으로 허리와 골반의 긴장을 신속하게 풀어주므로 본격적인 수련에 앞서 준비 동작으로 적당하다.

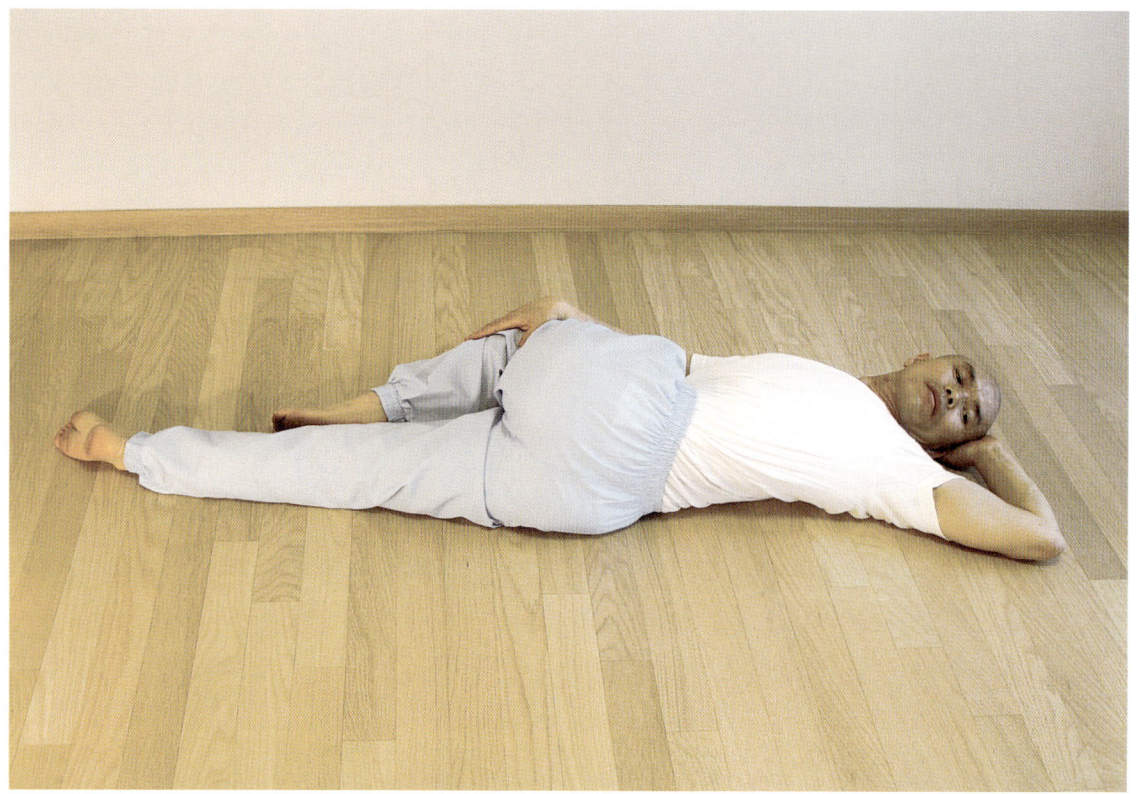

동작설명 >>> 왼팔은 팔베개를 하고 왼발을 오른쪽 무릎 위에 올려놓는다. 오른손으로 왼쪽 무릎을 잡아당겨 바닥에 눌러 붙이면서, 머리를 반대 방향으로 돌려 목을 맘껏 비튼다. 보다 나은 자세를 유지하기 위해서는 왼쪽 어깨와 팔베개한 팔꿈치가 바닥에서 떨어지지 말아야한다. 그러나 정말 팔베개하듯 하면 누구라도 어깨와 팔꿈치가 바닥에서 들리게 된다. 손끝부분만 살며시 머리 밑에 고이면 자세가 훨씬 부드럽다.

이어지는 모든 동작이 마찬가지지만, 호흡은 동작에 부담 없는 자연스런 호흡이라야 한다. 여기서는 무릎을 세우면서 들이쉬고 몸을 비틀 때 내쉬면 된다. 완성된 자세에서는 고요히 호흡하면 되는데, 복식호흡이 가능하므로 아랫배를 호흡에 일치시켜 보면 느낌이 훨씬 훌륭하다. *참선요가는 어느 동작에서건 균형과 조화를 특히 중요시하였다. 그러므로 반대쪽도 같은 방법으로 반드시 동일한 시간 동안 취하는 것이 원칙이다.*

처음에는 자신의 한계를 인정해야 한다. 남들도 오랜 노력 끝에 완성한 자세이기 때문이다. 시작부터 덤벙대면 끝도 별 볼 일이 없게 된다. 완벽이란 자신의 능력 아래에서 완벽일 뿐이다. 남을 모델로 한 완벽은 참선요가에는 없다.

인체의 피부 안쪽에는 겹겹의 근육이 빈틈없이 자리잡고 있다. 만약 고스란히 살점뿐이라면 인간다운 활동은 전혀 할 수 없을 것이다. 그런 탓에 근

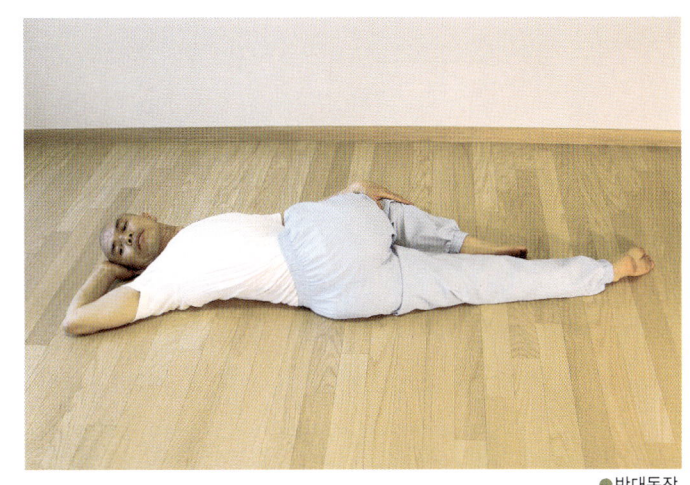
●반대동작

육은 항상 피로에 지쳐있기 마련이다. 몸이 대각선으로 비틀렸으므로 그에 관련된 근육은 한쪽은 잔뜩 늘어났고 반대쪽은 한껏 수축되었다. 근육이 수축과 이완을 반복할 때마다 세포 속의 불필요한 노폐물은 체외로 배출된다. 수련 중에 자신에게서 나는 냄새가 역겹게 느껴지는 까닭도 바로 이 때문이다. 건강 상태가 좋지 않을수록 체취는 더 지독하다.

다음은 고개를 맘껏 돌려야 한다는 점에 주목하자. 몸이 머리를 따르지 못하면 그를 일러 죽은목숨이라 한다. 그래서 사대육신이 꼭대기의 지령을 받는 방식은 아무리 과학이 발달해도 이것만큼은 무선 통신이 아닌 물리적 방식이다. 두뇌로부터 온몸으로 퍼져나간 모든 신경망은 목뼈의 보호받기 때문에 목의 중요성은 한없이 막중하다. 인체의 어느 한 부분인들 소홀히 여길 수 있을까마는, 항상 목의 소중함을 상기하면서 수련 중에는 좀더 확실히 고갯짓을 하도록 하자.

참선요가 Tip — 눈체조를 아시나요?

우연히 눈의 건강에 관한 글을 읽은 적이 있다. 골자는, 눈에는 안구를 움직여주는 여러 쌍의 근육이 있는데, 바르지 못한 습관적 시선 처리 방법이 그것들의 변형을 초래하고, 그로 말미암아 안구가 일그러지면서 눈이 나빠진다는 것이었다. 그러나 눈을 위해 약간의 배려만 할 줄 알아도 얼마든지 좋은 시력을 유지할 수 있다고 했다. 이것이 바로 눈체조의 개념이다. 그래서 수련 때마다 고개가 움직이는 방향을 따라 눈동자를 확실하게 돌려주었다. 어르신들도 수련에 동참하고부터 시력이 훨씬 좋아졌다는 것을 보면, 뜻밖의 효과인 셈이다. 그러므로 고갯짓 방향대로 눈동자를 같이 움직여주면 일석이조이지 싶다.

3 양팔 벌리고 비틀기

　균형과 조화는 어디에서든 의미가 소중하다. 균형을 잃었을 때 필연적으로 조화로움은 사라진다. 천지 만물의 이치가 그러하고, 인륜의 도리도 다를 바 없다. 인간 중심적인 생각에 자연마저 정복해야 할 대상처럼 여겨 마구 할퀴듯이 헤쳐 놓은 탓에 재앙이 끊이지 않는다. 이제야 뒤늦게 환경을 얘기하고 자연 보전을 부르짖어도 다음 세기 초쯤엔 대부분의 생명체가 공멸할 수밖에 없다는 것이 전문가들의 한결같은 예측이다.

　인륜지사는 어떠한가? 국가와 국가 간의 일은 그렇다 치고, 한 울타리의 피붙이끼리도 조화롭지 못하다. 한 판 승부를 추구하는 철저한 게임법칙 논리 위에 놓인 인생사라지만, 굳이 남편과 아내, 부모와 자식, 형제와 자매가 뒤엉켜 서로를 파트너로 삼아야 하는지 깊이 반성해볼 일이다.

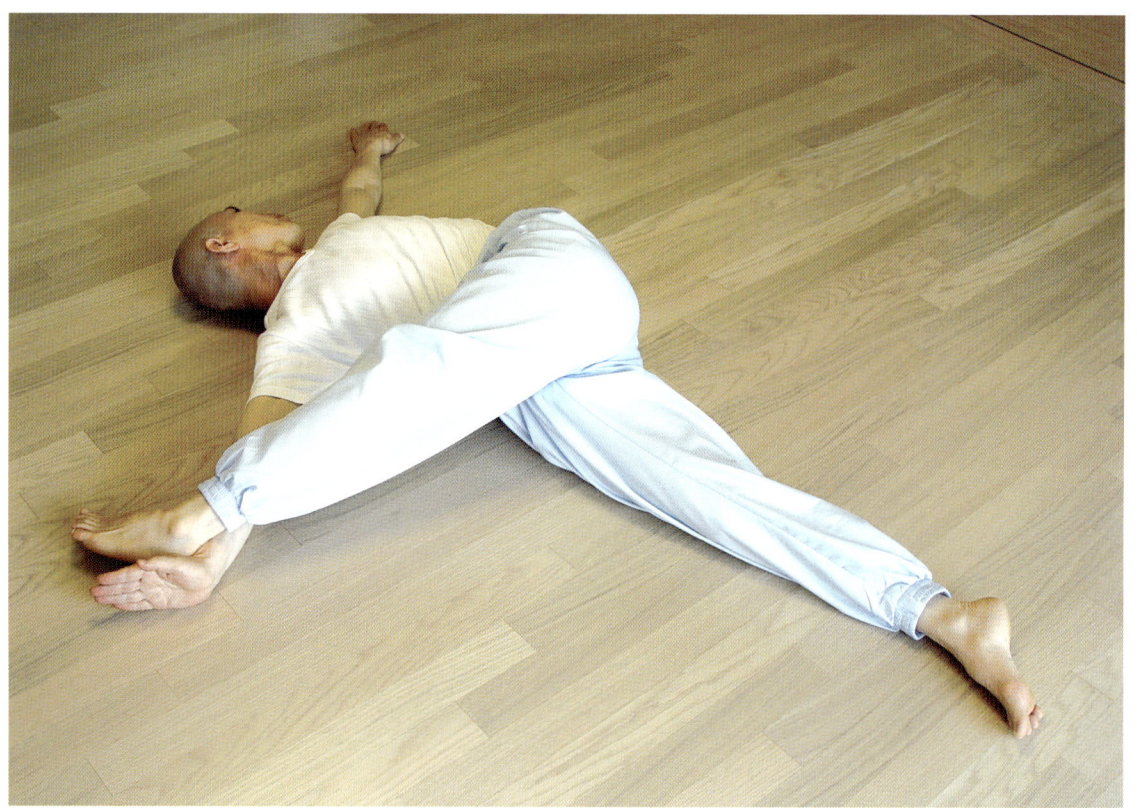

동작설명 >>> 팔을 열 십(+)자로 뻗고 숨을 들이쉬면서 왼쪽 다리를 수직으로 세운다. 서서히 숨을 토하며 다리를 크게 회전시켜서 반대편 손등에 발이 닿게 한다. 당연히 이때도 고개는 반대쪽으로 돌린다.

처음에는 대개가 다리만 겨우 엇갈리게 하고 만다. 잘 할 수 있을 테니 다시 해보라고 해도 몸이 굳어서 안 된다며 억지를 부린다. 이 동작이야말로 시체 자세만큼이나 쉬운 동작이다. 다리를 높이 들어올리고 다시 시도하면 누구도 안 될 까닭이 없다. 억지로 해보는 것도 괜찮은 방법이다. 물론 얼마간은 발이 자꾸 미끄러질 수도 있을 것이다. 그럴 때는 손목을 꺾어 세우거나 발을 잡고 버티는 요령이 필요하다. 모

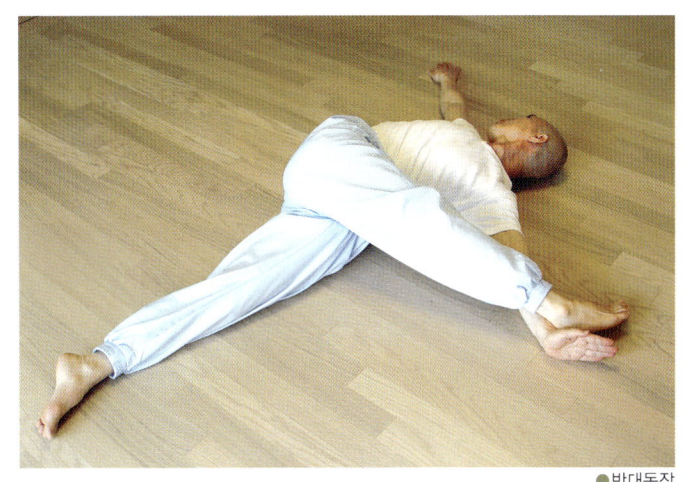
●반대동작

든 참선요가 동작의 수련방법이 그렇지만, 설령 쉽게 할 수 있더라도 호흡에 맞춰 아주 천천히 하는 습관을 들여야 한다. 그래야 웬만한 일에 쉽게 지치지 않을 만큼 강한 근력이 생겨나기 때문이다.

반대편 동작이 끝났으면 엎드려하는 동작으로 이어진다.

참선요가 Tip ― 박찬호 선수는 왼손투수?

박찬호 선수의 기사(2005. 3. 30) 가운데 눈에 들어오는 것이 있었다. 갑자기 왼손으로 공을 던지더라는 것이다. 분명 오른손 투수인데 말이다. 배트도 왼손으로 휘두르더라 했다. 부상으로 오랜 기간 고생하는 그를 위해 허리 전문의의 새로운 처방 때문이라고 기자는 전하고 있다. 이제야 그런 기사를 볼 수 있다는 점이 아쉽다. 누누이 강조했으니 그 까닭에 대해서 다시 설명이 필요치 않을 것이다. 건강한 신체는 이처럼 균형 잡힌 운동으로 가능하다.

4 엎드려 비틀기

어느덧 맨손 운동에 불과한 이 동작들을 시작한지 20년이 흘렀다. 아직 근육이 덜 풀려서 뒤로 젖히는 자세는 지금도 어색하다. 이 동작은 정말로 만만치 않다. 넓적다리 뒤쪽의 근육이 당기는 듯하다가, 급기야 쥐가 내리는 듯한 경련을 한동안 감수해야 하기 때문이다. 이만이 아니더라도 수련 중에는 별별 반응을 다 경험하게 된다. 누워서는 왼쪽 다리가 먼저였고, 엎드려서는 오른쪽 다리가 먼저임을 기억하자.

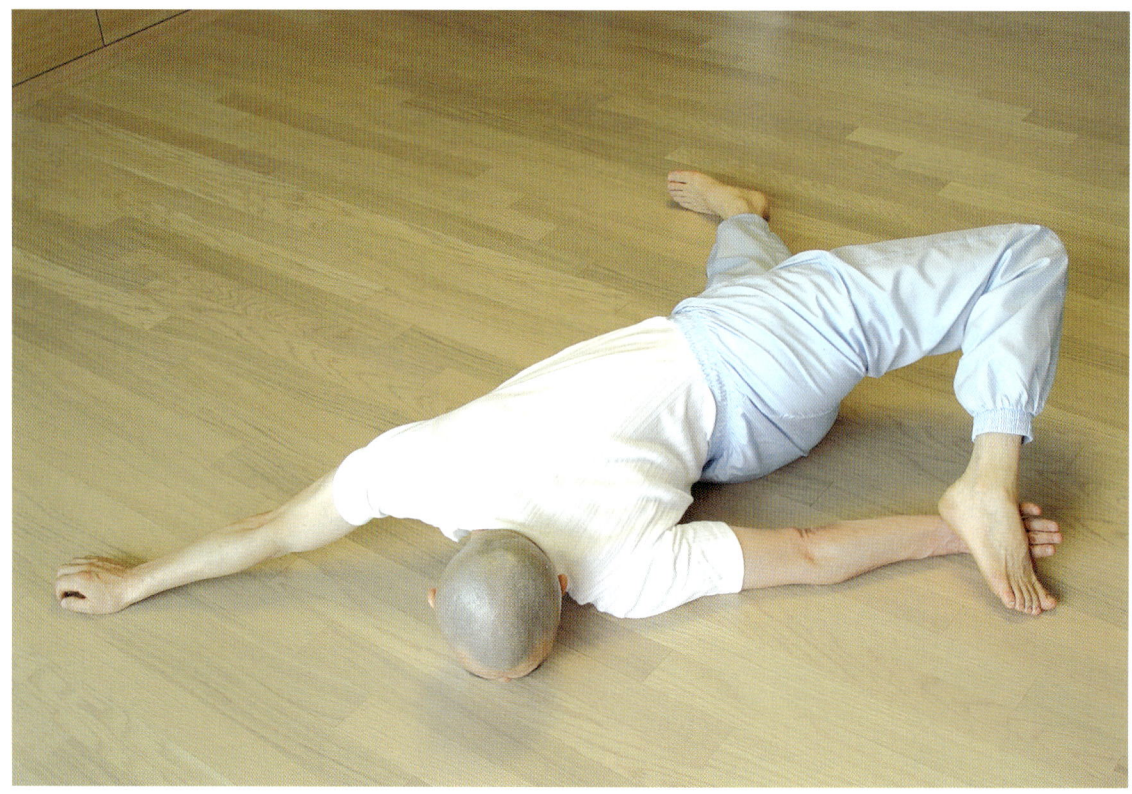

동작설명 >>> 엎드려서 양팔을 열 십(+)자로 활짝 벌린다. 얼굴을 들어서 턱 밑을 바닥에 대고 시선을 정면에 둔다. 숨을 깊이 들이쉬면서 오른쪽 다리를 높이 치켜든다. 숨을 천천히 내쉬면서 다리를 크게 회전시켜 반대편 손등에 발이 닿게끔 내려놓는다. 이때 아예 바닥에 댄 무릎을 살짝 끌어당겨 왼쪽 넓적다리를 곧추세워서 아랫배가 들리게 한 후, 오른쪽 다리를 높이 올렸다 넘기면 동작이 크고 활발하다. 앞 동작의 요령처럼 손목이나 손을 사용해도 무방하다. 동작을 풀 때는 역순이다. 자세에 익숙하기까지 한쪽 어깨가 어쩔 수 없이 들린다. 그러나 되도록 들리지 않게 노력은 해야한다. 반대편 동작도 마찬가지이다.

운동의 장점을 속히 느끼지 못하면 무턱대고 따라할 사람은 거의 없을 것이다. 그런 면에서 스트레칭 동작만큼 좋은 효과를 빨리 확인할 수 있는 운동법은 극히 드문 편이다. 더구나 약간의 차이만 있을 뿐이지 운동 시작 며칠간은 부담스러울 수도 있는데, 참선요가 수련의 처음 느낌은 몸이 가벼워지고 기분이 상쾌해져서 그전보다 활동이 훨씬 용이해지므로 인기가 높다. 숙면과 시원스런 통변 따위도 수련의 효과와 위력을 입증하기에 충분해서 설레는 마음으로 수련시간을 고대하게 만든다.

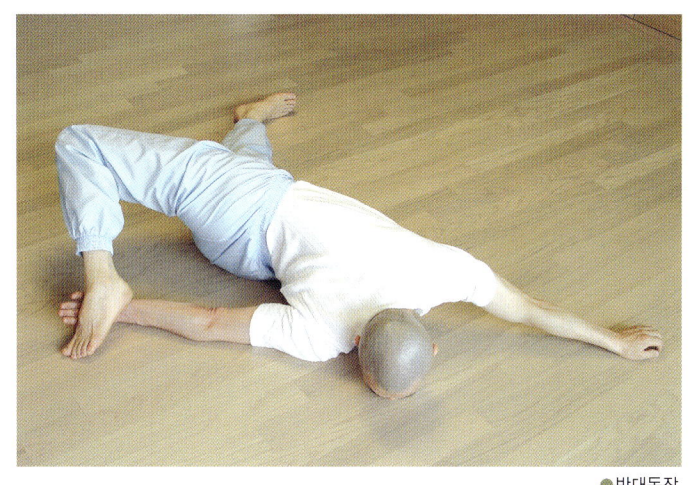
●반대동작

사실 어떤 건강법도 따져보면 궁극적으로는 더 원활한 혈액순환을 염두에 둔 보조 수단에 지나지 않는다. 근육과 관절의 움직임을 활용하는 직접적인 운동은, 인체의 모든 조직에서 펌핑 작용을 수반하며 가장 확실하게 혈액 순환을 촉진시키므로 건강법의 백미로 손꼽힌다. 또한 반복 수련은 신체를 단련하는 효과가 뚜렷하여 튼튼한 육체로 변모시키기 적합하다. 참선요가는 이런 관점에서 인체의 물리적 특성을 효율적으로 잘 활용한 운동법이라 할만하다.

5 발목잡고 옆으로 돌기

   누구든 자신이 감당해야 할 괴로움이 반가울 리 없다. 하지만 그런 반응이 나타나는 이유를 알고 나면 오히려 감격스럽다. 그것은 자신의 신체에 어떤 문제가 있음을 알려주는 확실한 신호이기 때문이다. 그러므로 이 자가 메시지(message)는 고맙게 여겨야 옳다. 이러한 반응을 꺼리게 되면, 공연히 시간 버리고 경제적 손실을 감수하며 수련에 동참할 이유가 아련해질 것이다.

   어깨부위의 통증 때문에 이 동작 자체를 거부하는 사람이 간혹 있다. 몇몇 사람은 익숙해지기까지 심한 고통에 어쩔 줄을 몰라 한다. 그러나 약간의 차이 뿐 대개가 엇비슷하다. 그런 사람일수록 반드시 해야한다는 점은 더욱 확실하다.

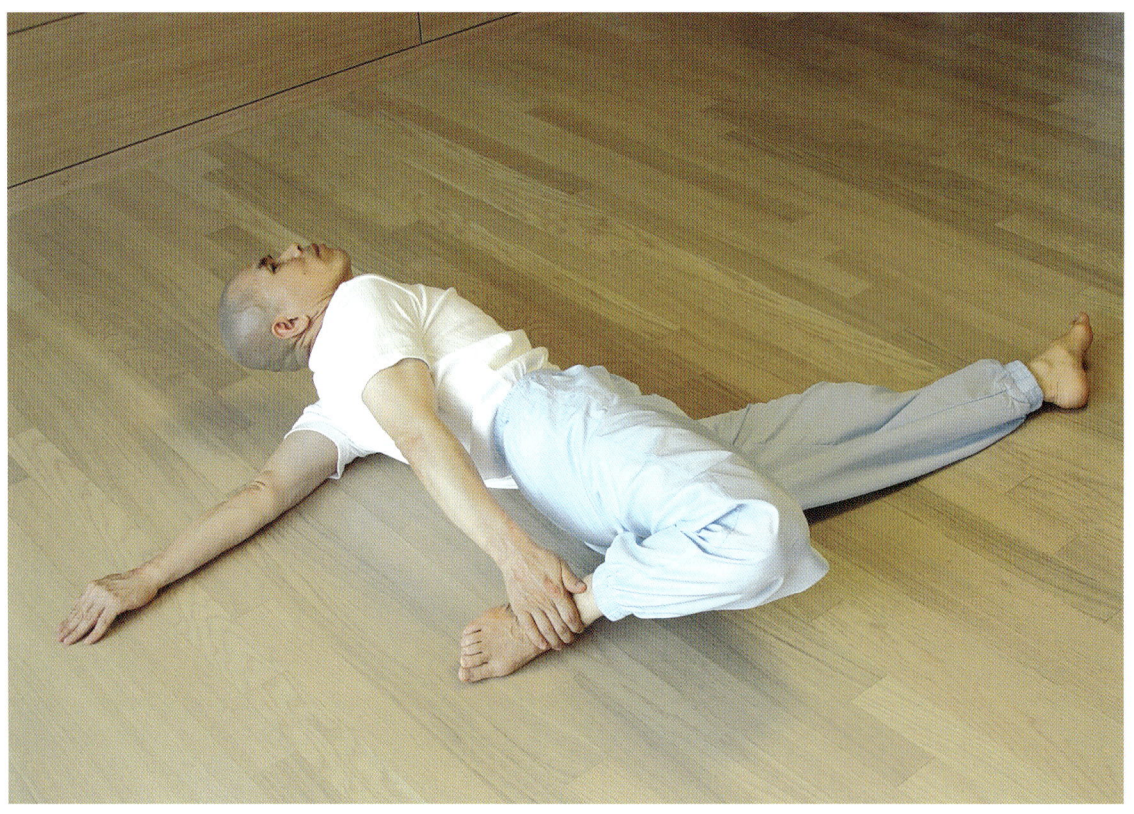

동작설명 >>> 여기서도 양팔을 벌린 모습이 준비 자세이다. 오른손으로 오른쪽 발등을 잡는다. 반대편 팔을 움직이지 말고 뻗친 팔 쪽으로 몸통을 돌리면서 숨을 들이쉰다. 머리도 몸이 도는 방향으로 최대한 돌려 시선을 천장 쪽에 둔다. 자세가 이미 완성됐으면 편안한 호흡을 한다. 동작을 마칠 때는 내쉬는 숨에 맞춰 역순으로 푼다.

아무리 심한 통증도 참다보면 서서히 가라앉는다. 얼마간은 어쩌면 그 시간이 적당한 시간이 될 수도 있을 것이다. 그러나 불과 며칠사이에 통증의 강도는 약해지고 며칠이 더 지나면 전혀 아무렇지도 않은 신기한 경험을 하게 된다. 이때는 팔의 각도를 한 뼘 정도 머리 쪽으로 움직이고 하면 새로운 통증이 다시 나타난다. 여전히 문제점이 남아있다는 징조이다. 하지만 그러다 보면 할 때마다 느껴지던 고통

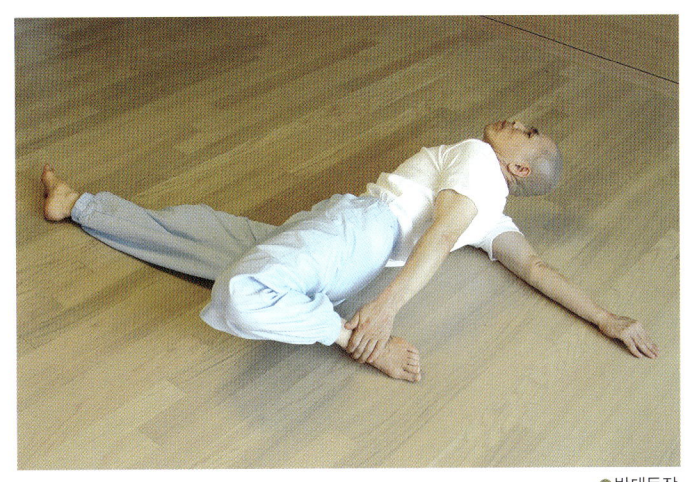

●반대동작

도 어느덧 홀연히 사라진다. 평소에 뻣뻣했던 목과 묵직하던 어깨는 몹시 가볍게 느껴질 것이다. 이와 같은 방법을 '이열치열요법'이라 해야 할까! 뭔가에 짓눌린 듯한 불쾌감을 보다 강한 자극으로 풀어버린다는 개념이다. 이렇게 스스로 자신의 취약점을 찾아내서 각자의 동작을 구사하게 될 즈음이면 건강에 대한 이해가 전과 같지 않을 것이다. 이런 통증은 인간이 숙명적으로 겪게 되는 일반적인 증상의 일종이다. 거의 대부분의 사람들이 팔과 손을 앞에 두고 사용하지 뒤로 휘감아 사용하는 일은 별로 없듯이, 이는 충분한 활동 영역의 근육을 제대로 움직여주지 않은 탓에 필연적으로 발생하는 노화 현상이기 때문이다.

반복되는 비틀기 동작은 몸통 근육의 신축과 이완 작용, 아울러 복부에 강력한 압력을 발생시켜 혈액 순환을 원활하게 하여 혈행의 장애를 일시에 물리쳐버린다. 또 일과 중에 쌓인 스트레스로 인해 흐트러진 심신의 균형 감각을 회복시키고, 자율신경에도 좋은 영향을 미쳐 전신에 활력을 되찾아준다.

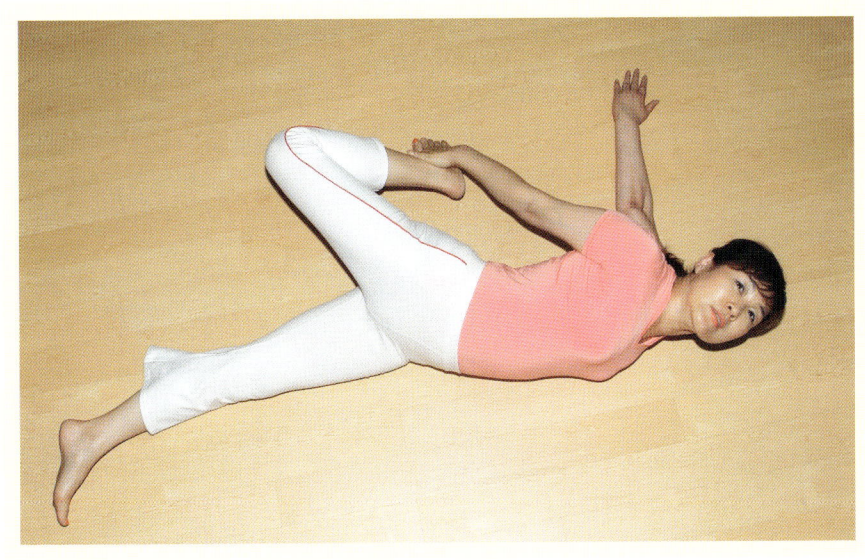

6 등 오르내리기

비틀기 동작이 척추의 회전 능력을 이용하여 균형을 맞춘다면, 이제부터는 척추의 앞뒤로 움직이는 기능을 이용하여 조화를 추구한다. 동시에 호흡을 동작과 철저히 일치시킴으로써 허파 기능의 극대화를 꾀한다.

동작 중의 호흡은 코로 하는 것이 원칙이다. 콧속에는 외부로부터 들어오는 세균과 먼지를 걸러 내는 장치인 코털과 점막이 있어서 폐와 기관지를 보호하기 때문이다. 그러므로 수련 중에는 되도록 코로 호흡을 하되, 급히 내쉴 경우와 자세에 따라 자연스럽게 입이 벌어질 때에는 예외로 한다. 하지만 호흡은 가늘고 세밀하며 정미롭게 하도록 노력해야 한다. 옆 사람에게 자신의 호흡소리가 들리지 않게 하는 정도면 가능하다. 이렇게 수련이 익숙해질 즈음이면 수행의 묘미도 새삼스레 느껴질 것이다.

참선요가 Tip 잘못된 호흡은 사람을 망친다?

호흡이 생존에 절대적이기도 하지만, 잘못된 호흡은 사람 구실을 아예 포기하게 만들기도 한다. 이런 일이 있었다. 30세 가량 되어 보이는 한 친구가 출가하겠다며 해인사로 찾아들었다. 주지 스님께서 사정 얘기를 들으신 후 병부터 치료하라며 이리로 보내셨다는 것이 함께 온 원주스님의 전언이었다. 직접 들어보니 그 사연이 기구했다.

고등학교 2학년 때 담임선생님께서 이런 훌륭한 일도 있노라며 소개하신 소설책이 있었단다. 당시 세간의 대단한 화젯거리여서 주변의 성화로 읽었던 기억이 내게도 있다. 선생님의 말씀 한마디에 구미가 당긴 그는 소설책 내용대로 도를 닦는답시고 요상한 짓거리를 하다가 며칠 만에 병을 얻고만 것이다. 결국 기력을 완전히 잃어서 아무 일도 할 수 없으니, 30이 된 나이에 절로 쫓기듯 찾아들었다. '내가 도울 수 있는 방법은 건강을 되찾는데 도움이 될만한 동작을 몇 가지 가르쳐 주는 일밖에 없다'고 했더니 금방 시큰둥해졌다. 수저도 들기 힘들다는데 운동을 해야 한다니 기가 찾던 모양이다. 물론 제 깐에는 어느 도인이 대번에 제 병을 낫게 해줄 거라고 기대했는지 모른다. 그런 공상에 물든 사람은 대체로 평생토록 그 따위 망상에서 헤어나지 못하기 때문이다. 때마침 일기가 불순하여 오가지도 못할 처지라서 밥값이라도 해야 하니 별 수 없이 따라 했다. 그러고 나흘 만에 하는 말이 '그동안 주먹에 힘이 들어가지 않아서 아무 일도 할 수 없었는데, 전날부터 손아귀에 힘이 생기더라'며 신기해하였다. 결국 이 친구도 호흡 수련한답시고 서툰 짓을 하다가 망친 청춘이었던 셈이다. 그러나 분명 숨쉬는 일은 잠시도 멈출 수 없는 일이듯, 바람직한 호흡법에 숙달되면 얻는 이익은 각별하다. 참선요가를 하다보면 올바른 호흡법이 저절로 터득된다.

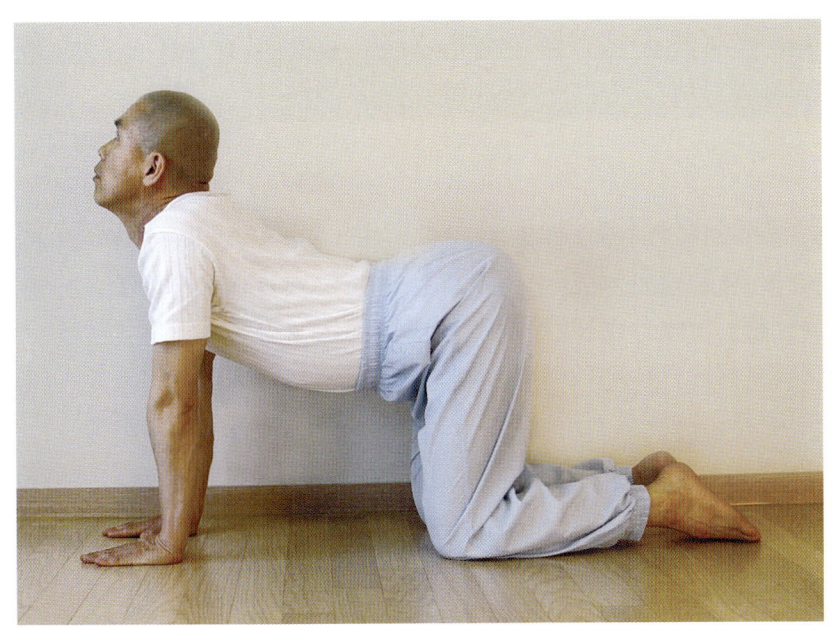

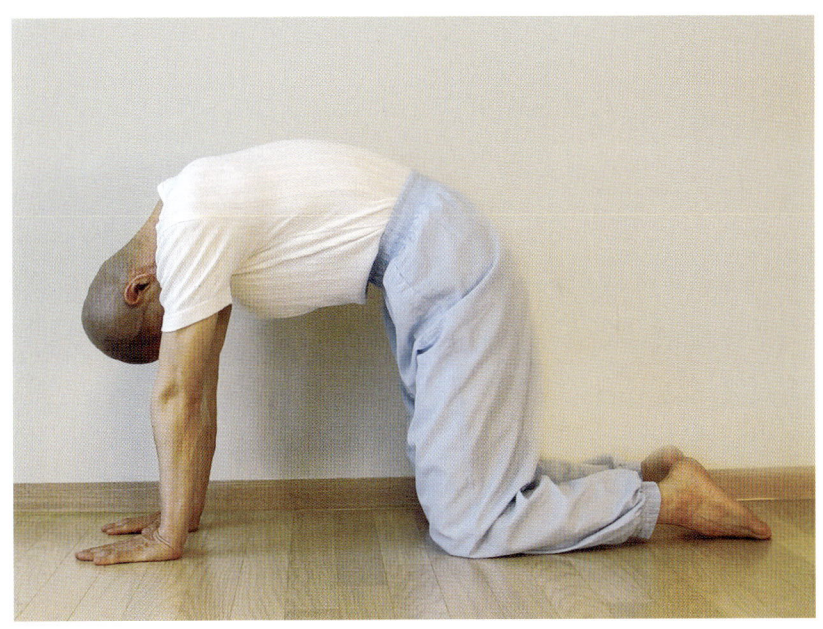

동작설명 >>> 두 팔과 두 넓적다리를 수직으로 세운다. 두 손 사이와 두 무릎 사이의 넓이는 어깨 넓이면 알맞다. 곧추 세운 팔다리가 기울지 않도록 주의하면서, 들이쉬는 숨에 아랫배를 바닥 가까이 낮추며 머리를 젖힌다. 숨을 내쉴 때에 등을 천장 쪽으로 밀어 올리며 턱이 가슴에 닿도록 머리를 깊이 숙인다. 아주 천천히 5회 반복한다. 이 동작은 평소에 아무리 심호흡을 애써 해도 풀리지 않던 가슴 갑갑증이 홀연히 사라지는 경이로운 경험을 선사할 것이다.

7 가슴 바닥대기

이따금이라도 기지개하듯 팔을 머리 위로 치켜들고 맘껏 젖혀보는 사람은 과연 얼마나 될까? 이 자세에서 괴롭게 느껴지는 고통도 경직된 근육이 즉각 반응하는 것인 줄 알면 고맙기만 하다. 그다지 까다롭지 않을 듯한 동작이지만 의외로 쉽지 않을 것이다.

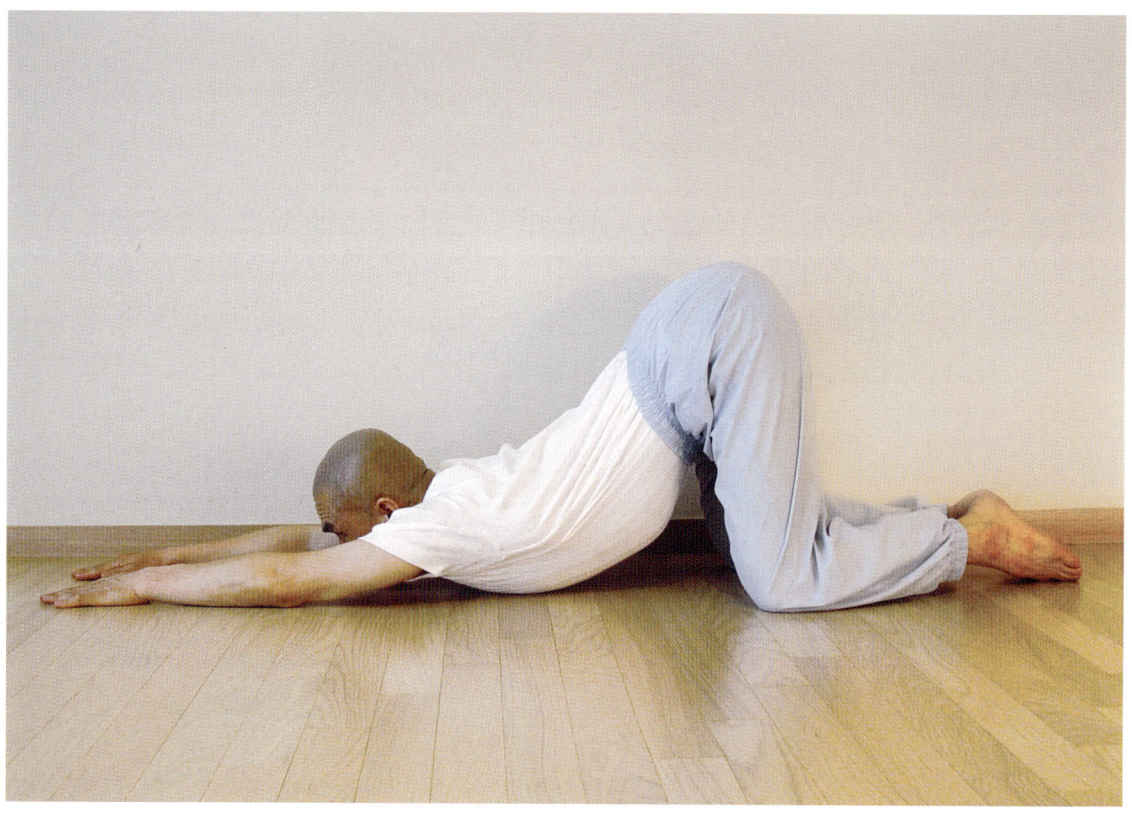

동작설명 >>> 종전의 수직으로 선 넓적다리의 모습을 그대로 유지한 채, 팔을 앞으로 쭉 뻗고 가슴을 바닥에 댄다. 이때도 역시 고개를 치켜들어 시선을 정면에 둔다. 만약 다리가 앞뒤로 기울게 되면 엉덩이 위치가 낮아지면서 등줄기의 활 모양의 곡선이 완만해진다. 같은 시간에 같은 노력을 하면서 굳이 그럴 이유는 없다.

일련의 동작들은 굳은 신념에서 철저한 이론 아래 구성된 것이므로 순서가 뒤바뀌지 말았으면 한다. 여러 곳에서 열린 공개 강좌를 통해 검증 아닌 공개 검증을 거치면서 더욱 굳힌 생각이다. 그 좋은 예가 하나 있다. 제법 먼 곳에서 일부러 찾아와 두어 번 참선요가교실에 참가한 이가 있었다. 생소한 동작과 순서를 단번에 기억하기에는 역시 무리가 있었으므로, 기억에 의존해 수련하다가 장애가 생겼다. 궁리 끝에 급히 캠코더로 찍어 보낸 실기 비디오테이프에 의해 곧 만족스런 결과를 얻은 사실도 있기 때문이다. 그러므로 임의로 순서를 바꾸지 않길 거듭 당부한다.

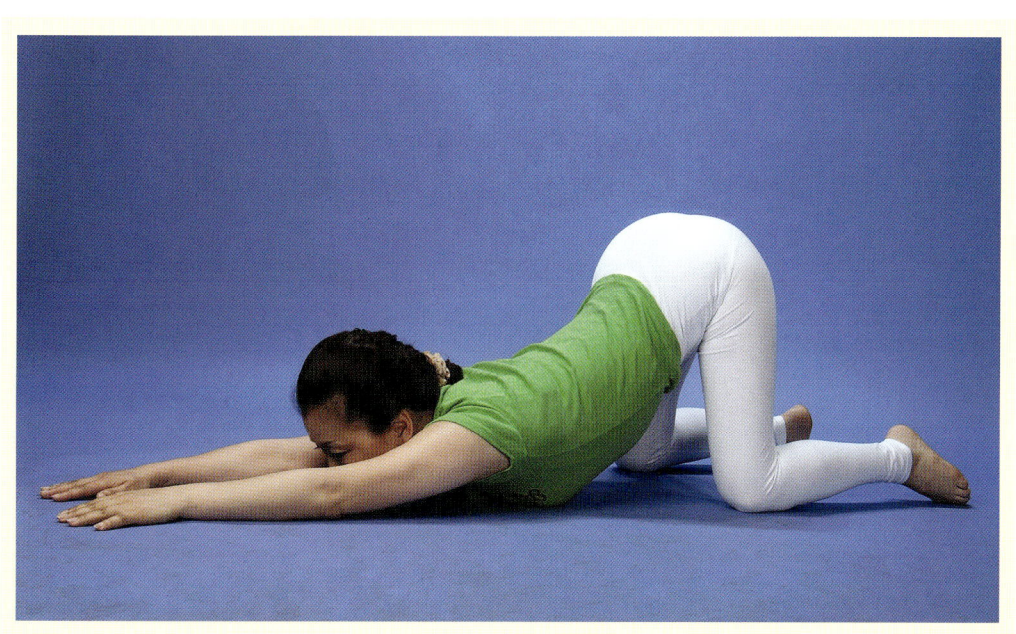

8 개구리 자세

동작설명 >>> 앞 동작에서 팔을 뻗친 그대로 엉덩이를 발뒤꿈치에 붙이면 무릎 꿇은 자세가 된다. 잠시 숨을 고르는 시간이라고 생각하고, 그 모습 그대로 무릎을 활짝 벌려 아랫배를 바닥 가까이 대고 편안하게 호흡을 가다듬으면 마음에 여유가 생기고 아늑한 느낌이 온몸을 감쌀 것이다.

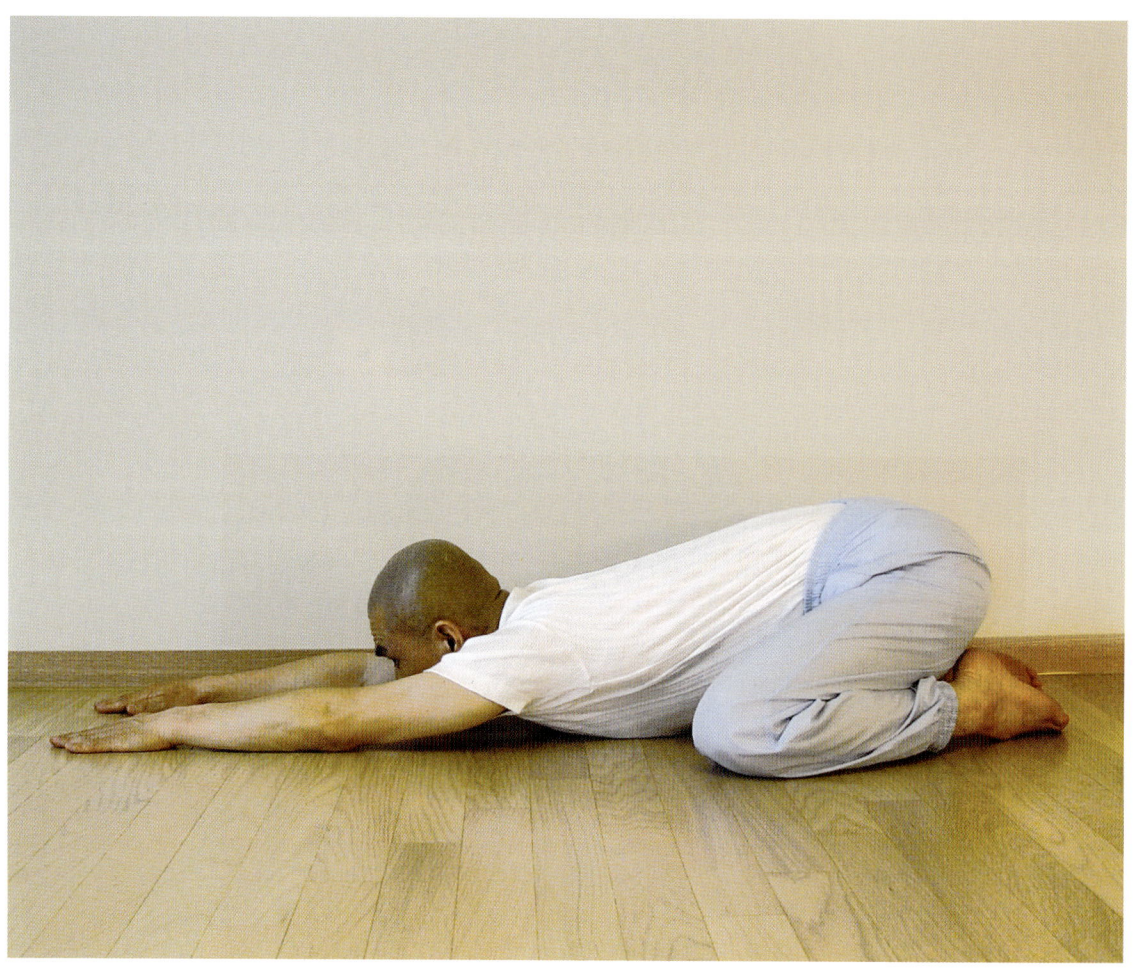

오래 전 일이다. 누가 무선 전화기의 성능이 나빠져서 버린다기에 얻어 왔다. 겉에 쓰여진 글로는 한 번 충전하면 일주일이 간단다. 며칠을 두고 충전과 방전을 거듭했더니 1회 충전에 닷새 가량 쓸 수 있었다. 그런 전화기는 대개가 통화를 할 때만 충전기에서 잠시 떼었다가 통화가 끝나면 다시 마냥 올려놓는다. 그렇게 사용하면 통화가 조금만 길어져도 그만 내려놓으라고 삑삑댄다. 그 놈도 습관성이 있어서 아무리 충전량이 많아도 항상 쓰던 만큼 이상은 작동하지 않기 때문이다. 인체도 마찬가지여서 모르는 사이에 근육과 관절들이 어중간한 곳에서 굳어버린 탓에 웬만한 동작에도 쩔쩔매기 일쑤이다. 하지만 정성껏 움직여주면 다시 나긋나긋해진다.

나의 체험기

신랑도 저만 보면 싱글벙글합니다

경남 창원 정 미 경

처녀시절에는 제법 몸매가 좋아서 날씬한 편이란 말도 자주 들었고 건강한 편이었습니다. 하지만 아이를 둘을 낳고부터 산후풍으로 몸이 안 좋아져서 치료를 받고 약도 먹어야했습니다. 그러나 몸은 더많이 허약해져서 자주 아팠고 환절기엔 몸살기 때문에 항상 약봉지를 들고 다녀야했습니다. 친구소개로 참선요가를 네댓 달을 하는 사이에 수시로 찾아오던 감기몸살기는 슬그머니 사라졌고, 비염증상도 이제 많이 좋아졌습니다. 출산과 그간 잘못된 습관으로 생긴 골반과 척추의 이상도 교정이 돼서 자세가 아주 반듯해졌습니다. 실제로 몸도 가볍게 느껴지지만, 만나는 사람마다 생기발랄해 보인다고 칭찬을 아끼지 않습니다. 자연스레 활동도 많이 할 수 있으니 신랑도 보기가 좋은지 저만 보면 늘 싱글벙글합니다. 밤에 잠자리도 훨씬 좋아져서 신랑과 사이가 더욱 깊어졌습니다. 그래서 신랑은 벌써부터 입버릇처럼 평생토록 참선요가를 하라고 성화를 부립니다. 다른 사람들에게도 신이 나서 열심히 광고하는 모습을 옆에서 지켜보면 정말 행복합니다.

2005. 4.

9 발목잡고 허리 젖히기

동작설명 >>> 천장을 보고 눕는다. 먼저 엉덩이 밑에 발을 세워 넣고 양손으로 움켜잡는다. 팔꿈치로 바닥을 밀면서 정수리가 바닥에 닿게끔 고개를 젖힌다. 동시에 무릎도 바닥에 댄다. 발의 위치와 각도에 따라 느낌이 달라지는데, 되도록 발바닥을 세우려고 애를 써야 한다. 통증은 허리 뒤쪽과 벨트라인 아래쪽을 중심으로 넓적다리 앞부분이 특히 심하다. 참기가 너무 힘들면 발뒤꿈치 간격을 조정하면 되고, 보다 나은 자세는 그 사이를 좁히는 것으로 충분하다.

몸이 많이 굳은 이들은 무릎이 바닥에 닿으면 머리가 닿지 않고 머리를 대면 무릎이 공중 높이 들릴 수 있다. 이때는 팔꿈치로 상체를 밀어 올려 무릎을 먼저 바닥에 대고 아주 서서히 숨을 내쉬며 고개와 가슴을 젖히면 정수리가 바닥에 닿을 것이다. 빠르고 거친 숨에서는 전혀 느낄 수 없는 일이지만, 어떤 동작에서든 숨을 천천히 내쉬면서 '내려간다'고 생각하면 신기하게도 조금씩 내려간다. 이 방법을 응용할 수 있는 자세가 앞으로도 많다는 점을 기억하자.

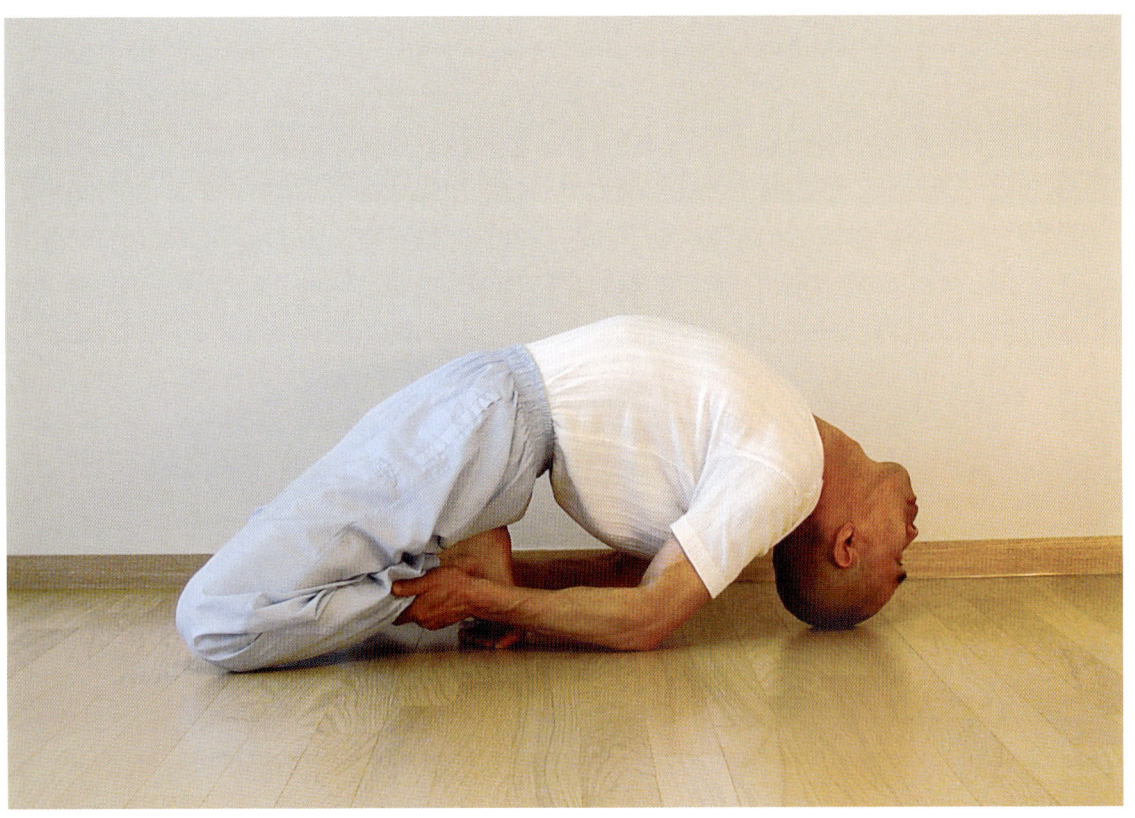

어떤 일을 하든, 평소에 가슴과 다리가 가까웠던 적은 있어도 이만큼 멀리 했던 적은 별로 없을 것이다. 그러므로 통증은 늘 심하게 위축된 근육들에서 나타난다. 손끝과 발끝의 혈액순환이 정상적이면 누구도 건강을 염려할 이유가 없다. 이 자세에서는 발가락에 심한 압박이 가해지므로 그동안 간과한 곳의 혈액 순환까지 촉진시킬 수 있다. 젖히는 동작의 특성으로 허리 뒤쪽에 자극이 전해져서 신장의 기능이 향상되고, 젖혀진 가슴은 심폐기능을 도와 허파 속속들이까지 신선한 공기를 받아들이게 한다.

나의 체험기

허리통증은 도대체 어디로?

경남 창원 팽애영

제가 참선요가를 시작할 때만 해도 반신반의했거든요. 힘들지 않을까? 괜히 아픈 허리를 더 망가트리는 건 아닐까? 하고요. 처음에는 매일 운동하는 게 귀찮아서 못할 것 같았는데, 어느덧 4개월이 지났습니다. 그렇게 속썩이던 허리 통증도 시작한지 얼마 되지 않아서 차츰 사라지더니 이젠 근력이 붙어서인가 아프지도 않고 평소에 생활하는 데 불편이 전혀 없습니다. 허리도 그렇지만 얼굴에서 생기가 난다고 보는 사람마다 한마디씩 해줍니다. 누구나 시어른 모시고 아이들 키우면서 살다보면 고민도 하게 되고 짜증이 날 때도 있겠지요. 저도 아이가 셋이다 보니 힘들기도 하고, 피로감 때문에 어떤 때는 제 한 몸 주체하기도 힘들었는데, 이젠 아침에 일어나기도 편하고 밤에 잠들 때까지도 그다지 피곤하지가 않아요. 그러니까 시어른을 대할 때도 더 편한 맘으로 모실 수 있어서, 이젠 시어른들께서 제가 하는 운동을 적극 후원하여 주십니다. 둘째 아이는 조금 비만인데다 키가 걱정되어서 함께 수련을 했더니, 2개월 만에 키도 3cm가 자랐는데 벌써 자세도 무척 예뻐졌어요. 요가는 복식호흡이 중요하다고 하더라고요. 주위에서도 이 점에 대해서 많이 궁금해하던데, 꾸준히 수련을 하는 사이에 이미 몸에 배어서 훨씬 제 몸이 튼튼해진 듯합니다. 좋긴 좋더라고요.

2005.4.

10　무릎 붙이고 오므리기

　이쯤이면 전체의 동작들이 어떤 원칙으로 구성되었는지 짐작될 것이다. 앞 동작은 젖혔으니 이번 자세는 당연히 오므려야 옳다. 참선요가의 구성 이념은, 평소의 생활습관에 따른 편향적인 자세를 그와 상반된 동작을 통해 인체가 본래 갖고 있는 항상성을 활성화시켜, 잃었던 균형 감각을 되찾아 오묘한 조화를 구현하여 건강체로 변모시키는 것이기 때문이다.

　여기서 소개하는 참선요가의 동작은 모두 50가지이며 전체 수련시간은 고작 1시간 남짓이면 충분하다. 각 동작마다 배분되는 시간은 실제로 몇십 초에 지나지 않는다. 그러나 얻는 이익은 형용하기 어려울 정도로 놀라운 것들이다. 이는 동작 구성의 치밀함이라기보다 인체의 잠재적 능력인 자연 회복력 때문이라 해야 마땅하다.

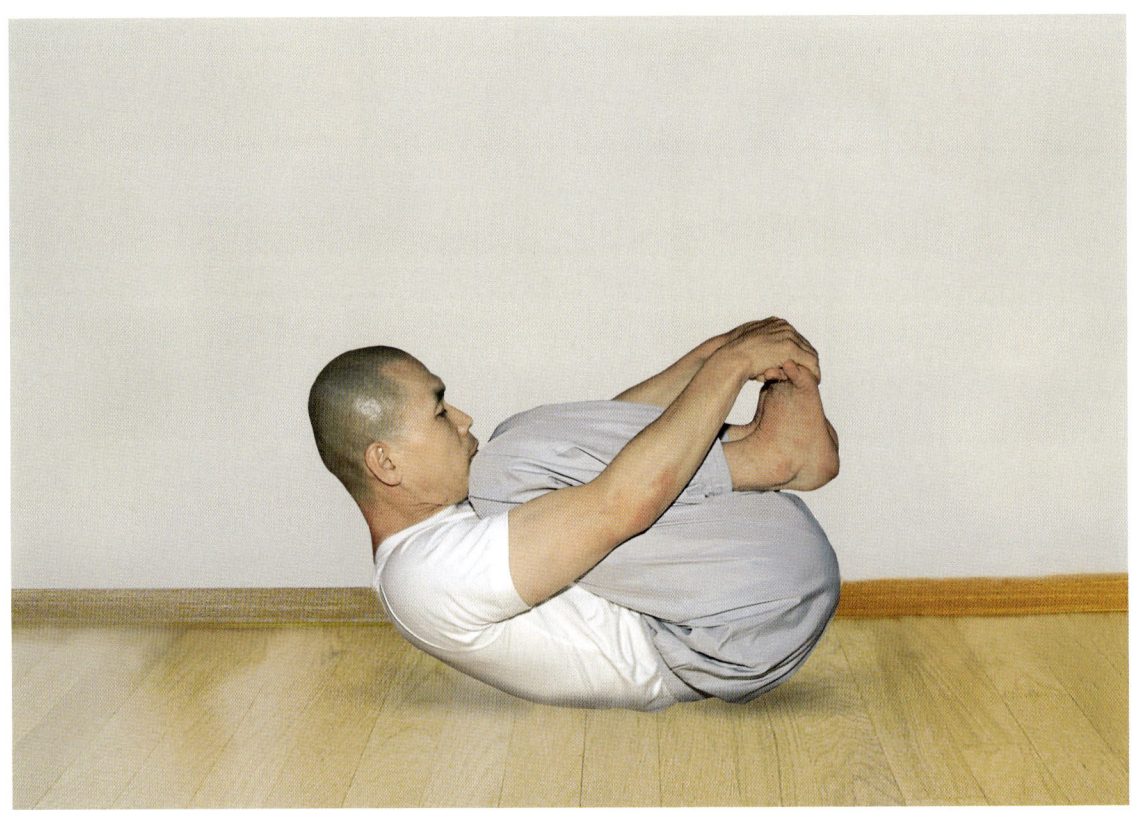

동작설명 >>> 다리를 가슴에 꼭 껴안은 모습이다. 턱은 무릎에 가까이 대고 등줄기가 좀더 확실히 펴지도록 의식을 집중하면서 전신을 동그랗게 오므리는 기분으로 자세를 취하면 된다. 이때 손바닥으로 발가락을 강하게 누르면서 손끝은 용천을 눌러야 한다. 용천은 발바닥의 앞쪽 중앙에 약간 움푹 패인 곳을 말하는데, 한방과 중국 무술에서는 특별한 곳으로 중히 여긴다. 용천의 자극은 온몸으로 즉시 전해지기 때문에 만약 이곳이 심한 충격을 받으면 머리 꼭대기의 백회혈이 터져 죽는다는 말이 있을 정도이다. 그런 이유로 중국 무술에서는 이 급소의 노출을 꺼려서 발차기 동작이 별로 없다고 한다. '지랄 용천'이란 말이 있기도 한데, 지랄병은 용천으로 다스린다는 뜻이다. 운동선수들이 갑자기 경련을 일으키고 쓰러지면 응급조치로 다리를 치켜들고 발바닥을 두드리는 것이나, 노인들이 심심풀이로 발바닥을 두드리는 모습도 바로 이런 말이 근거인 셈이다.

나의 체험기

내가 노화라니요?

경남 거창 강 정 숙

참선요가와 인연을 맺은 지 3년 남짓인 59세의 여성입니다. 나이가 점점 들면서 언제부터인가 몸이 예전과 달리 뻣뻣한 것이 느껴졌고, 갱년기증상이 찾아온 탓인지 우울증 증상이 같이 나타났습니다. 특히 목부위 근육은 더해서 밤에 제대로 눕지도 못할 정도였습니다. 할 수 없이 제법 크고 가장 유명한 병원과 용하다는 한의원 등을 백방으로 다녀봤지만, 한결같이 노화로 인한 것이라서 딱히 치료방법도 없으니 그냥 받아들이라는 식이었습니다. 참기 힘들만큼 아픈데 해결책이 없고, 게다가 노화현상이라고 하니 더 우울해졌습니다. 그러던 중에 우연히 지인에게서 참선요가가 나이든 저 같은 사람의 건강에도 괜찮더라는 이야기를 듣게 되었고, 비록 육체적으로는 몰라도 정신적 위안이라도 됐으면 하는 생각에 시작해보기로 마음먹었습니다. 다행히 적성에 잘 맞았고 재미도 붙어서 열심히 따라서 하다보니 희한하게도 금방 목근육이 더이상 아파오지 않는 것이었습니다. 참으로 오랜만에 잠도 편하게 잘 수 있었습니다. 너무 신기한 맘에 꾸준히 했더니 뱃살도 빠지고 허벅지가 탄탄해지면서 탄력이 생기는 것이 아니겠습니까! 딸들이 엄마 몸매라인이 생겼다고 좋아하더군요. 그래서 맘속으로는 더 이상 수련을 할 수 없을 때까지 하려고 굳게 작정하고 있습니다. 요즘은 이런 신기한 체험 때문에 만나는 사람마다 참선요가를 하라고 선전하고 다니는 게 일이 됐습니다. 용하다는 병원도 못 고치는 병을 참선요가를 통해 고쳤고, 게다가 삶의 활력을 되찾아 정신적인 건강까지 얻었기 때문입니다.

2005. 4.

11 얼굴 바닥 대기

동작설명 >>> 오므렸으니 다시 젖힌다. 이 자세는 조금 까다롭다. 처음 익힐 때는 더하다. 조금은 위험스런 동작이니 당분간은 시간에 구애받지 말고 아주 천천히 고개를 젖히도록 한다.

먼저 발뒤꿈치를 엉덩이에 가까이 붙인다. 팔을 어깨너머로 넘겨 손끝이 어깨 쪽을 향하게 바닥을 짚는다. 서서히 무릎을 펴면서 몸통을 들어올려 상체의 무게가 정수리에 실리게 하고, 고개를 더 젖혀서 이마, 얼굴 순으로 바닥에 닿게끔 하면 완성된 자세이다. 이때 머리와 발 사이가 너무 가까우면 엉덩이가 잘 들리지 않는다. 이런 경우 발을 조금 멀리 내딛고 다시 시도하면 기분 좋게 올라간다. 그러나 쉽게 이루어지지 않는 자세이다. 다만 그렇게 해야겠다는 생각으로 노력하다보면 요령이 붙고 언젠가 멋진 자세가 나오게 된다.

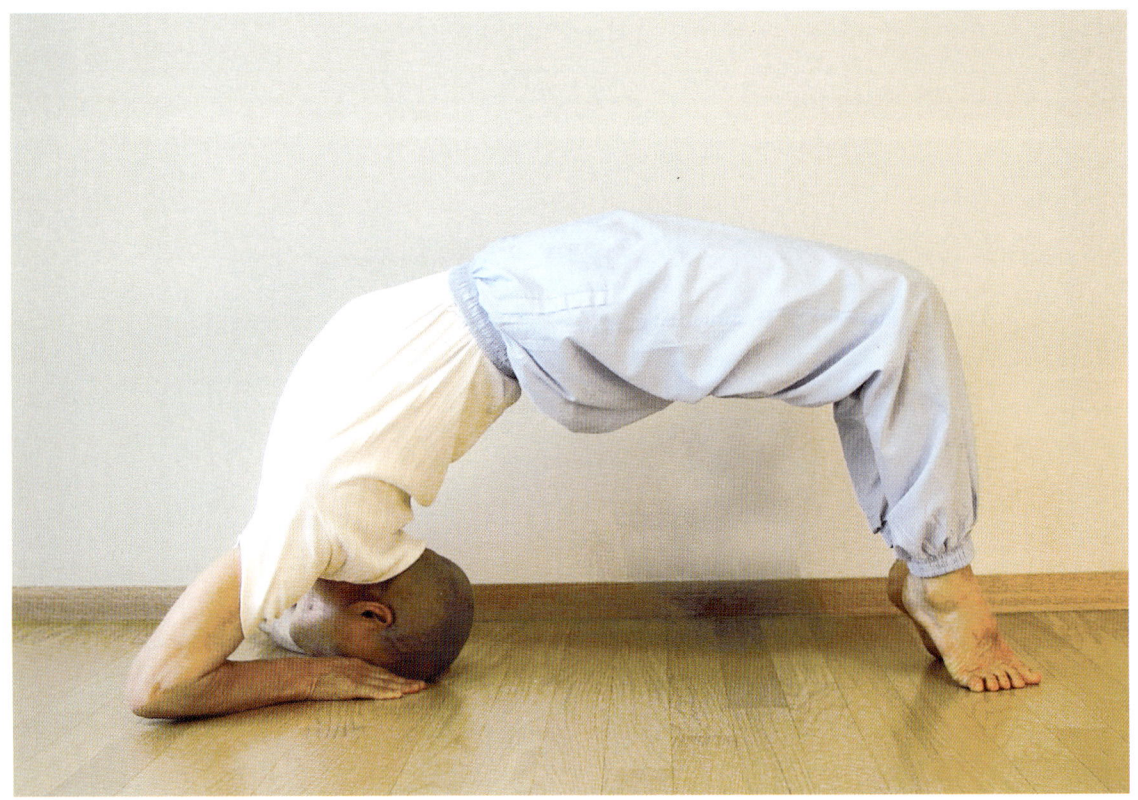

평소에도 기지개 한 번 늘어지게 켜고 나면 금방 심신이 새로워지는 것을 경험을 통해 알 수 있다. 어떤 이론과 논리를 앞세워도 모든 운동이 발생시키는 효과는 이런 점에서 엇비슷하다. 좀처럼 따라하기 쉽지 않은 자세일수록 몸부림치듯 애를 쓰다보면 그때마다 전신의 근육과 신경, 뼛속의 모든 세포가 잃었던 기력을 되찾는다. 그러므로 조급한 마음으로 실망하거나 초조해하기보다는 꾸준한 노력이 오히려 상책이다.

혼신의 힘으로 애를 쓰면 쓸수록 활력이 그만큼 샘솟기 때문이다.

　기우杞憂라는 말이 있다. '기'라는 나라의 사람이 하늘이 무너질까 늘 걱정했다는 고사에서 나온 말이다. 누가 갑상선 기능장애로 고통 받는 것을 보고 요가 책을 뒤져 찾아내서 응용한 동작이다. 지나친 기우가 동기가 되어 끼어 넣은 자세인 셈이다. 일반적인 질환의 증상도 그렇지만 갑상선 기능장애로 오는 극심한 피로감은 주체를 못할 지경이라 한다. 이처럼 목의 앞부분이 신장되면 갑상선이 강한 자극을 받게 되고, 신진대사를 관장하는 갑상선 호르몬의 분비가 왕성해짐으로써 기력을 되찾을 수 있다.

　한 부인의 체험담이다. 꽤 오래 전부터 갑상선 장애가 생겨 백약이 소용없었다 했다. 소문을 듣고 수련에 동참한지 한 달 만에 수저 들기도 힘들던 때와는 달리 손빨래로 두어 채의 이불을 손수 세탁했다며 시늉까지 해 보였다. 집과는 거리가 워낙 멀어서 오가는 시간만 반나절이지만, 그 시간마저도 행복하다며 소녀처럼 웃었다.

　신체의 균형과 조화를 중시하자고 했다. 그러므로 운동을 하면서 어떤 효과만 염두에 두고 한 동작에만 관심을 기울이면 안 된다. 사실 어느 한 자세가 어떤 한 부위만 집중적으로 자극하거나 개선시키는 것도 아니다. 자신이 이미 알고 있는 취약점도 문제겠지만, 그를 염두에 두고 한 동작에만 집착하면 다시 그로 말미암아 건강을 해칠 수 있기 때문이다. 연속적인 모든 자세들이 서로 간에 밀접한 영향을 주고받는다는 점에 더 의미를 두자.

12　어깨서기 연속동작

　특이하게도 어깨서기는 여러 동작들로 구성되었다. 그 이유는 다량의 혈액이 머리로 쏠렸다가 다시 빠져 나올 때 자칫 뇌세포를 손상시킬 수 있어서, 자세에 따른 불이익을 미연에 차단하고자 했기 때문이다. 더구나 두뇌의 세포는 일정시기부터 감소될 뿐 재생되지 않는다고 알려진 조직이다. 이와 같은 위치전환 자세는 뇌압의 급격한 변화에 따른 위험이 특히 더해서 앞뒤의 동작은 반드시 필요하다. 그러므로 어느 한 동작도 소홀히 여기거나 무시하고 생략하는 일은 없도록 해야한다.

1. 다리들기

　동작 설명 >>> 어깨서기 연속동작의 첫 자세이다. 편히 누운 채 두 팔을 머리 옆에 붙여서 곧게 뻗은 자세로 두 다리를 수직으로 높이 들고 숨을 잠시 고른다.

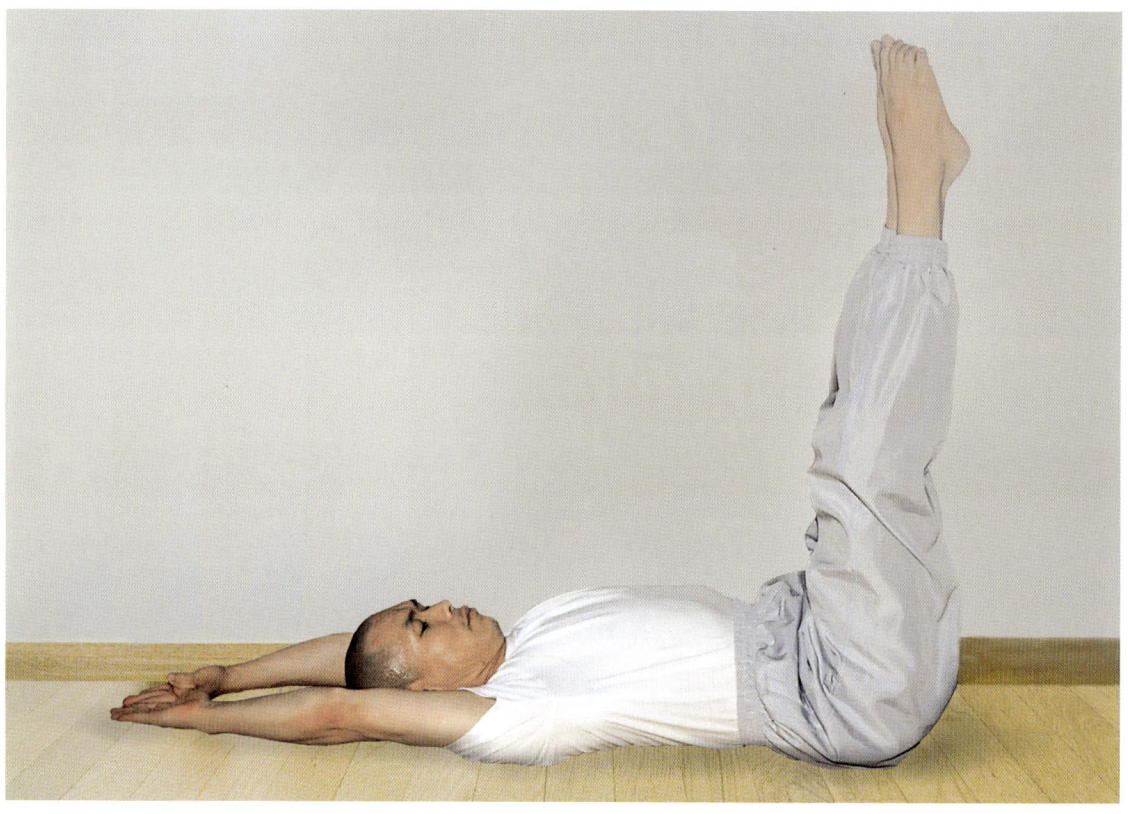

2. 쟁기 자세

동작 설명 >>> 다음은 엉덩이 옆에 손을 대고 다리의 반동을 이용해서 상체를 거꾸로 세워 발을 머리 뒤로 넘긴다. 손깍지를 한 채 등뒤로 쭉 뻗어 자세를 유지할 수도 있고, 혹은 두 손으로 재빨리 등을 버텨서 다시 넘어오지 않게 해도 된다.

어떤 방법도 몸이 많이 굳은 사람은 시도하기 만만치 않다. 그래서 참선요가교실에선 때마다 이 동작 때문에 한바탕 웃음꽃이 피곤 한다. 완성된 모습이 쟁기를 연상시키므로 쟁기 자세라 부른다. 이 자세는 목덜미 근육을 한껏 늘려서 뭉친 근육을 풀어주는 효과와 목 앞부분에 위치한 갑상선과 부갑상선을 자극함으로 그 기능을 향상시킨다.

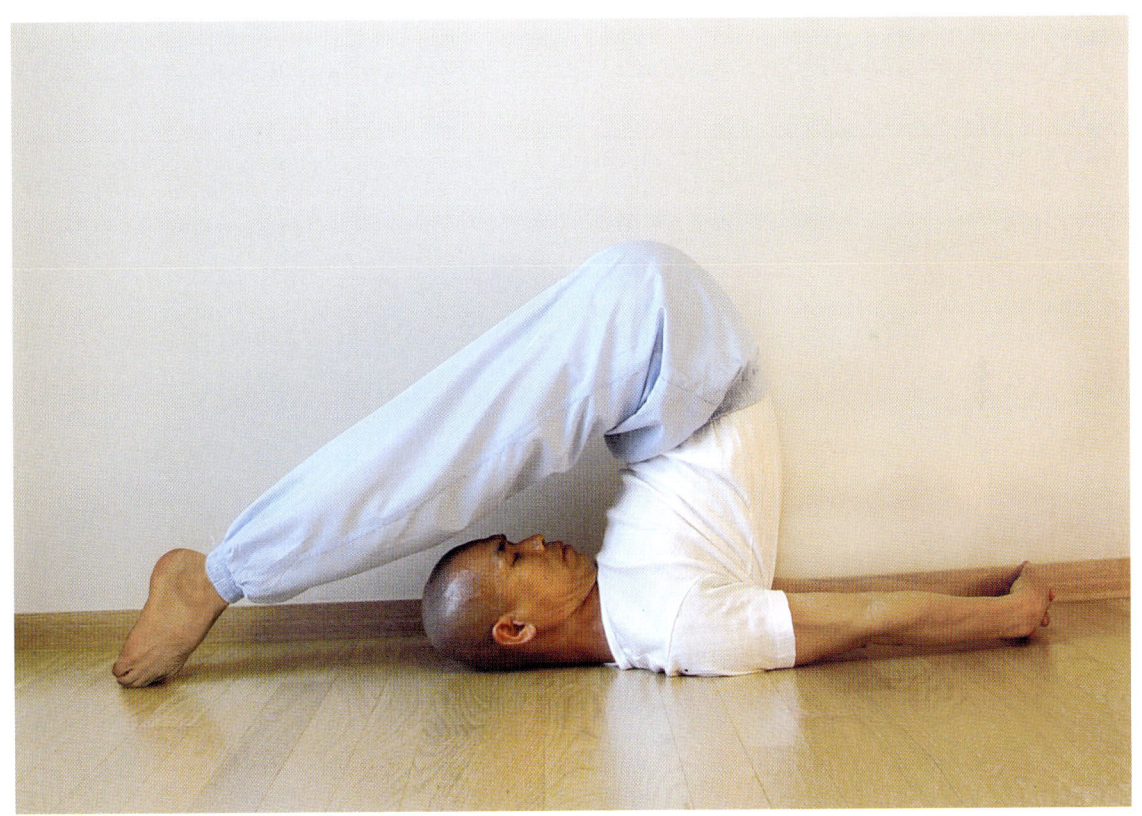

3. 어깨서기

동작 설명 >>> 이 동작이 어깨서기이다. 하체에 몰렸던 피가 상체로 흘러내리면서 혈액 순환이 촉진되고 다리의 울혈도 신속히 풀 수 있다. 아울러 머리에 다량의 혈액이 공급되므로 두뇌의 피로를 말끔히 씻어내는 효과가 특징이다. 손으로 등을 잘 받치고 조심스럽게 다리를 위로 곧게 뻗는다. 하지만 너무 무리하지 말아야 한다. 특히 목에 전신의 무게가 집중되므로 남에게 함부로 도움을 청하거나 장난을 해선 안 된다.

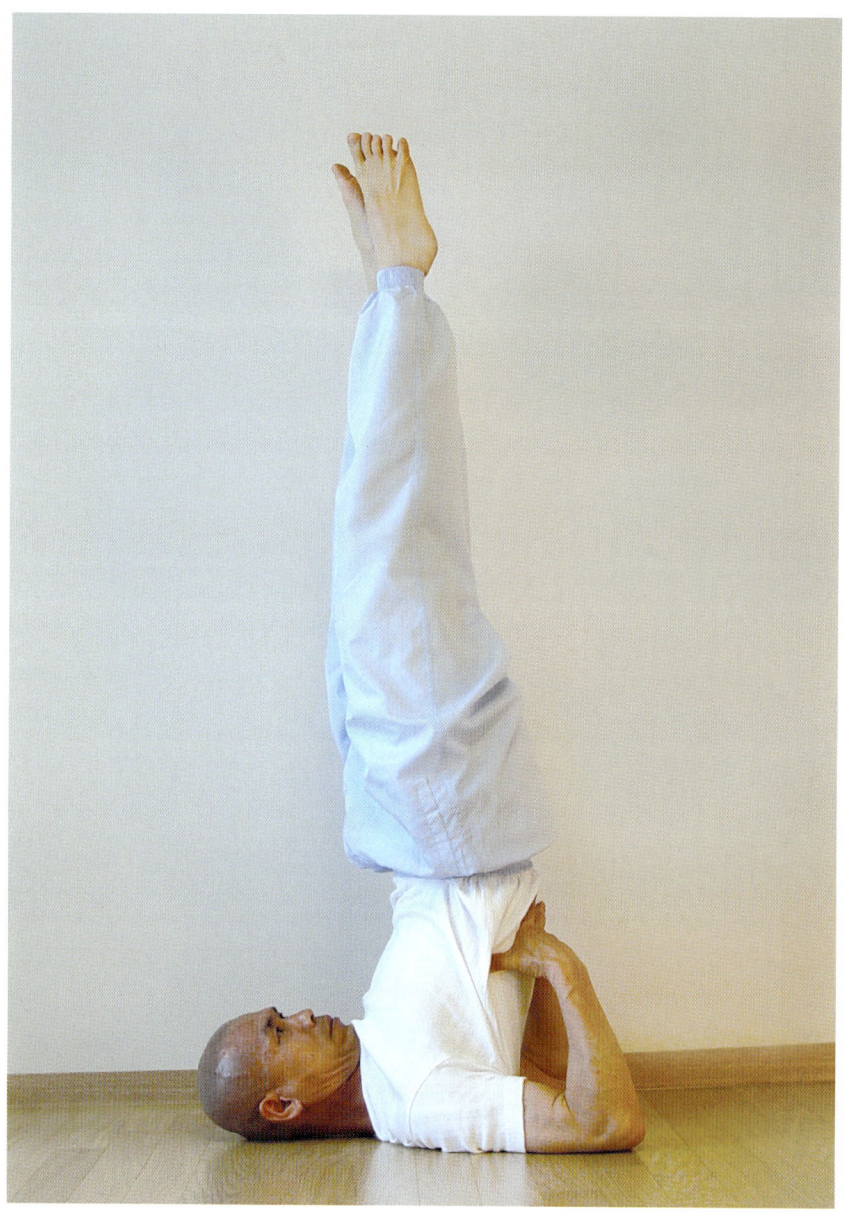

불교TV에서 참선요가가 방영된지도 벌써 4년이 되었다. 요즈음은 80동작이 방영되고 있는데, 불교TV의 인터넷 사이트(btni.co.kr)에 수련 중에 발생한 불편함에 대해 호소하는 글이 가끔 보인다. 방송 특성상 40 혹은 80동작을 한꺼번에 다 보여줄 수 없으므로 하루에 두어 동작씩 나누어 방영될 뿐이다. 이 점을 미처 이해 못한 시청자가 무심코 당일 방송되는 동작만 따라하다가 어려움을 겪는 모양이다. 그래서 '참선요가는 모든 동작을 한 동작으로 이해하고 수련해야 합니다' 라는 자막을 특별히 내보내는 것이다.

이처럼 동작 상호 간의 연관 관계가 어긋나면 불편함을 호소하는 일이 실제로 발생된다. 어깨서기 연속동작은 준비 과정의 동작과 이후의 정리 동작의 배치가 절묘해서 반드시 한 동작처럼 실행해야 한다. 까다롭고 힘든 동작일수록 위험성은 더하기 때문이다. 그런 탓에 '참선요가 40동작' 이라고 습관처럼 부르고 있으나, '어깨서기 연속동작' 만 세분하여도 6가지이고, 뒤에 추가되는 동작을 합치면 실제로는 훨씬 많아서 모두 50가지에 이른다.

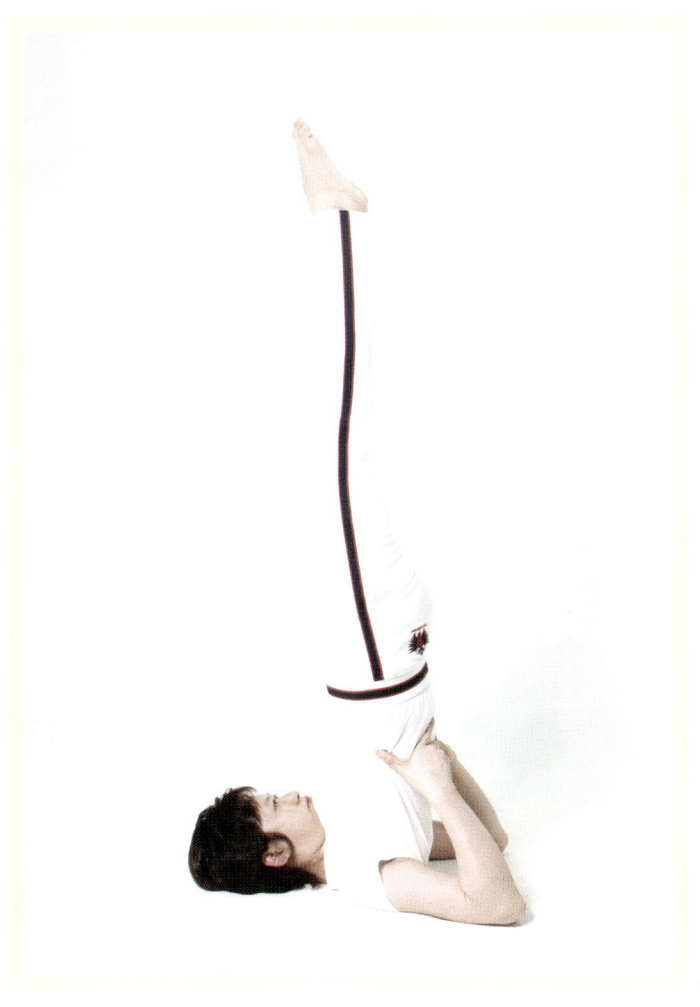

●어깨서기

4. 변형 쟁기 자세   /   5. 다리들기   /   6. 복근단련 자세

동작 설명 >>> 마칠 때는 반드시 역순으로 풀어야 한다. 어깨서기 연속동작의 첫 동작은 등을 바닥에 대고 두 다리를 든 채 만세를 불렀다. 두 번째 동작은 몸통을 거꾸로 세우고 머리 뒤 지면에 발을 곧게 뻗은 쟁기 자세였다. 세 번째 동작이 어깨서기인데, 다시 쟁기 자세를 해야 역순이 된다. 즉 네 번째 동작은 손을 머리로 뻗은 변형된 쟁기 자세이다.(4) 그 다음은 다리 들기가 다섯 번째이다.(5) 여섯 번째 동작은 다리를 비스듬히 내리다가 잠시 멈춰 아랫배에 힘이 느껴지도록 한 후 끝마친다.(6) 이때 머리를 들어 시선은 발끝에 두면 되는데 특히 허리와 배 근육을 강화시킨다. 배 근육의 단련은 아랫배의 처짐을 방지하고 날씬한 허리를 만들어 줄 것이다.

의외로 허기증에 시달리는 사람이 많다. 먹기 위해 산다는 말도 있으니 먹는 것이야 흉이 될 바 아니지만, 아무리 먹어도 배가 고프다면 그것도 병임엔 틀림없다. 배 근육이 강화되면 늘어졌던 뱃가죽이 복부 근육의 탄력에 의해 수축되면서 아랫배가 끌려 들어가게 된다. 이로써 처져있던 위장이 제자리를 찾으면 약간의 음식물이 들어가도 곧 만복감을 느낄 수 있다. 이와 같은 고민으로 남몰래 애태우던 사람들이 불과 며칠 사이에 효험을 만끽하고 즐거워하는 것을 자주 보았다. 참선요가의 위력은 이처럼 속전속결이다.

한 아가씨에게 물었다. 수련의 느낌이 어떠냐고. 대답은 간결했다.

"붙을 데는 붙고, 빠질 데는 확실히 빠지던데요!"

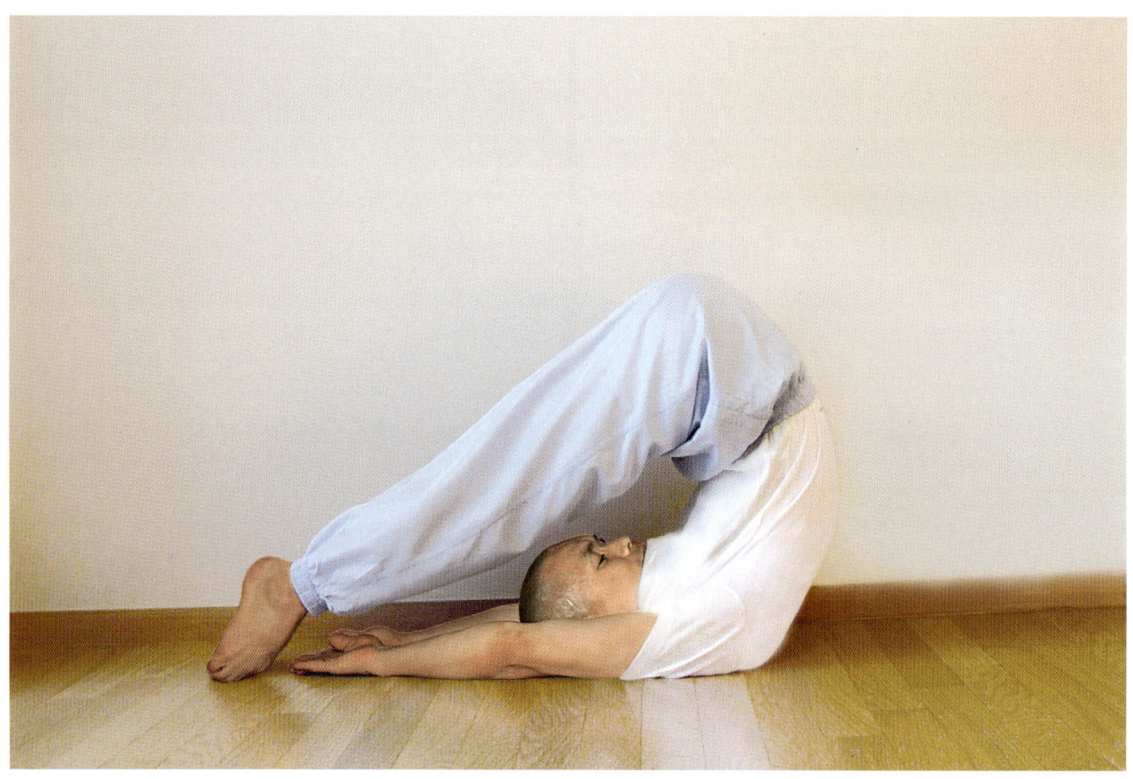

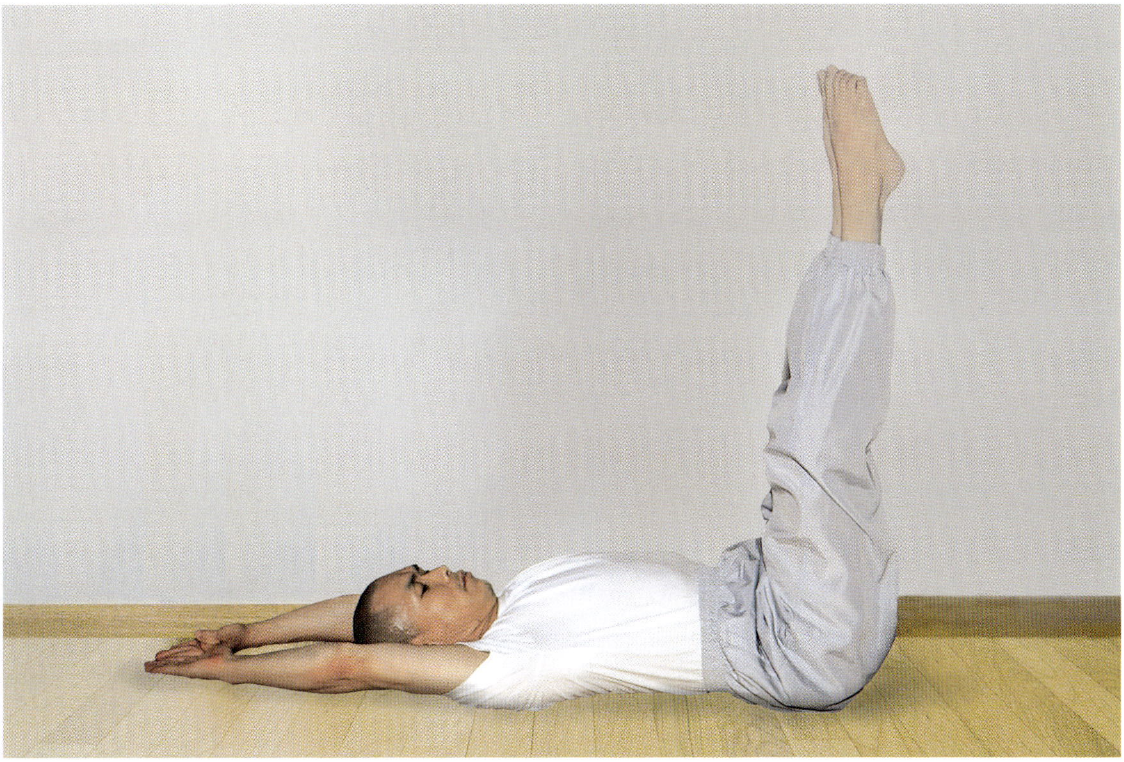

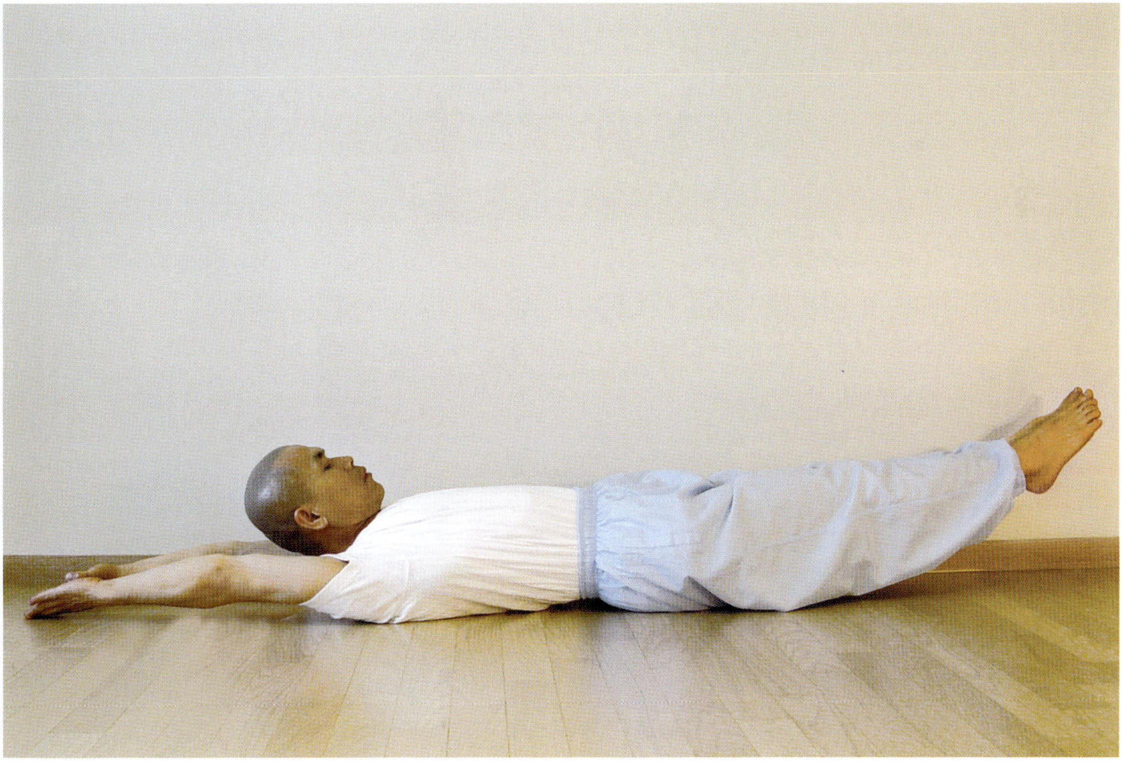

95

7. 가부좌하고 등젖히기

 이 '가부좌하고 등 젖히기'부터 세 동작은 공개강좌와 첫 번째 '참선요가' 책에서도 소개되지 않은 것들이다. 가부좌의 몸서리쳐지는 기억 때문에 초보자들은 영 무리일 것 같아서 아예 무시하고 다음동작인 '다리 만들기'로 건너뛰었기 때문이다. 하지만 이 동작이 있어야 앞뒤의 연결이 한결 부드럽다. 가부좌가 힘든 이들은 변형 동작을 하면 된다.

동작 설명 >>> 가부좌는 종아리를 엇갈리게 해서 반대편 넓적다리 위에 발을 올리는 것을 말한다. 첫 동작은 양손으로 가부좌한 발을 잡고 가슴을 내밀면서 고개를 젖혀서 정수리를 바닥에 대는 것이다.

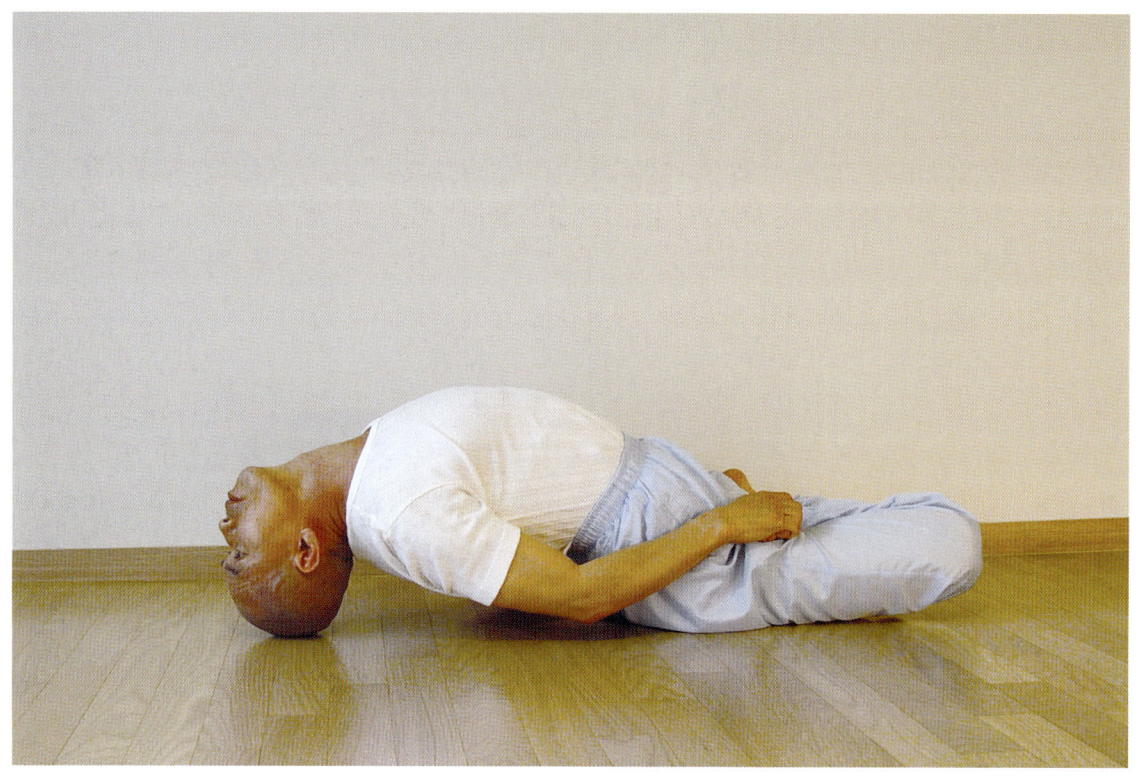

8. 무릎 끌어안기

동작 설명 >>> 역시 젖혔었으니 오므릴 차례이다. 가부좌한 다리 그대로 가슴에 끌어안고, 머리를 높이 들어 턱을 가슴에 붙여서 몸을 동그랗게 만다. 시선은 엉덩이 너머에 둔다.

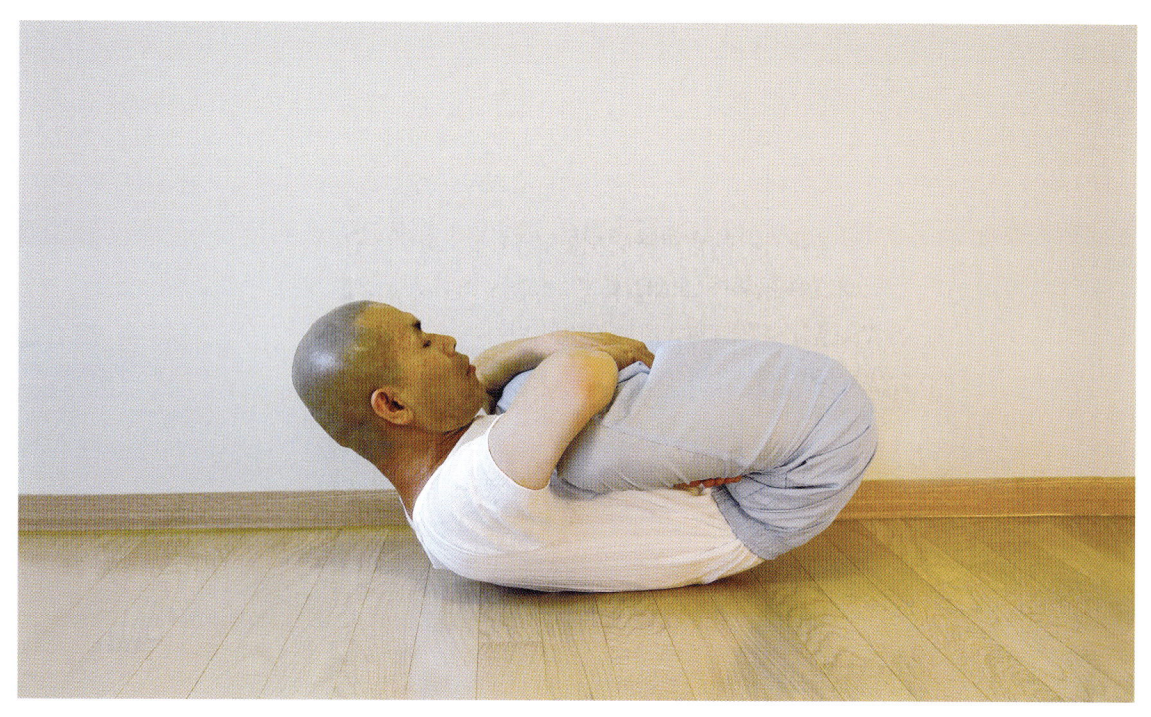

9. 허리펴기

동작 설명 >>> 가부좌한 다리 그대로 허리를 펴서 무릎을 바닥에 대고, 두 손을 머리 위로 쭉 뻗은 채 편안히 숨을 고른다.

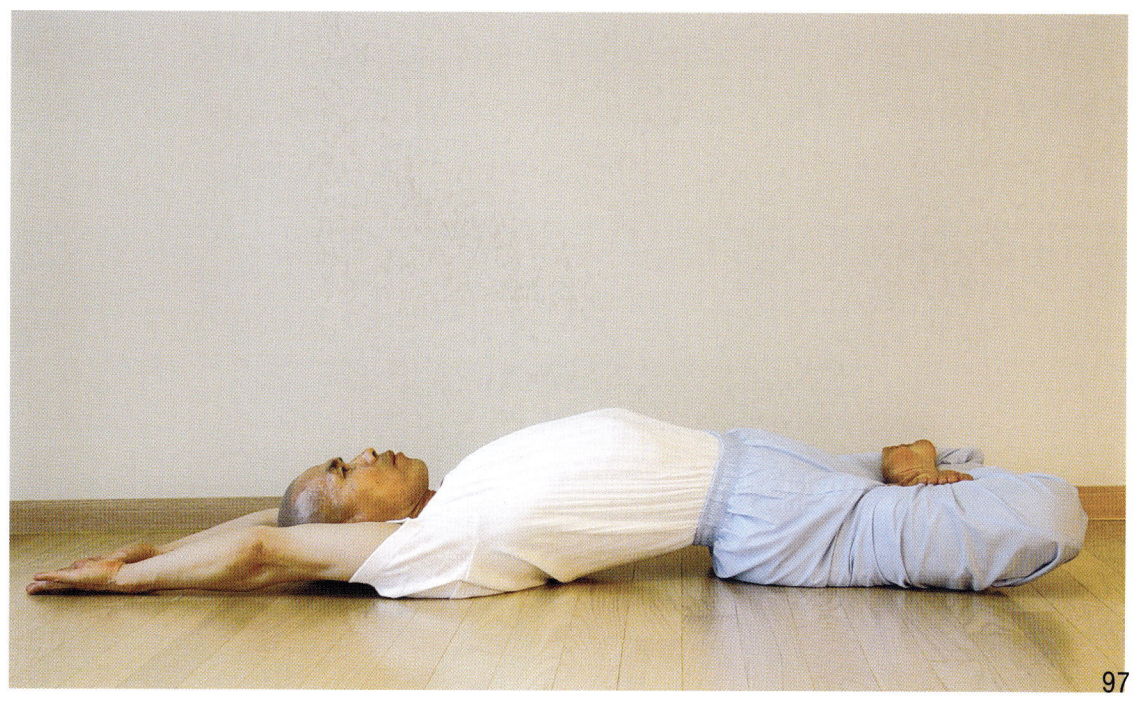

변형 연속동작

● 변형 동작은 일명 물고기 자세부터 이어진다. 첫 동작은 두 팔을 몸통 옆에 가지런히 붙이고 바로 누운 자세에서 시작한다. 하반신은 움직이지 말고 팔꿈치를 이용해서 가슴을 위로 솟구치며 고개를 젖혀 정수리를 바닥에 댄다.

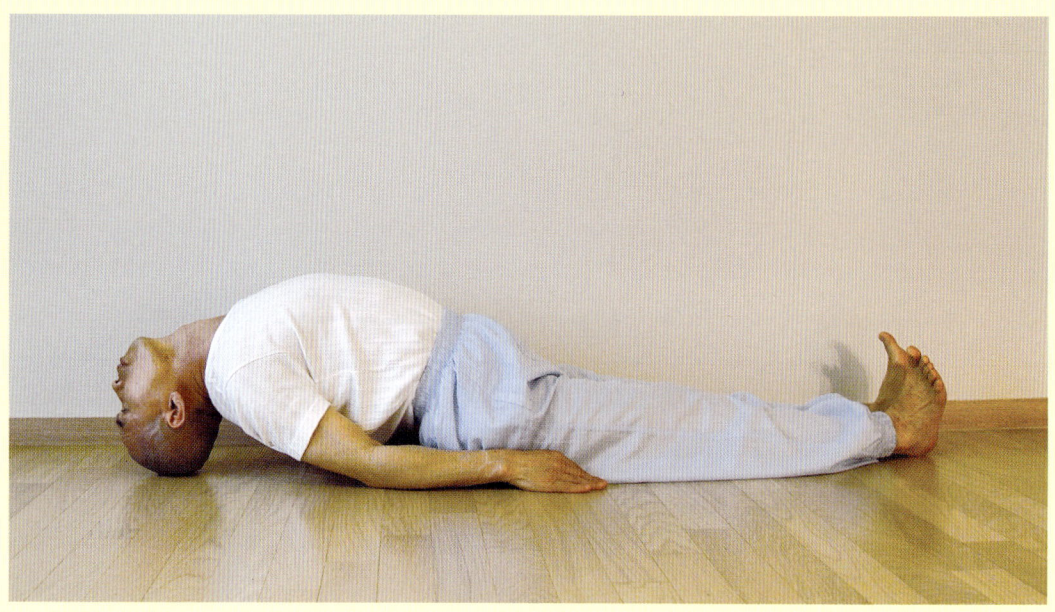

●● 두 번째 변형동작은 어깨와 발바닥을 지면에 붙이고 온몸을 높이 치켜든다.

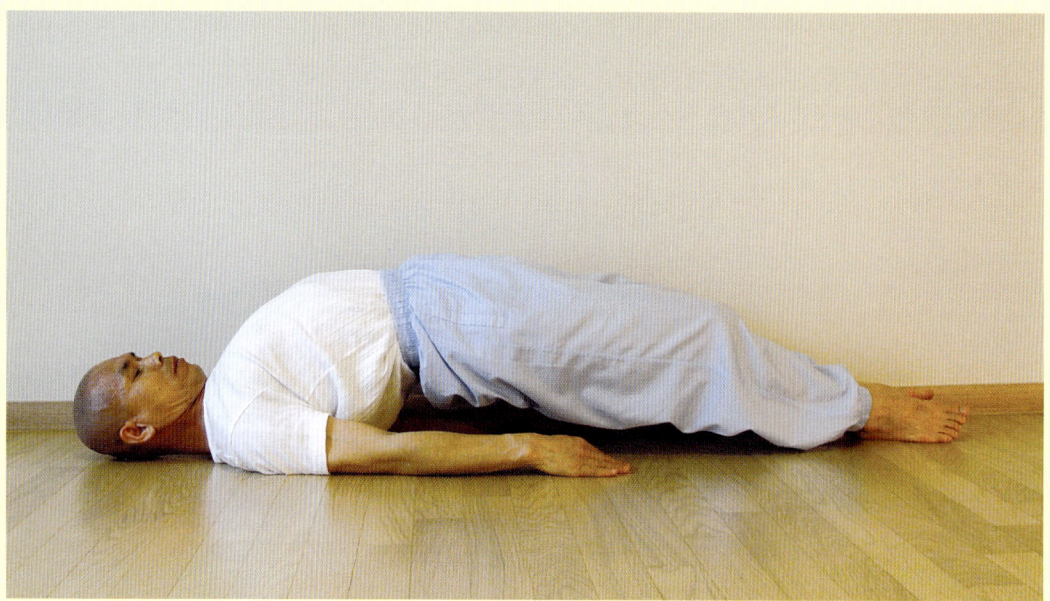

●●● 세 번째 변형동작은 발꿈치를 잡고 곧게 뻗은 다리를 가슴 쪽으로 끌어 붙인다.

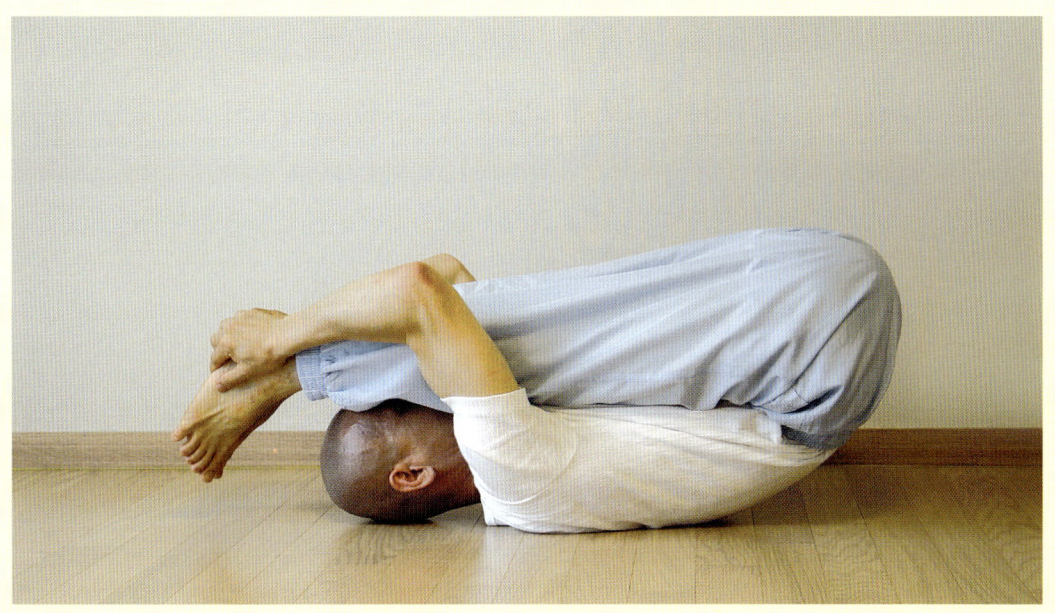

YOGA TIP

수 년 전에 한 자모가 조언을 구해왔다. 8개월 전부터 중학생인 아이가 갑자기 맥없이 잠만 자더란다. 한두 달은 선생님의 선처로 오전 수업만 받았는데, 그 후부터는 1시간 수업도 힘들어서 출석 확인만 하는 정도로 등하교를 한다했다. 결석을 할 수도 없어서 용하다는 의사를 찾아 통원 치료를 받고 있지만 기대는 못하겠단다. 아이를 만나 보니 녀석은 잠에 취해 거의 인사불성이었다. 아마도 장내에서 배출되지 못한 노폐물이 독소를 만들고, 이것이 뇌에 영향을 미치지 않았을까 하는 느낌이 문득 들었다. 여하튼 눈이 감긴 녀석을 보고 있으려니 한심스러웠다. 그래도 갈 생각은 않고 내가 꿈지럭거리는 시간에 푸시시한 모습으로 흉내라도 내려하니 기특했다. 그렇게 보낸 일주일 만에 학생은 마당에서 씩씩하게 공을 차게 되었다. '병은 스스로 나으려고 하는 의지가 있어야 의약이 돕는다'는 말이 맞다. 아직 철이 덜 났을 나이였으나 자기가 의지를 갖고 덤벼들어 얻은 놀라운 결과였다. 그러므로 일본 사람들은 장내의 숙변 제거를 건강의 첩경으로 여긴다. 실제로 꾸불꾸불한 내장은 오물이 잘 끼게끔 생긴 구조란다. 더구나 직립 활동을 하는 인간은 중력작용 때문에 장내 아랫부분에 노폐물이 가라앉아 배출이 용이하지 않다고 한다. 당연히 이러한 위치 전환 자세는 그런 노폐물을 쉽게 빠져나오게 할 것이다. 군더더기 말이지만 학생도 일주일 사이에 허리띠 구멍이 셋이나 줄었는데, 이런 일은 비일비재하니 놀랄 일도 아니다. 탁월한 몸매 관리 능력은 이 프로그램의 다양성 중의 하나일 뿐이니 말이다.

13 다리 만들기

　지금도 이 동작을 할 때마다 어느 스님의 충고가 생각난다. 뻣뻣한 몸으로 끙끙대는 것이 영 보기가 안 되었던지 내게 한 말씀하셨다.
　'스님은 하시던 운동이나 그냥 하시죠. 금생에는 이런 건 생각지도 마세요'
　애쓰던 모습을 애처롭게 지켜보며 안타까워했던 스님들께 아직도 죄송할 따름이다. 이 동작은 더 심했다. 거의 달포를 넘기면서 무척 애쓰던 끝에 드디어 머리가 들렸다. 입에선 탄성이 터져 나왔지만 옆에선 요절복통이다. 무릎부터 팔꿈치까지가 그냥 평평하더라는 것 때문이었다. 그래도 열심히 했다. 처음에는 1년 정도 지나면 웬만큼 될 거라고 믿었다. 그러나 3년이 됐어도 별로였다. 5년이면 괜찮아지겠지 했으나 역시 아니었다. 설마하니 7년이면 안 되겠나 했지만 어림없었다. 그때 비로소 깨달은 것이 있었다. '역기를 13년이나 들었으니 그만큼은 해야 될 것이다' 작심하고 느긋한 마음으로 정말 13년을 기다렸다. 하지만 13년을 채웠어도 어떤 땐 너무 고통스러워서 건너뛰고 싶을 때가 가끔씩 있었다. 그 스님 말씀처럼 금생에는 틀렸다고 여기고 체념하기로 했는데, 만 14년을 채우고서야 비로소 짜증스러움이 사라져버렸다.

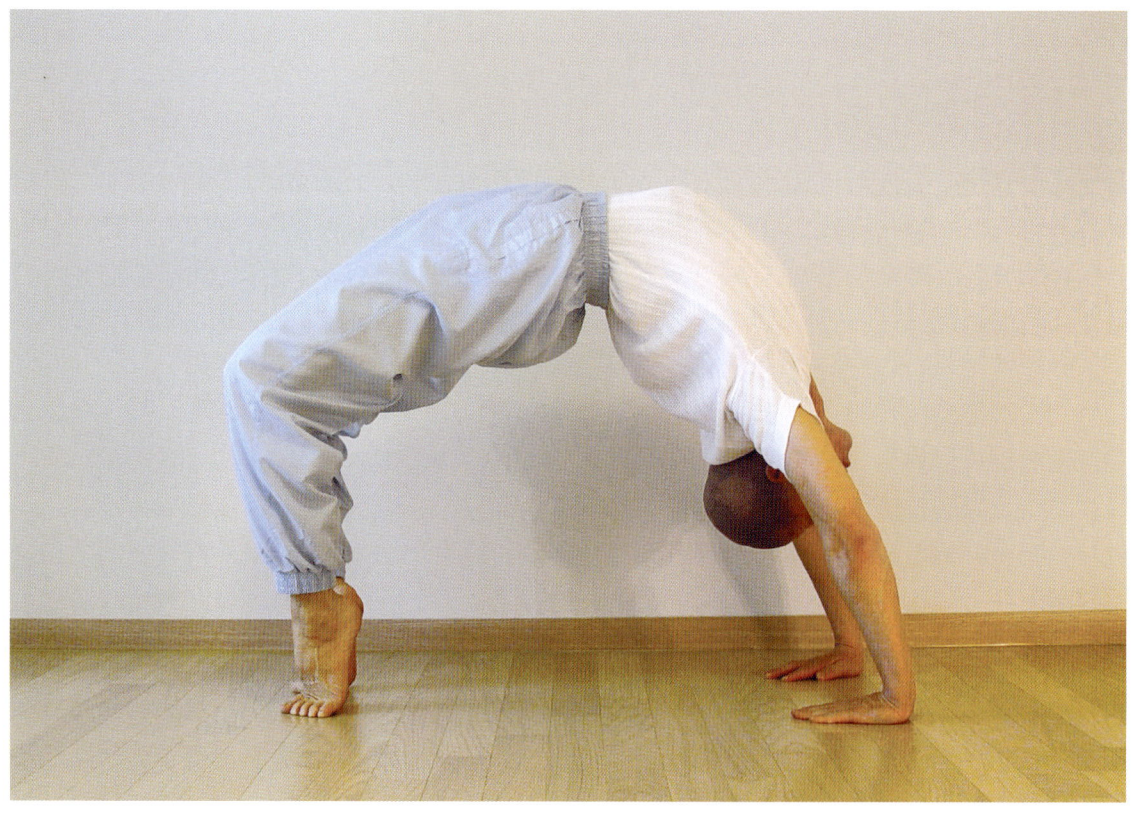

동작 설명 >>> 앞의 '얼굴 바닥 대기'가 이와 비슷해서 시작하는 방법도 동일하다. 누운 자세 그대로 발뒤꿈치를 엉덩이에 붙이면서 무릎을 세운다. 발 사이는 어깨 넓이 정도면 옆으로 쓰러지지 않을 수 있다. 손끝이 어깨 쪽으로 향하게 바닥을 짚고, 무릎을 살며시 펴면서 우선 머리꼭지에 상체의 무게가 실리도록 몸통을 추켜든다. 그 다음 힘을 모아 한꺼번에 쓰면서 팔을 쭉 펴면 된다.

쉽게 하는 사람은 아주 쉽게 하지만 어려워하는 사람은 힘들게 익힌다. 난생처음 하는 동작이라서 힘을 써야할 근육이 어떻게 힘을 쓸지 몰라서 그런 것이다. 하지만 차분한 마음으로 꾸준히 노력하다보면 환희의 탄성이 저절로 터져 나올 때가 있다. 노력파는 혼자서도 가끔 시도해보겠지만 그럴 필요까지는 없다. 오히려 실망만 더할 뿐이다. 이 자세까지 오도록 온몸의 긴장이 어느 정도 풀렸으므로 단지 수련시간에 집중해서 조금씩 익혀나가는 것이 더 효과적이다. 즉 갑자기 이 동작만 하려면 만만치 않다는 말이다.

이 동작은 몸 앞부분의 근육을 최대한 늘려주면서 잔뜩 굽어 있던 척추가 한껏 젖혀짐으로써 균형을 되찾게 하고, 이때 허리의 강한 자극은 신장을 튼튼하게 만든다.

나이에 상관없이 병원을 주기적으로 드나드는 일은 누구에게나 여간 힘든 일이 아니다. 일주일에 두세 번씩 신장투석을 받아야 하는 이가 참선요가 수련에 동참했다. 담당의는 그 사실을 알고 적잖이 당황했다고 한다. 환갑도 훨씬 넘은 연세에 당뇨증세까지 있었기 때문이다. 그러나 얼마 지나지 않아서 열심히 하시라며 응원을 아끼지 않았고, 다른 환자들에게도 참선요가를 권유하기까지 하였다. 정형외과 쪽에서도 비슷한 사례는 비일비재이다. 고질적 증세를 보이는 환자일수록 참선요가를 적극 권유했다. 물론 다른 여타의 질환을 담당하는 전문의들도 큰 관심과 함께 환자들의 수련 동참을 독려하였다.

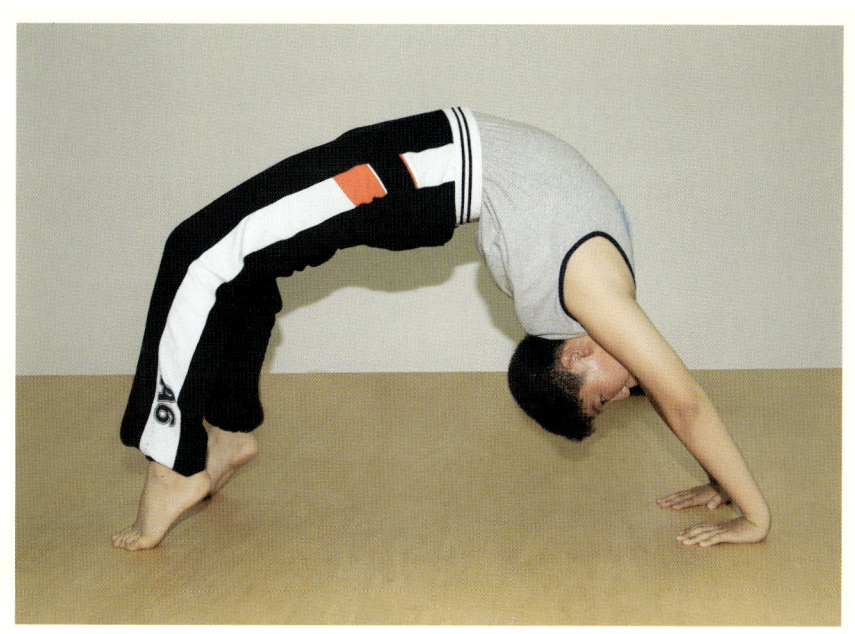

●다리 만들기

14 누워 다리 벌리기

동작 설명 >>> 오므린 동작 계열이다. 양손으로 두 발뒤꿈치를 잡고 활짝 벌려 바닥에 눌러 붙인다. 이때는 고개를 들어 엉덩이 너머로 시선을 둔다.

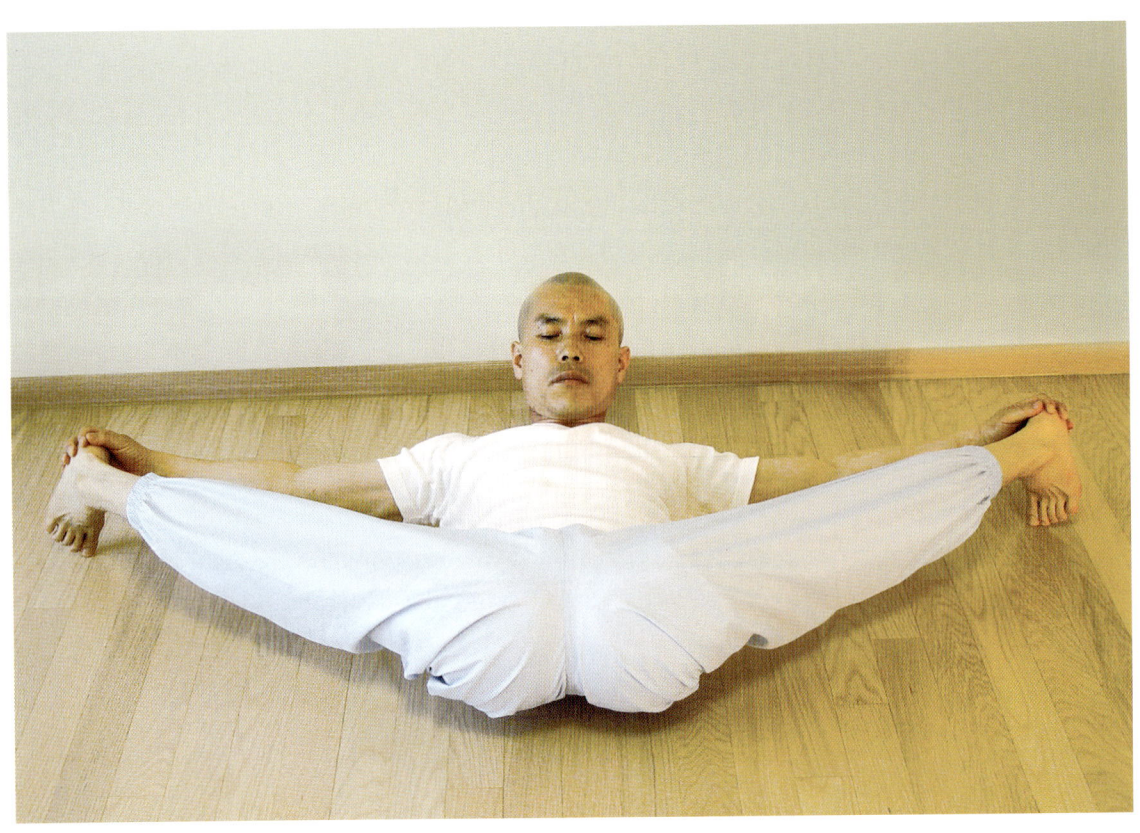

운동을 하다 보면 질환으로 나타나던 그간의 통증이 슬그머니 사라지기도 한다. 미련한 사람은 병이 치료된 줄 여기고 수련을 멈추고 마는데, 이는 아주 잘못된 판단이다. 병이 들 때는 한참 깊어진 후에야 통증이 발생하지만, 나을 때는 통증이 먼저 사라지면서 치료가 시작되기 때문이다. 좋은 차도가 보일수록 열심히 해야지, 꾀를 피우면 허구한날 그 타령뿐이다.

15 발 모아잡고 가슴 펴기

동작 설명 >>> 연속 동작이다. 발바닥을 마주 붙여서 깍지 낀 손으로 움켜쥐고 가슴을 쭉 내밀면서 활짝 펴주는 기분으로 호흡에 맞춰 5회 반복한다. 이 동작은 갈비뼈 마디마디를 움직여줄 수 있어서 느낌이 후련하다.

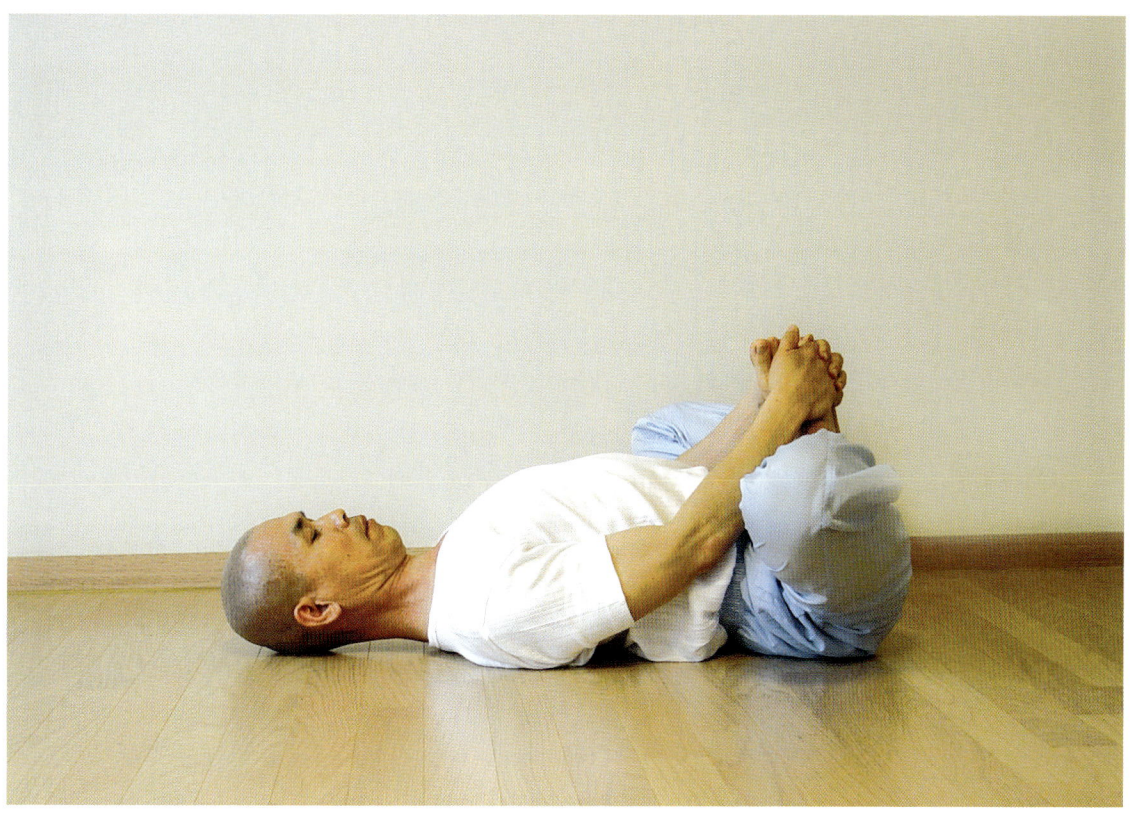

이로써 누워서 하고 엎드려 하는 동작이 모두 끝났다.

참선요가가 공개된 이후 운동 경력이 비슷한 이들로부터 많은 질문을 받았다. 바로 하드 트레이닝의 후유증 때문이다.

그 운동을 한참 하던 시절에도 기구운동을 하면 나이가 들어 고생한다는 말이 있긴 했다. 하지만 누구도 그런 말에 신경 쓰지 않았다. 오히려 어떻게 해서든 몸뚱이를 우람하고 단단하게 만들고자 애를 썼을 뿐이다. 그러나 우리 몸은 혈액을 비롯한 많은 것들이 인체 안에서 순조롭게 유통될 수 있을 때 건강도 보장된다. 근육과 관절을 포함한 모든 세포가 돌덩이처럼 굳어 있다면 결국 뻔한 일이 벌어지기 때문이다. 죽을 고생을 하고 나서야 겨우 깨쳤지만, 그래도 어떤 운동이건 그만한 보람은 있는 듯하다. 만약 그나마도 안 했더라면 한참 후에 시작한 이 운동도 잘 적응할 수 없었을지 모른다.

참선요가는 아무에게나 인기가 높다. 시간과 장소에 구애받지 않고 할 수 있다는 점과 힘을 써서 하는 운동이 아닌 까닭도 있을 것이다. 하지만 뒤늦게 철이 들어서 이런 운동의 필요성을 절감하고 동참하는 이들도 적지 않다. 그래서 부탁하건대, 30이 넘어 40대에 접어든 이들은 계속 신체를 단련해오지 않았다면 서서히 신체를 단련하는 차원에서 참선요가도 해야한다. 맨손체조에 불과하다고 대수롭지 않게 여기다가는 한참 고생을 해야하는 경우도 생길 수 있기 때문이다.

그래선지 요가를 하다가 병을 얻었다는 사람들도 무수히 만났다. 두 가지 관점에서 짐작이 가능하다. 하나는 아무리 정식으로 배웠다 믿더라도 잘못된 프로그램이 신체의 밸런스를 무너뜨리며 생긴 후유증일 수 있고, 혹은 책자로 독학하면서 몸이 유연하다는 자만심에 자극이 강한 동작에만 몰두해서 어느 부위가 손상되어 나타나는 결과일 수도 있을 것이다. 특히 요가 서적의 사진은 그들이 수십 년을 갈고 닦은 동작들이 대부분이므로, 아무런 지식과 준비 없이 시도하다가는 낭패 당하기 십상이다. 그러므로 난이도가 높은 자세와 건강은 꼭 직결되는 것은 아니라는 점을 명심하고 사려 깊게 수련해야 옳다.

참선요가는 유별났던 나의 신체조건을 감안해서 구성한 동작들이므로, 전혀 준비가 안 된 사람들조차 무리 없이 수련할 수 있기는 하다. 그렇더라도 지나친 수련은 모르는 사이에 신체를 혹사시켜서 피로현상이 누적되면 좋지 않은 현상으로 발전될 수 있다. 그러므로 하루에 몇 번씩 거듭하는 수련은 건강을 위해서 바람직하지 않다. 그저 하루에 딱 한번이면 충분한데, 80동작도 서서히 신체를 단련한 후에 관심 갖기를 아울러 부탁한다. 수련도 과욕은 금물이기 때문이다.

16 낙타자세

동작 설명 >>> 무릎 꿇은 자세에서 대퇴부를 세운다. 상체를 젖히면서 양손으로 발뒤꿈치를 짚는다. 머리를 뒤로 더욱 젖히고 발뒤꿈치에 상체의 무게를 실은 채 골반을 앞으로 내밀면 완성된 자세이다. 발바닥을 세워 하면 발가락에 강한 자극을 줄 수 있거니와 몸이 굳어 있는 사람은 동작이 한결 쉽다.

연속동작이 있다. 발꿈치를 잡았던 손을 넓적다리 앞에 대고 허리를 더욱 젖혀본다.

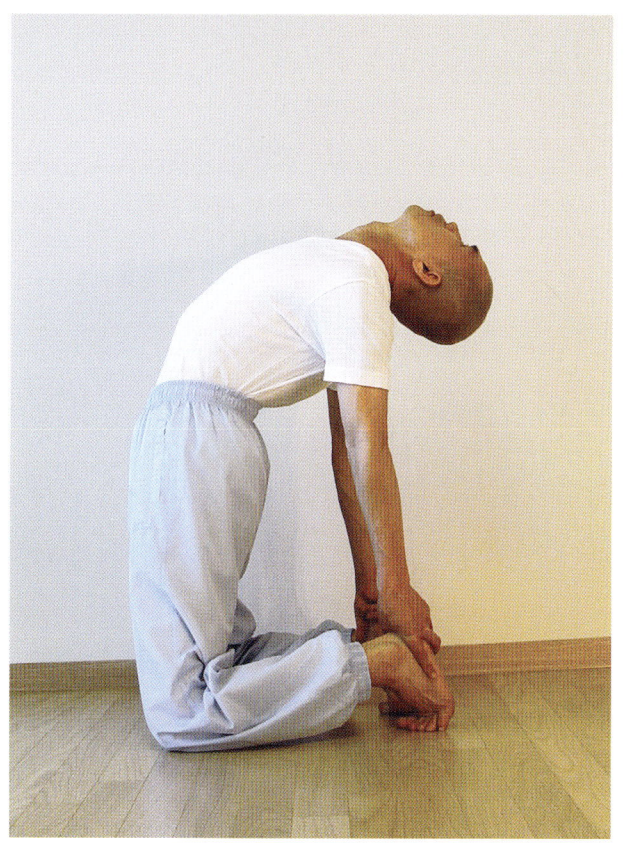
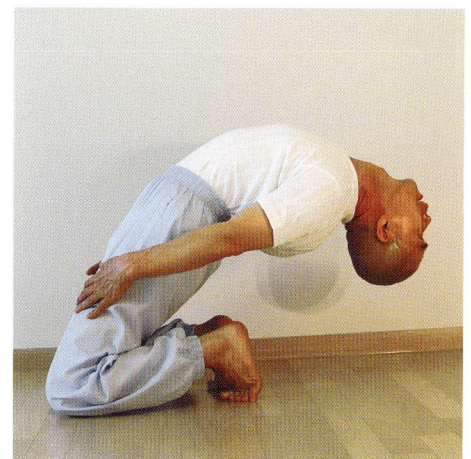

뒤로 젖힌 포즈는 대체로 골반과 허리 뒷부분에 강한 자극을 느끼게 하지만 이 자세에선 대퇴부 앞부분이 녹녹치 않다. 그러나 이런 심한 통증은 경직된 근육이 신장되거나 수축하면서 나타나는 반응이므로 백번을 말해도 당연히 받아들여야 맞다.

17 손등 바닥 대기

동작 설명 >>> 여기서는 잠시 휴식을 취하는 기분으로 하면 된다. 다리를 쭉 뻗고 앉아 종아리에 긴장감이 느껴지도록 발목을 젖혀서 발끝이 몸쪽을 향하게 한다. 고개를 확실히 젖히고 손등을 바닥에 밀착시킴으로써 이 동작은 완성된다.

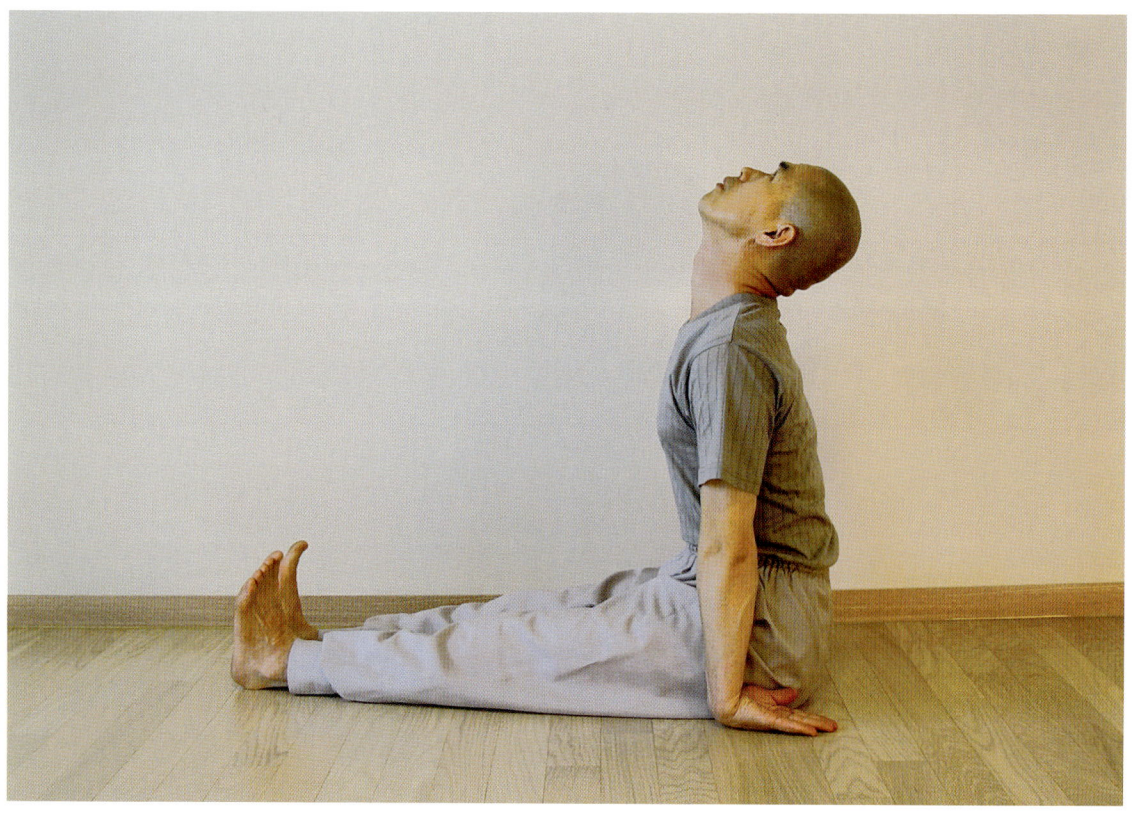

인체 중에서 손목만큼 부지런한 곳도 드물지만, 많은 사람이 손목의 경직을 대수롭지 않게 여긴다. 그래선지 하찮아 보이는 이 자세도 제대로 하지 못하는 사람이 적지 않다. 세월의 탓도 있으려니와 노동과 운동을 구분하지 못한 채 혹사시켜 온 손목이 노쇠하고 굳어진 까닭이다. 목 부위는 어떠한가? 사정은 별반 다를 것이 없다. 목과 어깻죽지 주위의 통증을 수시로 호소하면서도 뾰족한 수가 없는 듯 여기는 이가 하나둘이 아니다. 몇몇 사람은 혈압 때문이라며 시름에 젖기도 한다.

환갑이 됐음직한 부인이 열심히 수련에 참석했다. 낮이 아니면 밤에라도 꼭 모습을 보였다. 한 달쯤 됐을 때 환한 얼굴로 그동안의 느낌을 말해주었다. 적은 규모의 가내 공업을 하는 집의 안주인으로서 하루 노고가 이만저만이 아니란다. 여럿 되는 직원들의 점심과 간식까지 도맡아야 하고 짬짬이 공장 일도 거들어야 하니, 저녁 무렵이면 목이 뻣뻣해지고 팔다리가 무거워 설거지도 못할 정도로 파김치가 된다했다. 지병도 있어서 하루하루를 약에 의지한 채 불안하게 지내다가, 이웃의 권유로 수련에 동참하기로 작심했단다. 조막손 하나라도 아쉬운 처지에 큰 일꾼이 자리를 비우니 바깥어른의 눈초리도 심상치 않았으나, 오직 자신이 살길이라 여기고 협상을 했다고 한다. 병원에 다니나 참선요가를 하나 시간 쓰기는 매일반인데, 오가는 시간까지 하루에 두 시간만 허락한다면 아무런 바람도 없다는 조건으로 말이다. 결국 그러면서 병원도 가지 않을 수 있게 되었고, 있던 약도 버리고 수련에 전념했더니, 어느새 뻣뻣했던 목과 등줄기가 풀려서 한밤중까지 아침처럼 힘이 펄펄 넘치더라는 것이다. 얼마 지나지 않아서 내외분이 함께 열심히 출석하였다.

앞의 부인과 같은 경우는 중년 이후면 어쩔 수 없이 겪는 증상이다. 말하자면 인간이 치르는 통과 의례인 셈이다. 일상생활 중에 고개를 젖힐 일이 거의 없다는 점만 새삼 깨달아도 이해가 가능하다.

인체에서 부피에 비해 가장 무거운 부분이 머리라고 한다. 그런데 밥먹고, 빨래하고, 책을 보고, 궁리를 할 때도 고개를 숙이고만 하지 젖히는 일은 거의 없다. 당연히 목 주위 근육은 항상 부하가 걸려있기 마련이다. 이로 말미암아 목을 위시해서 어깨주변은 늘 경직되어 있을 수밖에 없다. 나이가 들고 세월을 흘릴 만큼 흘렸다싶으면 묵직한 기분에 더 짓눌리게 된다. '사십에는 허리, 오십에는 어깨, 육십에는 무릎'이라는 이야기도 있듯이, 이런 증상이 50세 전후로 나타난다고 해서 오십견이라고도 한다. 하지만 참선요가를 하면 불과 며칠 사이에 신기하게도 차도가 보인다. 병원에서 평생토록 먹어야 한다던 약도 끊을 수 있는 용기가 샘솟기까지 한다. 이것이 바로 운동의 절대성이다. 그러므로 수련할 때에는 꼭 유념하고 목을 젖히거나 돌려야 할 때, 보다 훌륭한 자세를 머릿속에 그리며 지극정성으로 할 필요가 있다.

> **참선요가 Tip** **인체와 노화**
>
> 인체에서 가장 빨리 노화 현상이 나타나는 곳은 대체로 목자가 들어가는 부위란다. 즉 목·손목·발목을 비롯하여 대퇴부 안쪽과 오금을 가리킨다. 그래서 양생술에서도 이 다섯 곳의 유연성을 위해 대단히 많은 공을 드린다. 그러면 젊음을 오랫동안 간직할 수 있다고 믿기 때문이다.

18　손바닥 밀어올리기

동작 설명 >>> 이 자세도 고개를 젖히면서 할 수 있는 동작이다. 두 손은 깍지를 낀 채 손바닥으로 천장을 떠밀듯이 팔을 쭉 펴며 깊은숨을 코로 들이쉰다. 그런 다음 아주 천천히 숨을 토하며 손을 머리 뒤로 내리길 5회 가량 반복한다. 호흡에 맞춰 아랫배를 앞으로 내밀었다 숨을 내쉴 때는 등을 뒤로 빼는 식으로 하면 느낌이 더욱 좋다. 이 동작은 호흡 기능을 도울 뿐만 아니라 어깨의 경직을 풀고 목 주위의 불쾌감을 해소하는 데 많은 도움을 준다. 이때 앉는 자세는 되도록 결가부좌를 하도록 한다. '올바른 결가부좌는 만병을 다스린다'는 이야기가 있기 때문이다. 팔을 위로 뻗을 때는 팔뚝이 귀에 닿도록 확실히 뻗는다. 아주 느린 호흡에 동작을 일치시키는 것도 중요하다.

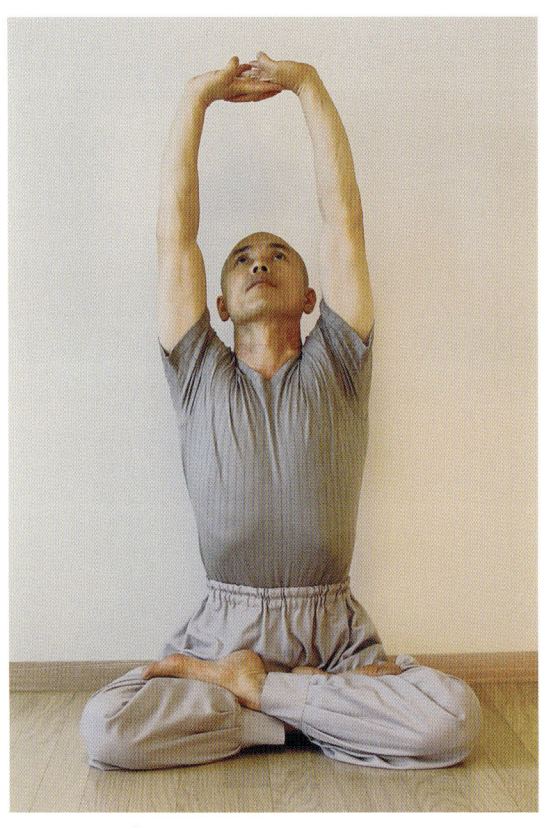
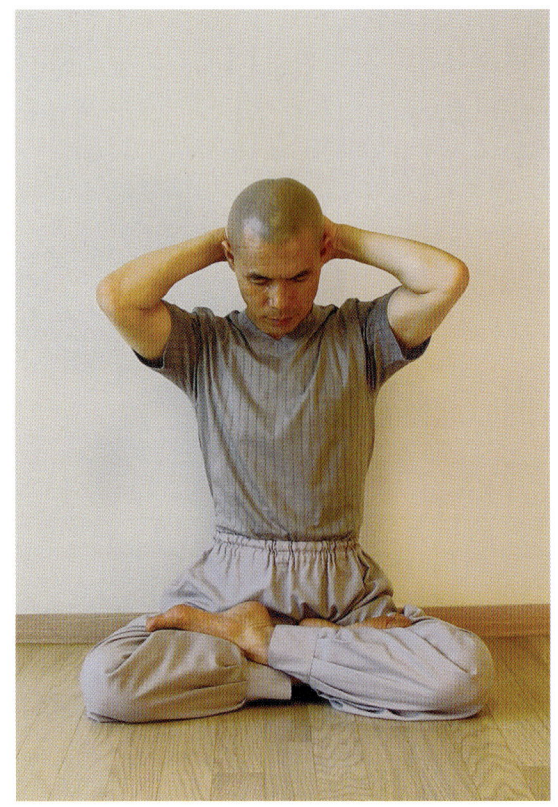

바른 호흡을 염두에 두고 만든 동작이다. 운동을 통한 호흡수련은 호흡과 관련 있는 질환에 효과가 탁월하다. 한 예가 있어 소개한다.

어느 해 정초, 십여 명의 대중이 함께 등산을 나섰다. 일행 가운데에는 다섯 살짜리 어린 딸과 동행하게 된 젊은 부인이 있었다. 정작 산길이 험한 것은 문제가 없었으나 어린아이가 가는 길을 엄마가 따라 가지 못하는 기이한 일이 벌어졌다. 전공이 체육학이었다는데 믿기지 않았다. 조용한 시간에 몸에 어떤 문제가 있는지 물었더니 멈칫거리며 그간의 사정을 털어놓았다.

대학을 졸업하고 에어로빅 학원을 하나 냈단다. 시내 학원 수준들이 고만고만하니 무엇인가 특징이 있어야 될 것 같아서, 스스로 단전호흡을 익혀 특색 있는 경영을 하고자 했다. 결심을 굳히고 수련하기 이틀 만에 실신해서 병원으로 직행하게 되었다. 그 후부터 수시로 병원을 들락거려야 했고, 한 움큼씩의 약을 하루에도 몇 번씩 입에 털어 넣어야 그나마 지낼 수 있단다. 쉽게 얘기하면 허파에 공기 덩어리가 생겨서 얻게 된 병인데, 흔한 말로 허파에 바람이 든 현상으로 짐작하면 된다고 했다. 그런데 얼마 전에 스님의 병구완을 하면서 그 일에 대해 이미 보고 들어둔 바가 있었다. 입원실이 마침 흉부외과 병동과 나란히 있어서, 가느다란 호수를 콧구멍에 끼어 넣고 한쪽 끝은 링겔 병에 꽂은 채 복도를 오가는 환자를 여럿 보았던 것이다. 병 속의 호수 끝에선 보글보글 거품이 끊임없이 생겨나기에 궁금증이 동해 간호사에게 물었더니, 그것이 바로 허파에 바람이 든 병이라고 일러주었다. 아주 흔한 병이고 원인도 다양한데 환자의 고통 역시 대단하다고 했다. 바로 그런 환자를 그것도 단전호흡을 익히다가 그 꼴이 난 사람을 다시 보게 된 것이다.

호흡 수련 중에 겪었던 혹독한 고통의 기억은 아기 엄마의 상황을 어림잡아 짐작하기에 충분했다. 그러나 그렇게 얻은 병은 절대 고치지 못한다고 알고 있었고, 주변의 상식도 그것이 정설로 인정되던 터여서 마땅한 위로의 말조차 생각나지 않았다. 도울 수 있는 방법을 모색하다가, 우선 지난날의 경험담을 들려주면서 '호흡으로 얻은 병이라면 호흡으로 극복할 수 있지 않을까?' 하는 생각에 조심스레 의향을 떠보았다. 아울러 매번 한 주먹씩 털어 넣어야 하는 약의 독해도 반드시 염려해야 할 일임을 일러주니 쾌히 동감하고 어떤 방법이 있을지 물었다. 물론 특별난 묘수가 떠오른 것은 아니었으나, 그와 같은 상태에서 다시 호흡을 시도한다는 것도 위험한 일이므로 단지 참선요가의 동작이 가져다 줄 수 있는 이익을 설명하며, 특히 단전호흡에 상당하는 효과가 참선요가 동작에 배어있음을 특징으로 하여 이해를 도왔다. 그렇게 동작 수련을 한 지 두어 달 만에 산길을 부담 없이 걷게 되었고, 1년이 지날 즈음 병원에서 약을 끊어도 좋다고 하였다는 소식을 전해왔다. 잘못된 호흡으로 얻은 병을 참선요가를 통해 훌륭히 극복할 수 있다는 가능성을 보여준 확실한 사례이다.

19　가위 바위 보

　단지 인간의 편리를 위해 만들어졌을 뿐이니 이름에 무슨 깊은 의미가 있을까? 참선요가교실에서는 이 동작을 '가위바위보'라고 불렀는데, 어릴 때 '가위바위보' 놀이를 하던 기억을 되살려 이름을 삼았다. 제법 정감이 있는 이름이지만 자세는 별로 그렇지 못한 모양이다. 손깍지를 끼고 팔뚝을 휘감을 때면 세월을 느끼는 사람이 하나둘이 아니니 말이다. 약간 여유 있게 손깍지를 하면 흉내는 낼 수 있으니 노력을 아끼면 안 된다.

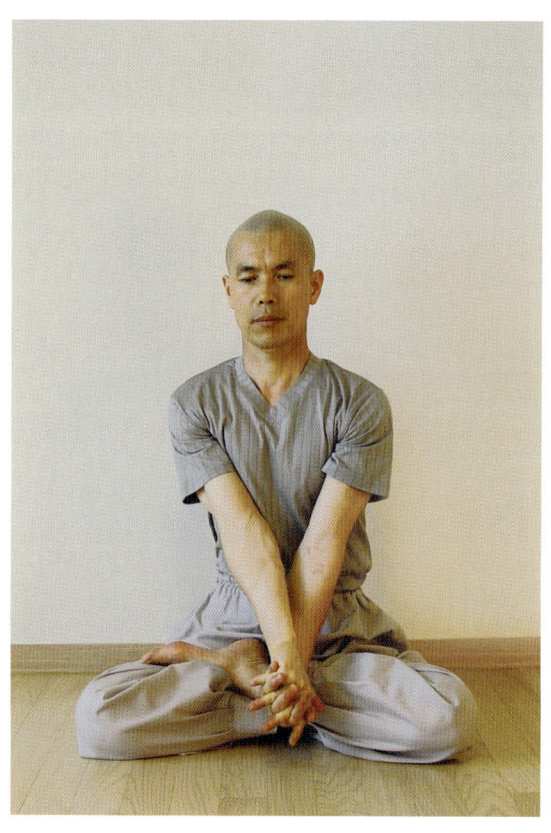

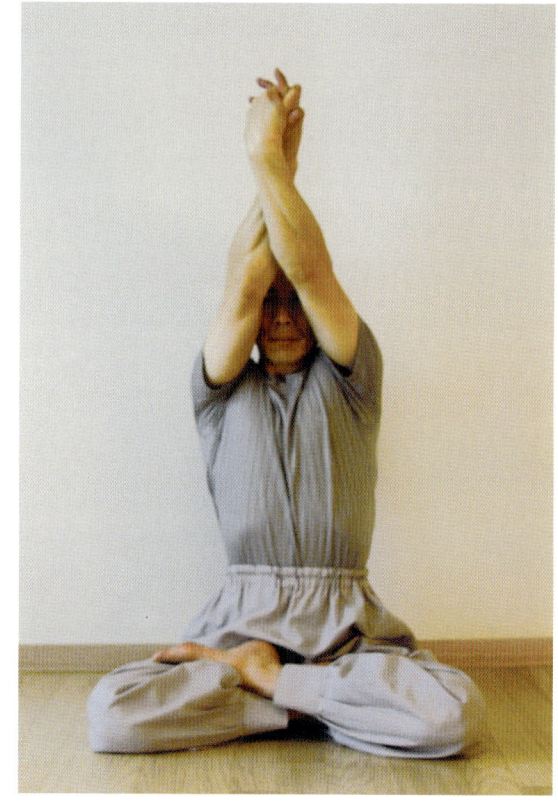

동작 설명 >>> 먼저 엄지손가락이 아래로 향하게 왼팔을 쭉 펴서 앞으로 내밀고, 오른팔을 뻗어 그 위로 손목끼리 겹치게 해서 깍지를 낀다. 안으로 한바퀴 돌려 뻗고 팔을 높이 치켜들면서 숨을 들이쉬고, 서서히 팔을 내리면서 숨을 내쉰다. 시선은 손에 두면 되고, 머리를 뒤로 젖힐 수 있는 동작이란 점도 명심한다. 한쪽을 마칠 때는 처음 자세로 돌아와 손목의 위치만 바꿔서 같은 동작을 되풀이한다. 어깨와 팔 전체의 관절과 굳은 근육을 풀어주는 효과와 팔 저림 증세에 묘한 영험이 있다. 느린 동작으로 5회 반복한다.

조선시대 무신이었던 박인로는 어려서부터 글재주가 있어서 13세 때에 '대승음'이라는 한시를 지어 주위를 놀라게 했다. 그의 '선상탄'이라는 글의 서두는 '(임금님이) 늙고 병든 몸을 수군으로 보내시므로....'라고 시작된다. 문득 그가 그 글을 지을 때의 나이를 헤아려 보니 놀랍게도 45세밖에 안 되었을 때였다. 이미 그 나이를 훌쩍 넘긴 탓인지, 툭툭 불거지는 관절을 내보이며 하소연을 해오면 듣는 마음도 안쓰럽기 그지없다. 사실 이 동작도 그런 심정에서 만든 것이다.

우리 인체의 골격은 막 태어나서는 360개 가량이지만 성인이 되면 210개 남짓이 된다고 한다. 자라면서 가까운 뼈들이 서로 연결되기 때문이란다. 그 중의 절반 가량이 양팔에 집중되었다고 하니, 지금 이어지는 동작들의 중요성을 알 듯싶다. 이 동작은 손가락 마디마다 자극을 주기도 하지만, 경직되었던 근육을 풀어줘서 손에 반갑지 않게 찾아오는 갖가지 경련을 사라지게 한다. 그러나 요가 서적을 아무리 뒤져봐도 이를 비롯한 몇 가지 동작은 어디에서도 찾아낼 수 없을 것이다. 이유인즉 그렇게 만들어 슬며시 꿍쳐 넣은 것이기 때문이다.

20 손바닥 대기

동작 설명 >>> 역시 손목을 배려한 자세이다. 먼저 손깍지를 한 후 손바닥을 펼쳐서 손가락 끝을 바닥에 대고 손목을 앞으로 미는 듯이 해서 손바닥을 지면에 밀착시킨다. 이때도 고개를 확실히 젖히도록 한다. 이 동작도 그리 수월하지 않다. 손바닥을 바닥에 밀착시키기 어려운 사람은 손깍지를 빠지지 않을 정도만 껴, 엉덩이를 높이 들고 일단 손바닥을 지그시 눌러 붙인 후 엉덩이를 내려놓으면 가능할 것이다.

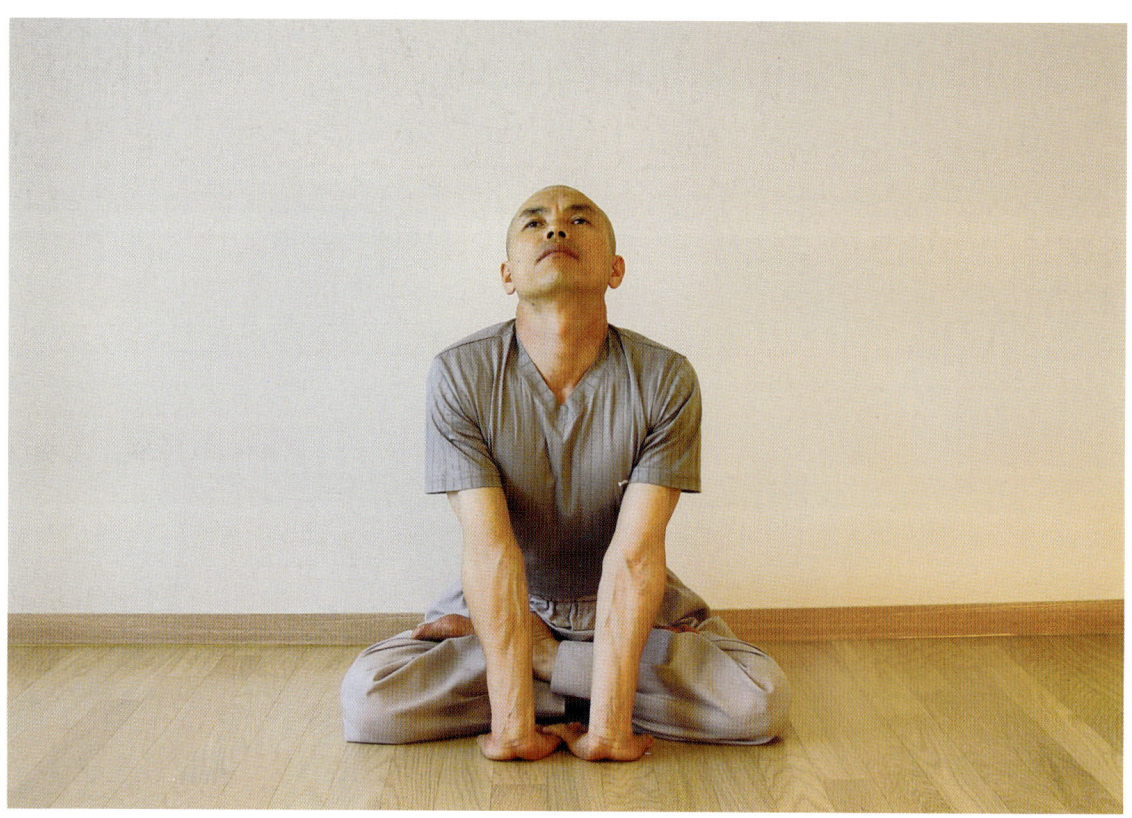

 수련이 어려운 사람에 대한 조언은 순전히 개인적인 경험담이다. 팔을 높이 들고 팔뚝을 양쪽 귀에 붙이려 해도 어림없었다. 등을 벽에 기대지 않고는 다리를 뻗고 앉질 못하니, 두 손을 발끝에 대는 일은 요원한 일이었다. 이 자세도 무척 힘들게 익힌 것 중의 하나인데, 참선요가 공개강좌를 하던 넉 달 사이에 참으로 많은 사람들을 한꺼번에 만나면서 여성들도 만만히 여기지 못하는 동작인 줄 비로소 알았다. 그러나 누구든 이것을 해서는 안 될, 아니 못할 사람은 단 한 사람도 발견할 수 없었다. 나 역시 결국 해냈기 때문이다.

21 변형 손등 대기

동작 설명 >>> 손끝을 마주 대고 손등이 바닥에 밀착되게 해서 젖혀졌던 손목의 피로를 풀어준다. 고개는 계속 젖힌 모습이다.

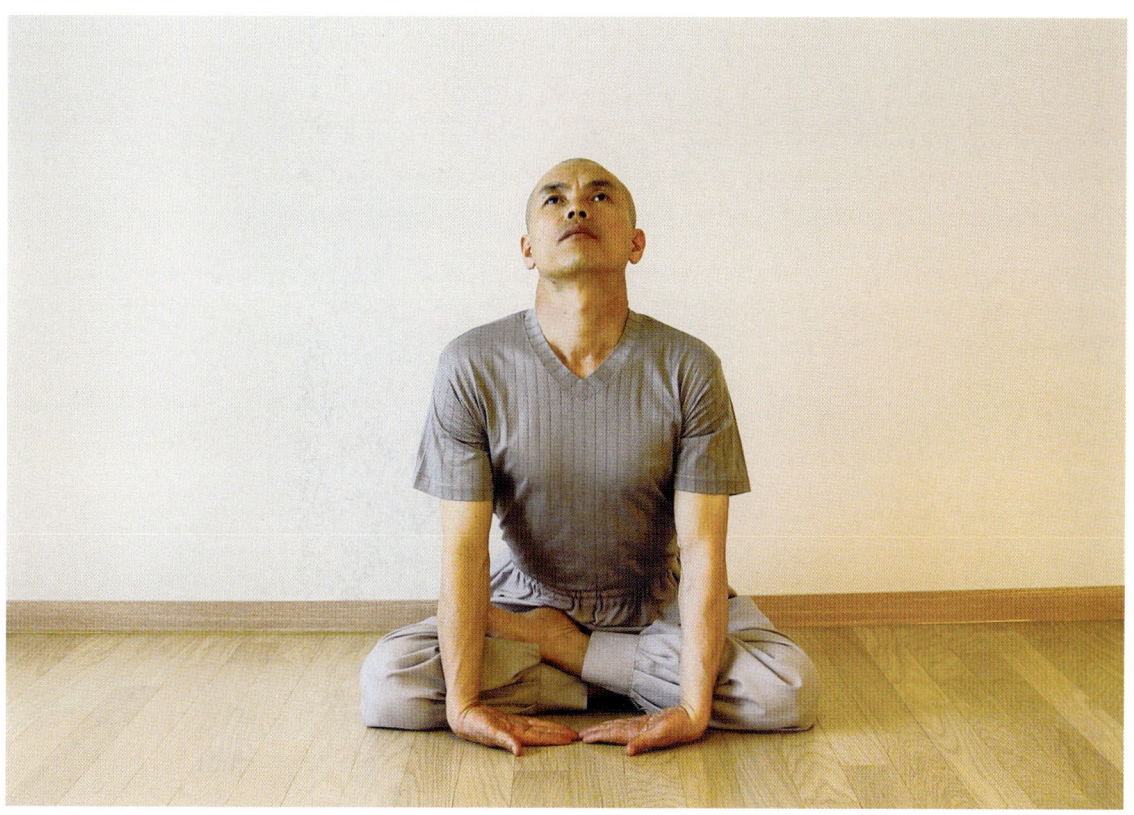

장년층이 흔히 하소연하는 통증은 어깨의 묵직한 느낌이라든지 목의 뻣뻣함, 그리고 등짝을 쥐어박는 듯한 괴로움과 가슴의 답답증이 대부분이다. 지금 전후로 이어지는 모든 동작들은 이 점을 의식하며 구성했다. 외우기 쉽게 어느 한 동작이 모든 이익을 가져다주면 오죽 좋으랴만, 게으르고 어리석은 생각은 아예 말아야 한다. 계속 반복되는 비슷하지만 특색 있는 다양한 자세가 서로 어울리면서 일상에서 오는 불쾌감을 해소하기 때문이다.

22 뒤로 합장

동작 설명 >>> 손을 허리 뒤로 돌려 손끝을 마주 대고 서서히 손가락부터 합치면서 밀어 올린다. 부처님 앞에서 합장하듯 등뒤에서 합장하는 것이라고 생각하면 꼭 맞다. 합장한 손이 자리를 잡았으면 고개는 물론이고 어깨를 맘껏 젖혀 가슴이 활짝 열리도록 한다.

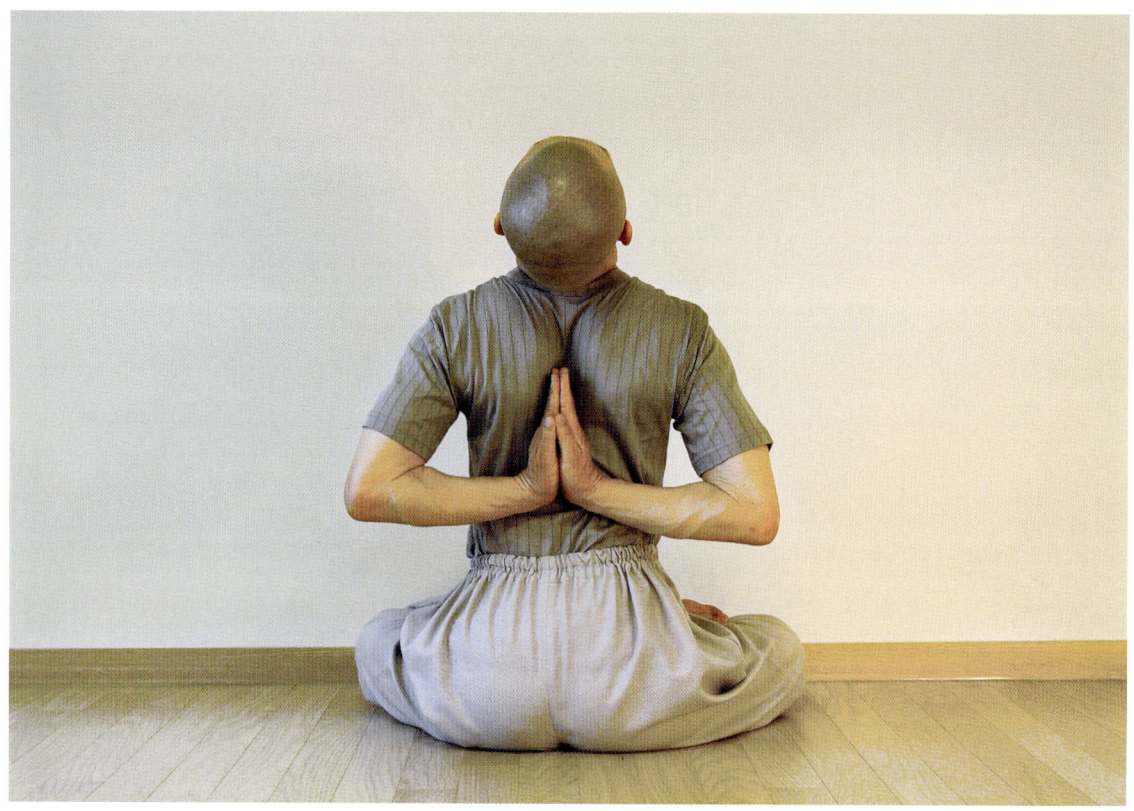

굳은 곳은 무엇이건 꿰뚫고 지나가기 어렵다. 육신도 마찬가지이다. 굳어 있는 곳은 결국 막히게 되고, 막히면 병이 된다. 특히 목덜미와 어깨 부위가 그렇다면 전신 마비의 위험성은 물론이고, 나이에 상관없이 중풍과 치매가 찾아든다. 이런 경우는 비슷한 과정을 거치면서 뇌세포가 악영향을 받기 때문이다. 근육을 비롯한 모든 세포가 마치 돌덩이와 같아진다면 그 위험성은 이처럼 막대한 것이다. 이로써 어떤 성향의 운동이 건강에 도움이 되는 지는 더욱 자명해진 셈이다. 오직 꾸준한 수련만이 상책이다.

얼마 동안만 해봐. 효과를 느낄 테니' 참선요가 수련을 권유하는 이들의 한결같은 말투다. 그런데 그 얼마 동안이 천차만별이다. 즉 하루 해본 사람은 하루만 해도 효과를 느낄 수 있다고 말하고, 일주일을 한 사람은 일주일, 한 달을 해본 이는 한 달만 해보면 효과가 확실하다고 얘기한다. 그 까닭은, 참선요가는 하면 할수록 신체의 변화를 그만큼 새롭게 느끼기 때문일 것이다. 20년을 쭉 해오고도 그런 느낌이 아직 들 때가 있으니 충분히 이해되고도 남는 일이다. 그러므로 어느 날 갑자기 몸이 불편하면 걱정부터 하지말고 어제 무슨 일이 있었나를 떠올리면 근심이 일순간에 사라질 것이다. 별 일 아닌 듯싶어도 그 반응은 꼭 보이기 때문이다.

나의 체험기

하루만 해보세요

성남 분당 홍 주 현

평소에도 그랬지만 서서 집안일을 하면 허리가 더 심하게 아파서 쩔쩔매야 했으므로, TV에서 한참 요가가 유행할 때 혹시 그 운동이 도움이 될지 모른다는 생각을 떠올린 것이 참선요가와의 첫 만남입니다. 사실, 방송을 통해서 접한 요가는 동작이 어렵고 복장도 갖추어야 되는 듯해서 무척 사치스러운 운동이라 여겨졌습니다. 그런데 참선요가는 그런 것들과 전혀 달라서 저의 편견인 줄 금방 알 수 있었고, 동작 하나하나가 우리 몸을 편안하게 하는 줄 처음부터 확실히 느낄 수 있어서 마음을 들뜨게 하였습니다. 그러므로 날이 갈수록 자연스럽게 참선요가의 매력에 깊이 빠져들게 되었고, 쉽게 따라할 수 있는 동작이 많아서 그다지 어려움을 느끼지 못하고 7개월 째 꾸준히 수련해오고 있습니다. 또한 몸의 변화가 제법 많으니 얼굴에는 미소가 떠나지 않습니다. 오랫동안 고생하던 생리통, 변비, 요통 등이 없어졌고 피부가 맑아졌으므로 가끔씩 생기던 뾰루지도 보기 힘들어졌습니다. 식욕부진으로 꽤 고생을 했었는데 이제는 소화력만큼은 남에게 자랑할 정도가 되었답니다.

2005. 4.

23 소머리 자세

동작 설명 >>> 오른쪽 무릎을 왼쪽 무릎 위에 겹치면서 양 발꿈치는 반대쪽 엉덩이에 가까이 댄다. 올라간 다리 쪽의 팔을 어깨 위로 돌리고 다른 팔은 허리 뒤로 휘감아 등뒤에서 양손을 마주 잡은 채 고요히 호흡한다. 이때 위쪽 팔꿈치는 뒷머리에 붙인다. 잡았던 손을 풀면서 양손 엄지손가락으로 용천을 누르고 호흡에 맞춰서 상체 숙이기를 몇 번 반복한다. 다리를 바꿔서 반대편도 동일하게 한다.

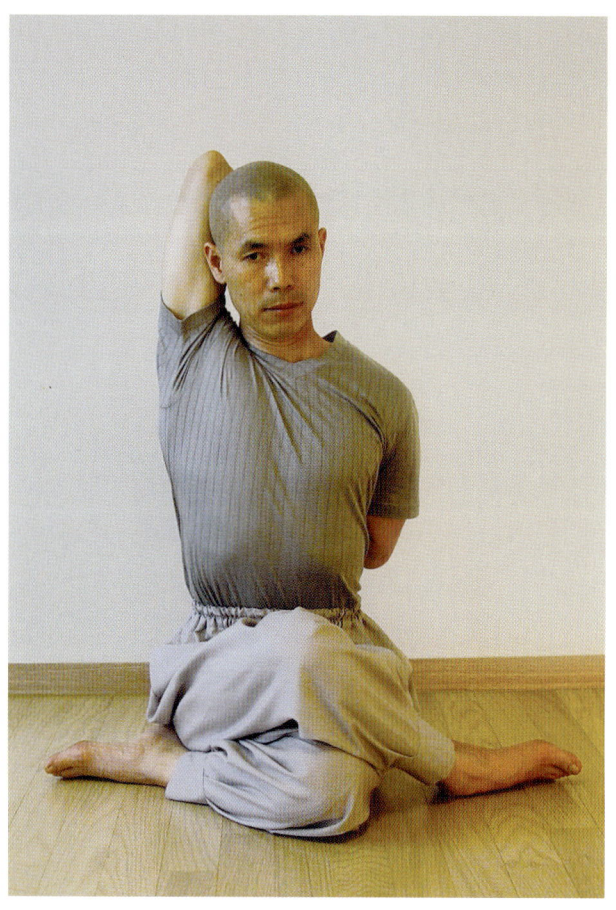
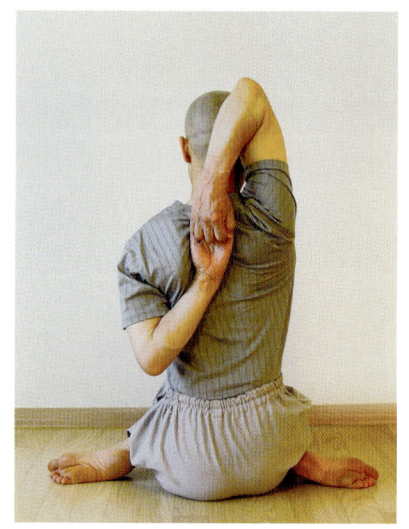

아직도 내게는 어려운 자세 가운데 하나이다. 왼쪽은 아직도 오른쪽만큼 되지 않는다. 그렇지만 꼭 한다. 하기 힘든 사람은 한쪽씩 팔꿈치를 번갈아 잡아당겨 해당 근육과 관절을 풀어준 후 시도하거나 고리를 사용하면 흉내가 가능하다.

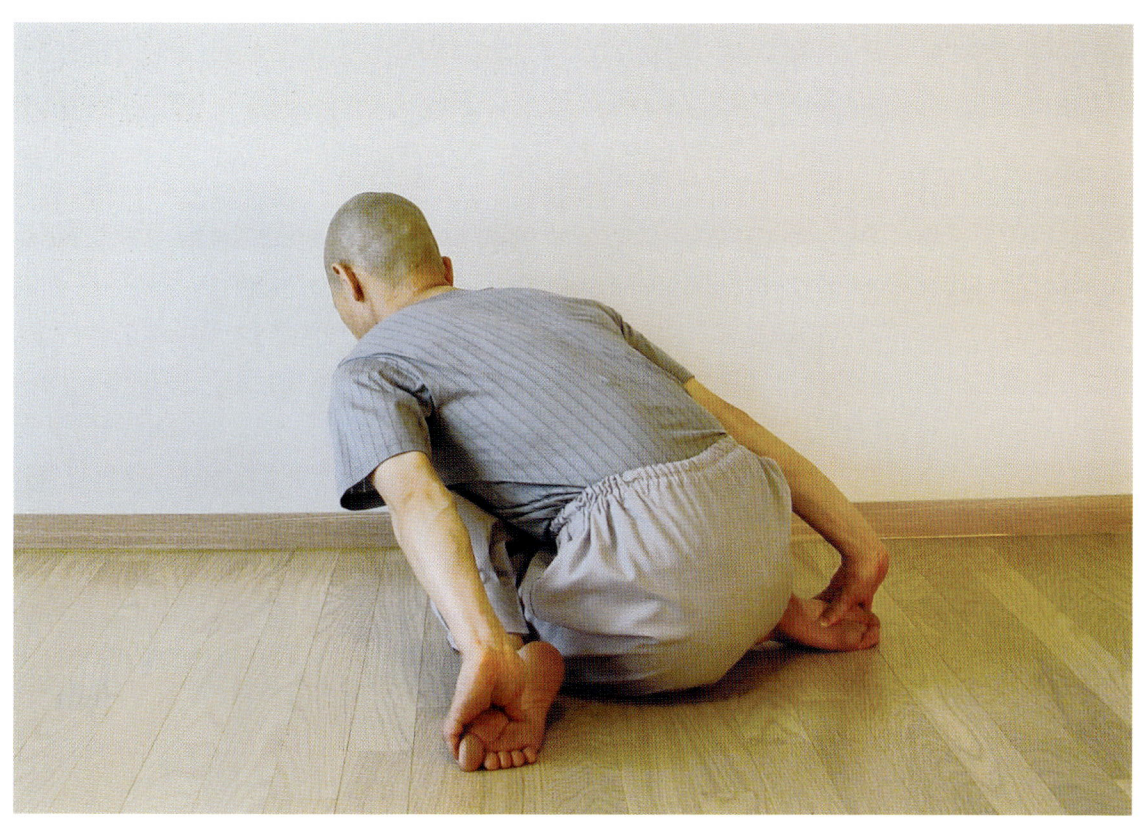

　처음 입산하여 며칠이 지나지 않아서의 일이다. 승려가 되기까지는 마음도 정리할 필요가 있고 절집 풍습도 익혀야 하기에, 수습기간에 해당하는 행자 생활의 과정이 있다. 아직 행자실 분위기도 채 파악하지 못했을 때 곧 행자 교육이 시작된다고 했다. 행자님들은 강사스님이 여간 엄하지 않으셔서 스님들에게도 가차없이 회초리를 든다며 수군댔다. 요즈음은 강의실이라든지 교수 방법도 많이 변한 모양인데, 그때는 서당식으로 행자들은 무릎을 꿇은 채 강의를 들었다. 몸이 뻣뻣했던 탓에 그냥 앉아있는 것도 두려운 일이었는데, 강의 첫날 강사 스님의 앉은 다리 모양이 놀랍게도 바로 이 자세였다.

　깡말랐으나 고고한 자태에 희끗희끗한 머리며 음성에 억양까지 천하에 둘도 없으실 노스님이었다. 소문과 달리 자상하였고 무릎끼리 척 붙이고 꼿꼿이 앉아 강의할 때의 모습은 정말 존경스러웠다. 그런데 어느 날, 운동장에서 학인 스님들과 축구하는 광경을 볼 수 있었다. 어림잡아 연세가 칠십은 족히 넘은 듯한데, 눈을 의심하지 않을 수 없는 일이었다. 잠깐 지켜보니 몸놀림도 여간 가벼운 것이 아니었고 공을 차면서도 지팡이처럼 꼿꼿한 자세는 조금도 흐트러지지 않았다. 그 당시 해인사 스님들의 축구 실력은 알만한 사람은 다 인정하던 때였다. 사관학교 팀이나 대도시 조기축구회 우승팀도 커다란 점수 차이로 번번이 지고 갔었으니 말이다. 그런데 더욱 놀라운 일은 승려가 된 이듬해에 일어났다. 바로 그 스님이 군대를 간다고 했다. 아무 날 아무 시 부로 징집영장이 나왔다는 것이다. 스님들은 의복이며 머리 모양이 똑같으니 나이 짐작이 정말 쉽지 않다.

24 비틀기 첫 동작

동작 설명 >>> 비틀기 첫 머리이다. 요가 서적에서 이 동작들을 발견하고 무릎을 치며 쾌재를 불렀다. 아직도 이 비틀기 연속동작에선 마음이 경건해지기까지 한다. 첫 자세이므로 유의할 필요가 있다.

먼저 오른발이 엉덩이 바깥에 놓이도록 무릎을 구부려 앉는다. 왼쪽 발등이 오른쪽 넓적다리 위에 닿게 올려놓고, 왼손을 허리 뒤로 돌려 손등이 위로 향하게 왼쪽 발을 잡는다. 오른손으로 왼쪽 무릎을 잡아당기며 어깨와 골반이 확실히 엇갈리게끔 몸통을 비튼다. 쉽지 않은 자세이다. 만약 욕심이 앞서 넓적다리 위에 올린 발끝을 몸 바깥쪽으로 삐죽 나가게 하면 더 안 잡힌다. 이때는 발뒤꿈치를 오히려 배꼽 가까이 붙인 채 가슴을 펴고 아랫배만 앞으로 쭉 내미는 듯한 자세로 시도하면 훨씬 잘 잡을 수 있다. 반드시 반대쪽도 같은 방식으로 하고 다음 동작으로 넘어간다. 물론 머리도 비트는 방향으로 돌려야 한다는 점을 잊지 않는다. 정 안 잡히면 고리를 사용해도 무방하다.

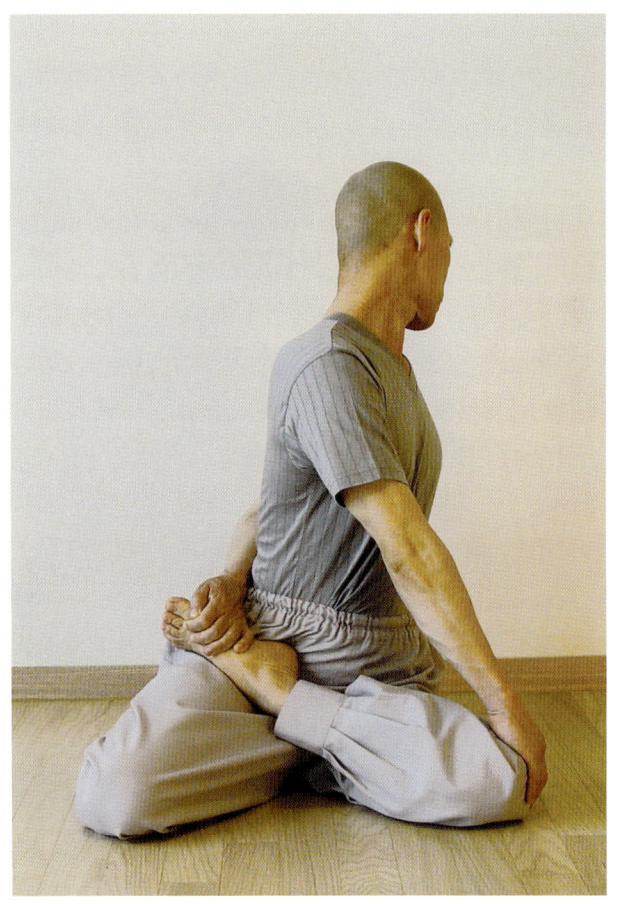

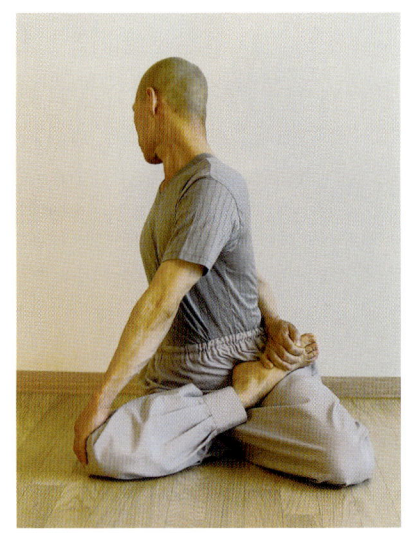

비틀기는 특별히 잘되는 사람도 못되는 사람도 없다. 처음 하는 동작이니 어설프기는 마찬가지이다. 애를 쓰다 보면 요령도 생기고 제법 모양이 갖춰진다. 하지만 어깨, 팔뚝, 허리, 골반과 대퇴부 근육이 두루 풀리고 척추까지 유연해진 후에야 수월하게 할 수 있다. 뒤집어 말하면 그 모든 곳을 한꺼번에 유연하게 해줄 수 있는 자세라는 뜻이다.

참선요가 동작들을 구상하고 일과로 삼기까지의 과정은, 단전호흡을 통해 신선도의 사상을 나름대로 이해한 것에서 비롯되었음을 반복하여 설명했다. 그때 가장 먼저 머리에 떠오른 생각이 오장육부가 제 기능을 못하면 절대 건강할 수 없다는 것이었다. 그런 연유로 비튼 자세에서 복식호흡까지 한다면 오장육부에 더 좋은 자극이 될 거라는 생각을 떠올리게 되었다. 그러므로 이어지는 비틀기 자세에서도 특히 이점에 유의한다.

나의 체험기

나이 먹음과 참선요가

대전 서구 삼천동　남 정 자

한해 두 해 세월이 흐를수록 육신에도 어느덧 불편한 곳이 한 곳 두 곳 찾아들어 건강에 대한 자신감마저 잃어갈 무렵 친구들로부터 '참선요가' 수련 모임에 나가자는 권유를 받았다. 그렇게 우연히 하게 되어 어느덧 3개월쯤 되었을 때 확실히 예전과 달리 내 자신에게 많은 변화가 있다는 것을 느꼈다. 한 예로 오른쪽 팔꿈치 관절에 가끔씩 나타나는 통증은 장바구니 무게에도 며칠씩이나 고통스러워하기 일쑤여서 주부로서의 걱정도 이만저만이 아니었는데, 이 참선요가를 한 후부터 그러한 증세만큼은 말끔히 사라졌다. 오랜 지병인 어깨 결림과 무릎 관절의 통증도 많이 좋아졌다. 나와 같은 증세로 고생하다가 좋은 결과를 이미 얻은 많은 분들을 보며, 꾸준히 수련하면 더 좋은 결과가 있으리라는 점에 대해 추호의 의심을 않는다. 많은 동호인이 함께 같은 이득을 얻게 되길 바란다.

1999. 10.

25 무릎 세워 비틀기

동작 설명 >>> 앞의 동작보다는 조금더 애를 써야 한다. 오른쪽 다리를 뻗은 채 왼쪽 무릎을 굽혀 왼발을 반대편 무릎 바깥에 놓는다. 어깨를 틀어 오른쪽 겨드랑이에 왼쪽 무릎을 끼고 팔을 뻗어 왼쪽 발을 안쪽에서 감아쥔다. 몸통을 왼쪽으로 더욱 비틀며 같은 방향으로 고개를 돌리고 시선을 뒤쪽에 둔다. 나머지 손은 엉덩이 뒤쪽 바닥을 짚고 균형을 유지한다. 이 동작을 취할 때는 필히 겨드랑이 밑에 무릎을 바짝 껴야 자세가 쉽게 이루어진다. 하지만 이 일이 보통 일이 아니다. 한동안은 겨드랑이는커녕 팔목만 겨우 무릎에 걸칠 수 있어도 다행이다. 그러나 팔꿈치를 무릎에 걸칠만하면 힘쓰기가 훨씬 수월해져 자세가 나날이 달라진다. 이때 팔을 편 채 억지로 힘을 쓰면 팔꿈치가 몹시 아프다. 아직 팔을 뻗지 말고 무릎을 뒤로 젖힌 후에 팔을 펴서 발을 잡으면 한결 낫다. 또 바닥을 짚은 손은 뼘을 재듯이 손가락을 활짝 벌리면 손가락 관절에 좋은 자극을 줄 수 있다. 유연하지 못한 사람은 고리를 발에 걸고 해도 되고, 발을 먼저 잡고 다리를 들어 넘기는 방법도 취해볼만하다. 다음 동작에도 적용되는 요령이다.

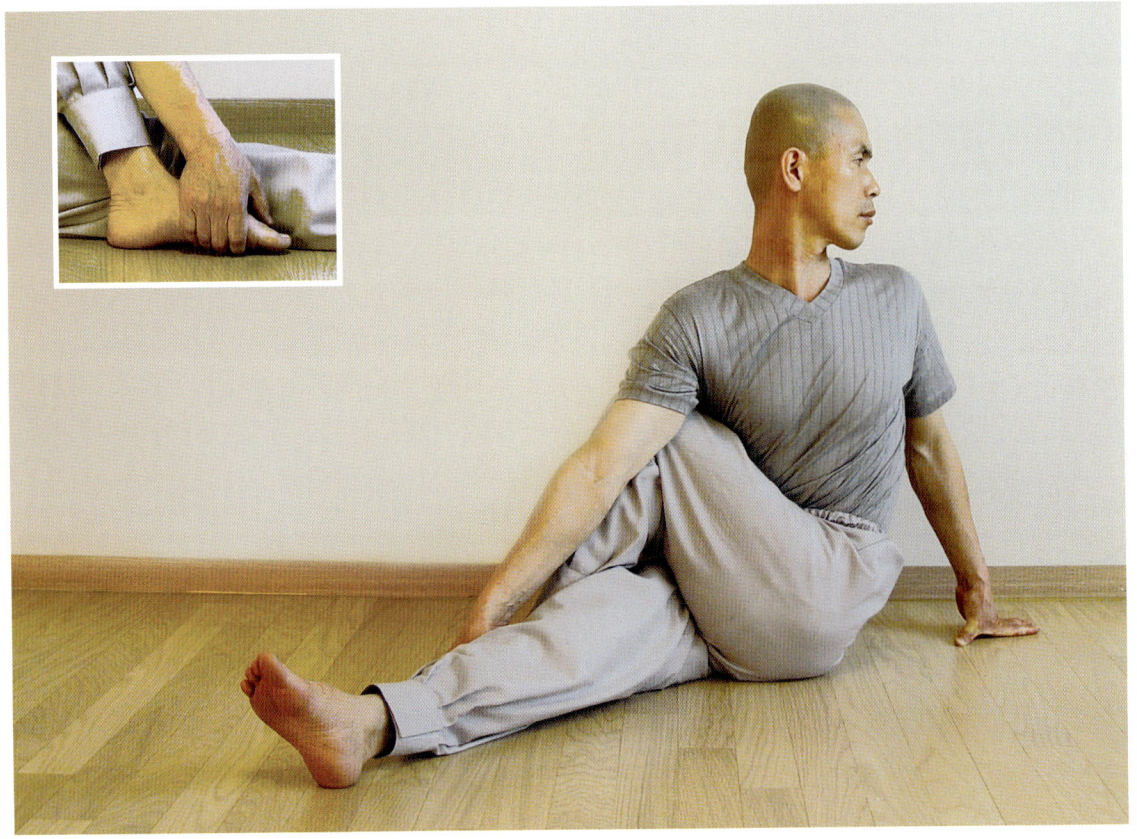

멀리서 찾아와 참선요가를 익힌 후에 이웃에게도 열심히 가르친 분이 있었다. 얼마 지나지 않아서 비디오테이프를 걸어놓고 스스로 수련하는 이들이 기십 명이 훨씬 넘는다고 알려왔다. 누구는 피부가 고와지고, 누구는 기미도 벗겨졌고, 누구는 30년 묵은 속병이 한꺼번에 싹 달아났다고 서로 자랑 중이라 했다. 심지어 탈모증으로 걱정을 하던 아저씨는 머리숱이 많아졌다고 한턱 냈고, 생리가 끊긴지 수 년 만에 다시 시작되었다며 좋아하는 이도 생겼단

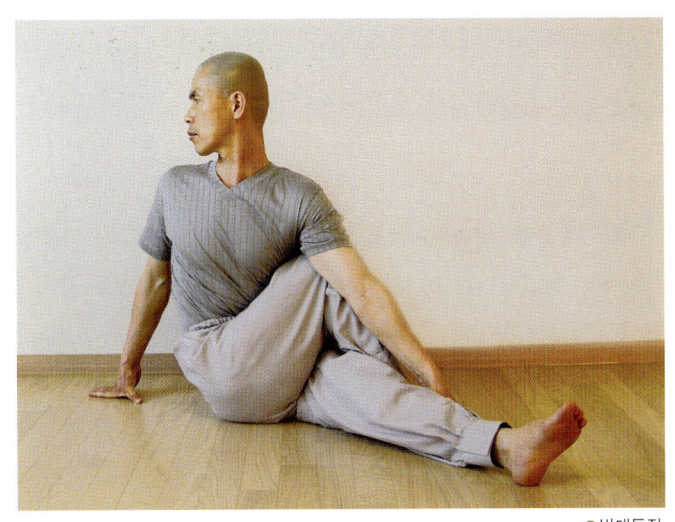
●반대동작

다. 자녀를 따라 훌라후프를 돌려도 30번을 채 못했는데, 시간이 없어서 그렇지 이제는 육칠백 개는 일도 아니고, 당뇨병, 고혈압, 생리통, 속병까지 한꺼번에 물리친 아주머니는 더 해야할 것이 없는가 물어왔다. 그러나 20년 동안 해온 이 동작을 아직까지 매일 한다. 보디빌딩도 첫날 배운 운동으로 13년을 하루같이 했었다. 새로운 것이 좋다지만 운동만큼은 그렇지 않다. 생소하고 새로운 동작은 스트레스에 불과해서 역효과만 내기 때문이다. 오히려 전신을 샅샅이 자극하면서 경직된 곳은 이완시키고 이완된 곳은 적당한 긴장감을 불어넣어 주는 짜임새 있는 동작을 규칙적으로 하는 것이 건강을 위한 측면에서 훨씬 이득이 많다. 그래도 그런 생각이 문득 들면, 다리와 손의 위치를 조금씩 달리 해보는 것도 좋은 방법이다. 항상 연구하는 마음가짐은 그래서 늘 필요하다.

26 오므리고 비틀기

동작 설명 >>> 난이도가 아주 높아져서 옆구리, 대퇴부, 등과 복부의 느낌이 더 자극적이다. 오른쪽 다리를 굽혀 왼쪽 넓적다리 밑으로 발을 넣는다. 왼쪽 발을 오른쪽 무릎 바깥에 두고 오른쪽 겨드랑이에 세워진 무릎을 밀착시켜 등뒤로 밀면서 팔을 펴서 발을 감싸쥔다. 그 외는 앞의 방식과 같다.

거듭 말하지만, 비틀기 자세에 익숙해지면 비튼 상태에서 아랫배를 움직이면서 호흡을 하도록 한다. 물론 바람직한 호흡은 자연스럽게 아랫배를 움직이게 하지만 이런 식으로 호흡 수련을 익히면 위험스런 호흡법을 별 탈 없이 익힐 수 있고, 수련 중에 얻는 효과도 몇 배로 불어난다. 동작이 더욱 원숙해지면 어깨선과 겹쳐진 다리의 중심선이 차차 일직선이 될 것이다.

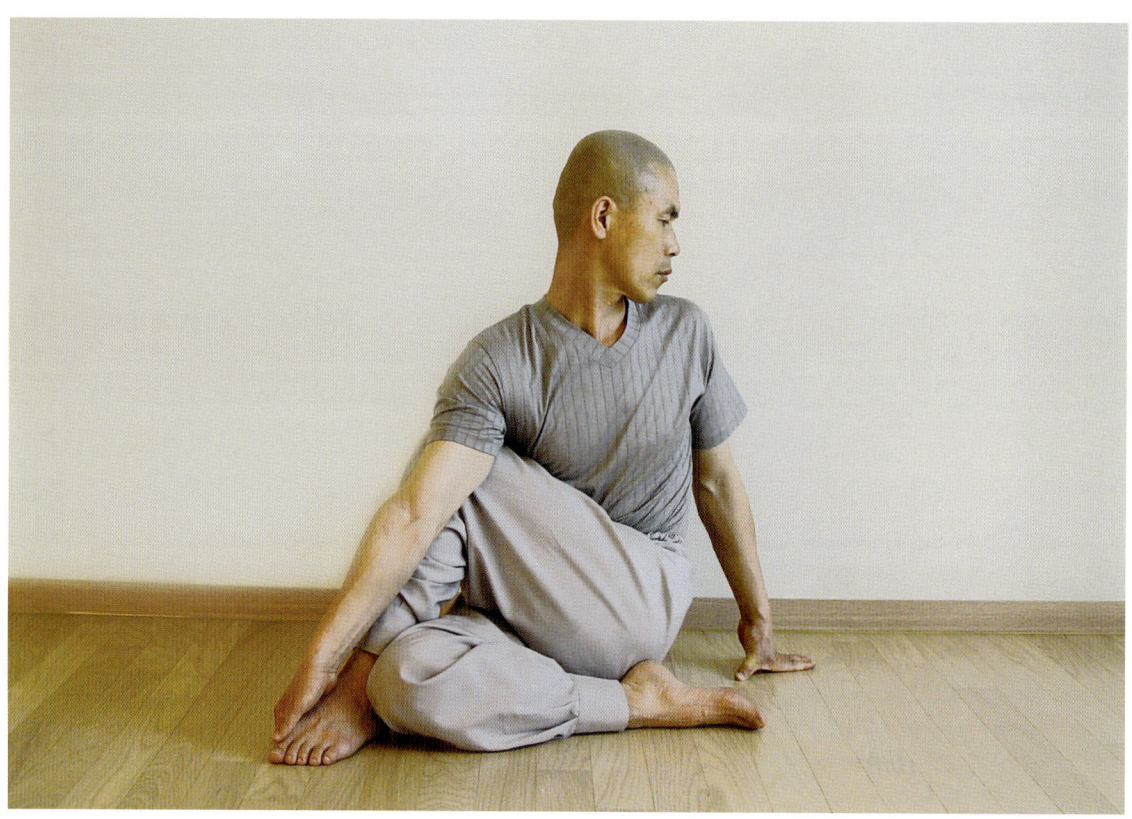

출산 이후 십 년 가까이 그 후유증으로 한쪽 다리에 마비가 와서 고생하는 부인이 있었다. 병원을 전전하다가 의사선생님의 권유로 배드민턴, 에어로빅, 수영 등 해볼 건 다 해봤지만 차도가 없었다. 이미 들어둔 일이라 요가 동작들에 관심 갖기를 권해보기도 하고, 비디오테이프까지 만들어 주었으나 미리 질려버린 탓인지 관심조차 두지 않았다. 애들 방학 때 왔기에 억지로 가르쳤더니 일주일 만에 허리띠 구멍이 셋이나 줄었다고 좋아서 어쩔 줄 몰라했다. 돌아가서는 친구들 사이에 화젯거리로 떠올라서 동네 부인들까지 합세하여 요가학원으로 몰려다녔다. 그렇게 시작한지 한 달 만에 아파트 9층 계단을 일삼아 뛰어 오르내렸다. 그러고 1년 만에 다시 만났을 때, 기회가 되면 남들에게도 가르쳐주고 싶다고 의중을 내보였다. 그러려면 호흡법이라도 배워두면 좋을 거라 여겼는데, 이미 터득해서 가르치고 말고 할 것도 아예 없었다. 남은 죽을 고비를 넘겨가며 익힌 것이건만, 그 부인은 참선요가를 하면서 자연스럽게 통달했던 것이다.

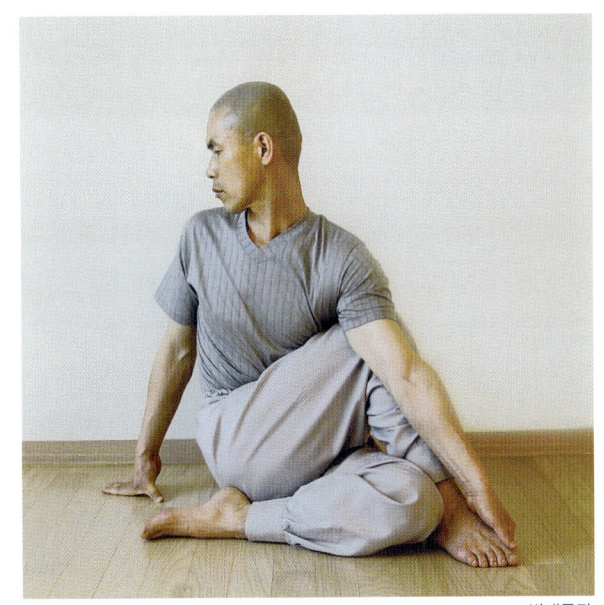

●반대동작

   참선요가의 이익은 한마디로 정리하기가 쉽지 않다. 그러나 수련의 느낌은 감격 그 이상이다.

   첫째로, 모든 동작은 온몸의 근육과 세포를 확장과 수축, 긴장과 이완을 반복하게 함으로써 근육과 세포 곳곳에 쌓여있는 노폐물과 유해물질을 확실히 제거한다. 수련에 동참하고부터 피부가 달라지는 느낌을 가장 먼저 받는다고 이구동성으로 말하는 까닭도 바로 이 때문이다. 물론 피로의 요소가 사라지므로 활기찬 생활을 하게 됨은 두말할 나위가 없다. 또한 근육의 신축과 이완의 반복은 실질적으로 각 부위를 단련시키는 효과가 있으므로 웬만한 활동으로는 전혀 부담을 느끼지 못한다. 따라서 모든 일에 자신감 넘치는 당당하고 떳떳한 자세로 임할 수 있다.

   둘째는, 참선요가의 반복된 동작들은 뼈를 튼튼히 해서 여성은 물론 운동이 부족한 남성에게도 찾아오는 골다공증 예방에 효과적이고, 관절의 원활한 혈액 순환은 류마치스성 관절염을 비롯해서 골격에 오는 모든 질환을 예방하고 호전시킨다. 특히 비틀기 형태의 동작들은 척추의 불균형을 교정하는 효과가 놀도록 뛰어나다. 이로 말미암아 척추와 이에 연결된 모든 신경이 본래의 기능을 회복해서 신체가 최상의 조화를 이룬다.

   셋째는, 평상시의 움직임으로는 자극이 미치지 않는 몸통 안의 장기들이 참선요가의 동작을 통해 충분한 자극을 받게 되면서, 이때 발생한 마찰력은 오장 안의 노폐물의 배출을 촉진시켜 오장육부를 더욱 건실하게 만든다.

   넷째는, 완만한 동작들은 유산소 운동의 전형이므로 필요 없는 피하지방을 효율적으로 분해하여 비만이 원인인 각종 질환을 치료, 예방하고 모든 이의 열망대로 몸매를 아름답게 가꿔주기도 한다.

27 비스듬히 비틀기

 환갑이 가까워 보이는 한 어른은 십여 년 전 등산 중에 허리를 다쳐서 디스크 증상에 시달리게 되었는데 별스런 비방도 소용이 없었다한다. 그동안 스쿠터(scooter)에 의지하여 지내다가 용기를 내서 참선요가 수련에 동참하고는 3일 만에 온종일을 끄떡없이 걸었다며 즐거워했다. 특별한 경우라서 오래도록 기억에 남아 있다.

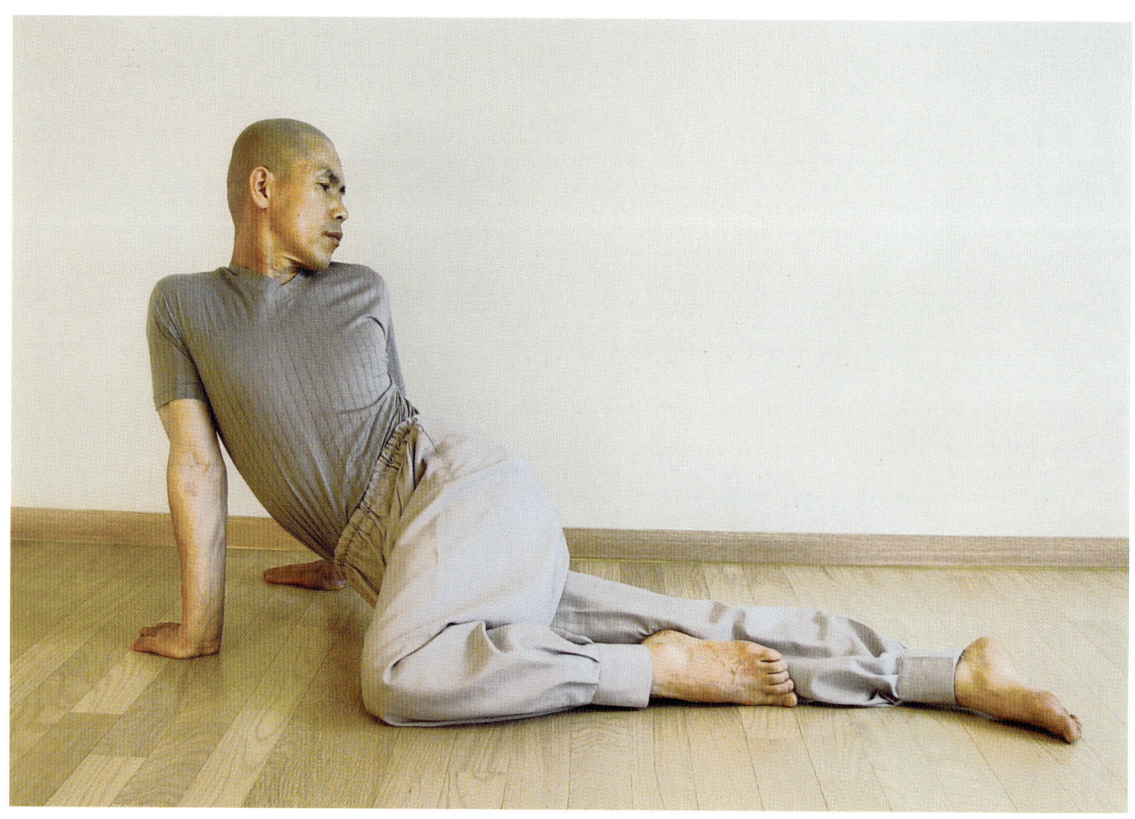

동작 설명>>> 우선 비스듬한 자세로 등뒤 바닥을 짚는다. 왼쪽 발을 오른쪽 무릎에 올리고 세워진 무릎을 오른쪽으로 넘겨서 바닥에 댄다. 이때 어깨가 따라 돌지 않도록 주의하면서 고개는 무릎이 넘어간 반대 방향으로 돌린다. 누가 이 자세를 '섹시 포즈'라고 이름을 붙였다. 어떻든 느낌은 대단히 좋다. 이 한 동작으로도 전신의 피로를 말끔히 걷어내는 듯하다. 반대편 동작도 정성껏 한다.

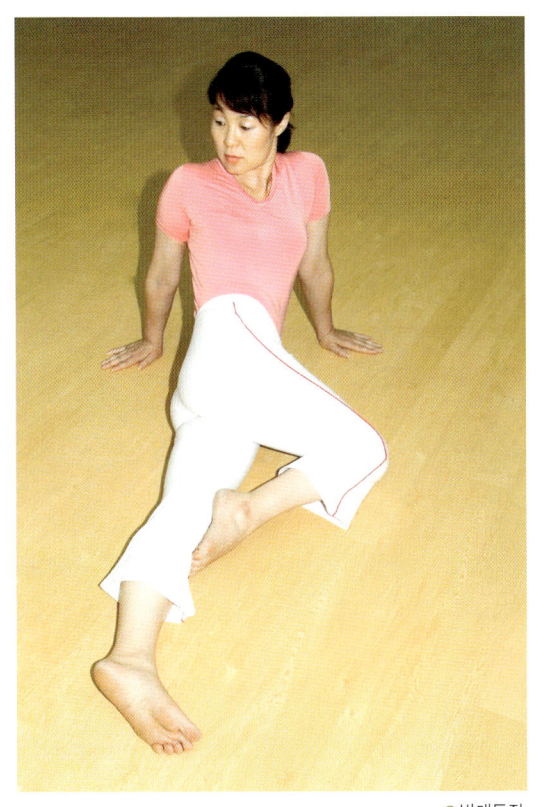
●반대동작

숨어살다시피 지내느라 못 만나고 안 만났던 사람들을 참선요가 강좌를 하면서 결국 한꺼번에 만났던 것 같다. 다른 도시에서 날마다 열심히 참석한 사람도 있었고, 소문만 듣고 멀리 타지방에서 구경삼아 온 사람도 꽤 많았다. 팔십이 넘으신 노부부께서 며느님의 도움으로 참선요가를 날마다 하신다는 얘기를 전해 듣기도 했다.

남을 돕는 확실한 방법은 자기 일은 자기 스스로가 능력껏 하는 것으로 족하다는 것이 평소 소신이다. 몸에 대한 생각은 특히 더 그러하다. 그러므로 불편하신 스님네를 단 한번도 주물러드린 기억이 없다. 비록 운동은 하였으나 남을 만져줄 능력은 전혀 없고, 물론 그 쪽 일은 알지도 못하거니와 관심도 없기 때문이다. 솔직히 남의 몸에 손을 대는 일 자체가 여간 꺼림칙하게 여겨지는 것이 아닌 탓도 있다. 그래도 소문은 스님이 병을 고쳐준다고 나서, 풍문 듣고 온 사람이 하나둘이 아니었다. 그런 사람들 중에는 얌체가 더러 있어서, 한 동작도 따라할 생각은 않고 멍하니 딴전만 피워댔다. 생각이 엉뚱했으니 실망이 클 수밖에! 그런 사람 들으라고 날마다 한 말이 있다.

"영양제 한 알에 건강을 맡기고, 병이 있어도 남의 손에만 의지하려는 양심 없는 사람은 아파도 싸다!"

강좌 중에 건강 개념과 그 이론만큼은 날마다 설명했다. 하지만 결코 어느 한 동작이 어디에 좋다고는 하지도 않았거니와, 그런 말을 듣더라도 절대 믿지 말라고 당부하길 잊지 않았다. 당연히 여기서도 마찬가지이다. 여러 일화를 중간중간 얘기하고 있을 뿐이므로, 어느 한 동작과 연관지어 받아들이면 절대 안 된다. 수많은 뼈마디와 근육, 오장육부 중에 단 한 군데만 좋아서는 건강할 수 없기 때문이다. 이것이 바로 참선요가의 모든 동작을 한 동작처럼 여겨야 하는 이유이다.

28 한쪽 무릎 굽히고 숙이기

동작 설명>>> 이 동작은 한쪽 다리를 굽혀서 발을 반대편 넓적다리 위에 올려놓고 숨을 토하면서 몸을 깊이 숙여, 발뒤꿈치의 압박으로 내장에 활력을 주려는 의도로 해야한다. 보다 나은 효과를 위해 발을 몸쪽으로 바짝 붙여야 함은 물론이다. 등줄기의 늘어난 근육과 펴진 척추는 한결 유연해지면서 전신의 유연성을 더욱 향상시킬 것이다. 앞 동작에서 무릎 위에 올렸던 발을 그대로 끌어당겨 아랫배에 붙여놓고 시작하면 된다.

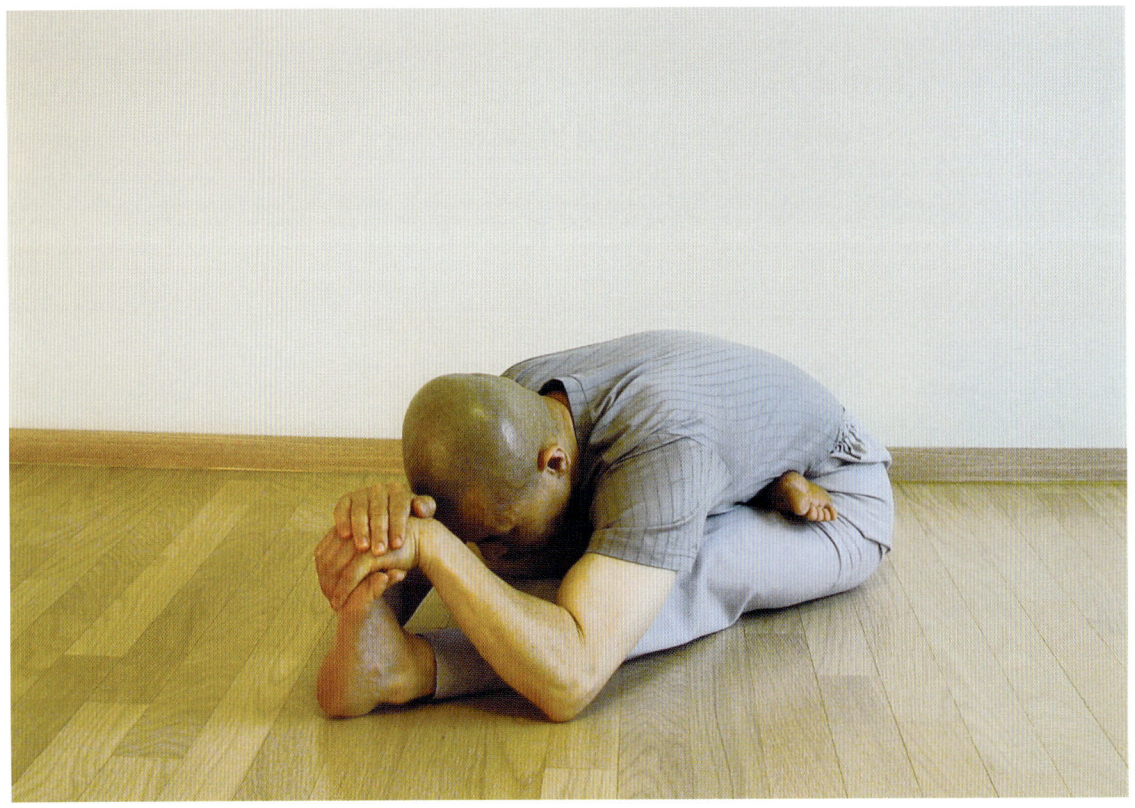

알려진 바와 같이 다양한 요가동작들은 특히 의약으로 다스리지 못하는 질병에 탁월한 효험이 있다. 결국 이 말은 각자의 생활 방식과 나쁜 습관을 스스로가 개선하려고 노력하지 않는 한, 어떤 질병도 다스릴 수 없다는 말과 같다. 다시 말하면 대개의 고질병은 잘못된 생활 습관에서 비롯된다는 뜻이다. 그렇다면 어떻게 자신의 나쁜 습관을 찾아낼 것이며 좋은 습관은 무엇을 말하는지 문득 의심이 생길만하다. 방법은 간단하다. 고인의 지혜를 빌리고 확실한 검증을 거친 방법만 찾으면 된다.

인류의 역사가 기독교적 사관에서 오천 년 남짓으로 뭉뚱그려졌으나 지금의 과학도 수백만 년 전으로 더듬어 올라간다. 코 큰 사람들은 오천 년 이전의 역사는 아예 생각도 못하지만, 요가의 시작은 히말라야산맥이 융기하기 전인 이십만 년 전부터 따져 내려온다. 장구한 세월 인류 조상의 지혜와 혼이 담긴 것이 요가 동작이다. 만약 이것이 허황된 일이라면 결코 유구한 역사를 자랑할 수 없을 것임이 틀림없다. 실제로 이를 발견한 지혜 있는 사람들은 많은 문제를 손쉽게 해결했고, 이로부터 얻은 이익으로 보람찬 삶을 영위하며 세상에 이바지하기도 했다.

나의 체험기

운동으로 인한 부작용을 해결

창원시 봉곡동　민 정 애

　나는 수영, 에어로빅, 볼링, 테니스 심지어 헬스까지 웬만한 운동은 안 해본 것이 없을 정도로 생활 운동인으로의 자부심도 꽤 강한 편이다. 가장 나중에 익힌 헬스도 남들이 부러워해 줄만큼 몸매 관리가 잘되어 스스로도 건강만큼은 항상 자신감에 차있었다. 그러던 어느 날 갑자기 꼼짝 못할 정도로 심하게 찾아온 다리근육의 경련은 한 고비를 알리는 전주였다. 수시로 반복되는 다리 전체의 마비 증상은 끝내 병원 문턱을 넘게 하고 말았다. 의사 선생님의 처방은 혈액 순환 장애가 일으킨 증상이니 운동을 하도록 권하셨지만, 운동만큼은 이미 달인이 된 내게 도저히 설득력이 없는 말에 불과했다. 할 수 없이 물리치료에 의존하며 근근이 지내다가 문득 테니스 동호인 가운데 누가 '참선요가'에 대한 이야기를 했던 기억이 어슴푸레 떠올랐다. 황급히 전화를 두드려 물었더니 그냥 좋은데 말로는 설명이 되지 않는다며 애태우듯 대꾸했다. 백 번을 들어도 한 번 보느니만 못하다는 뜻인가? 아니면 직접 해보아야 스스로 알 수 있다는 것일까? 궁금한 마음에 호기심까지 발동하여 뻣뻣한 다리를 끌고 '참선요가교실'을 찾아 나섰다.

　이렇게 시작한 '참선요가'는 그동안의 병마를 신속하고도 말끔히 걷어냄은 물론이고 가끔씩 고통스럽게 하던 생리통까지 단번에 해결해주었다. 이제야 건강에 도움이 되는 운동이 어떤 것인지 비로소 깨달은 셈이다. 요즈음은 그래서 누구를 만나건 '참선요가'를 화제 삼아 이야기꽃을 피우는 재미가 이만저만이 아니다.

1999. 10.

29 장근술

동작 설명 >>> 두 발을 모아 곧게 뻗고 숨을 서서히 토하면서 상체를 천천히 숙인다. 이 동작은 정리동작으로도 썩 훌륭하지만 평소에도 자주하면 피로감이 금방 사라진다. 여기서도 손끝으로 용천을 압박하고 발끝은 몸쪽으로 당기면서 숙인다. 무릎 밑이 들리지 않도록 해야하는데, 처음에는 무릎 밑 힘줄이 끊어지는 듯이 아프더라도, 능히 참고 무릎을 굽히지 않으면 서서히 익숙해지면서 믿기 어려운 효과가 나타난다. 그때는 오래 걷거나 서 있어도 피로를 쉽게 느끼지 않을 수 있다. 불과 보름 정도에 경험할 수 있는 이익이 이러하다. 또 아무리 뻣뻣한 몸도 고요히 숨을 내쉬면서 그때마다 속으로 '내려간다'고 생각하면 신기하게 몸이 조금씩 숙여진다. 그저 서서히 내쉬는 숨에 맞춰 그렇게 지긋이 숙이다보면, 단단히 굳어있던 근육도 어느덧 풀리기 때문이다.

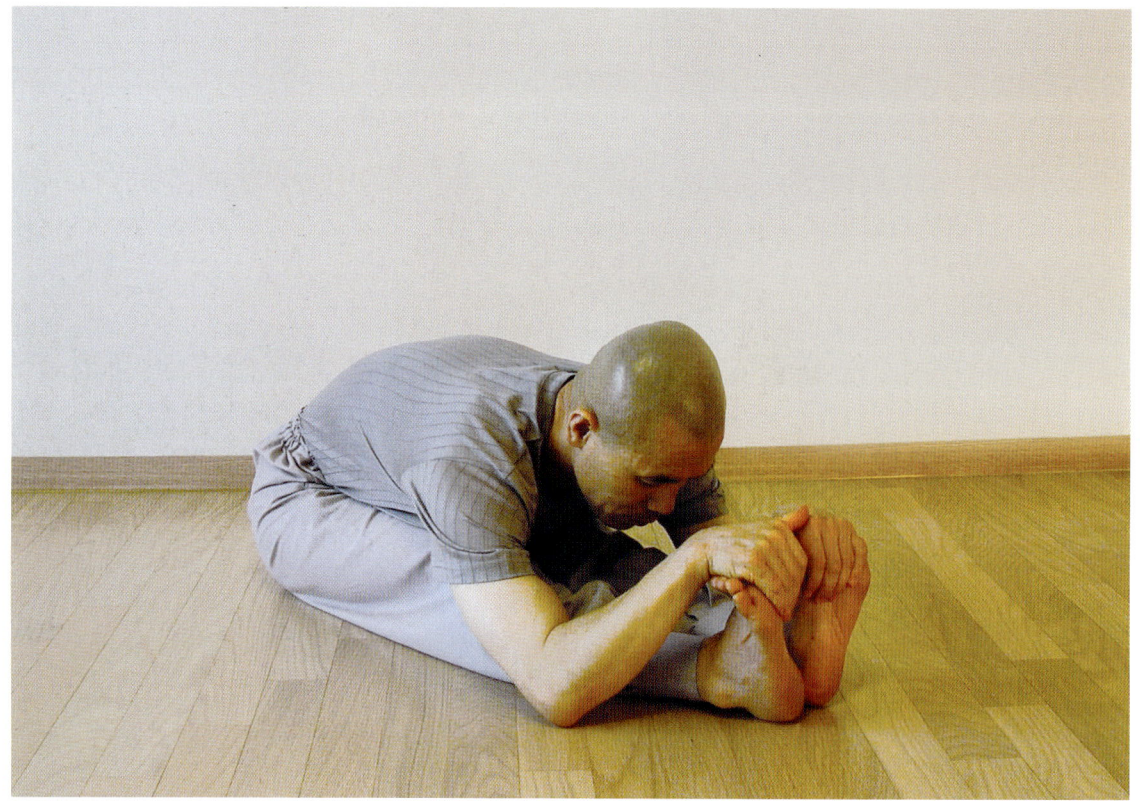

이 다리 뻗고 숙이는 동작은 숨쉬는 방법에 두 가지가 있다. 숨을 서서히 토하면서 상체를 숙이는 인도 요가식과 신선도에서 애용하는 장근술의 방법이다. 물론 장근술이란 명칭은 신선도에서 따온 것이다. 그 장근술은 숨을 들이마신 채 몸을 숙여 아랫배를 압박한다. 그러면 배에 복압이 생기게 되고 오장육부는 강한 자극을 받게 된다. 또한 머리 꼭대기부터 발끝까지 전신을 늘여줌으로써 근육의 노화를 방지하고, 척추를 비롯한 골격의 유연성 회복 효과는 돌연 발생할 수도 있는 갖가지 부상을 예방하며 손상된 부위를 치유할 것이다. 이런 기대감에 주로 하던 동작이 바로 장근술이다. '꾸준히 수련하면 노인은 젊어지고 젊은이는 더 이상 늙지 않는다'라고 할 정도로, 날마다 81번이나 108번을 하면 그 효과가 있다고 주장한다. 말 그대로 믿은 것은 아니지만 정말 한동안 열심히 했다. 내게는 늙고 젊고를 떠나서, 팔을 아무리 뻗어봐도 도무지 손끝이 무릎을 지나치지 못하니 애가 탔기 때문이다. 오히려 손이 발에 닿는 사람들이 이상하게 여겨졌다. 그래서 하루에 108번뿐만 아니라 수시로 했다. 그렇게 1년을 열심히 하고 났더니 겨우 손끝이 발끝 가까이 다가갈 수 있었다. 하지만 꾸준히 수련하는 이들은 굳이 그럴 필요는 없다. 그저 수련 시간에 숨을 내쉬면서 서서히 숙이다보면 날이 갈수록 자세가 유연해지기 마련이다.

언젠가 난생처음 요가 수행자를 만난 일이 있다. 보기에도 어설픈 동작들이었을 테지만 차분히 지켜보곤 '스님, 완벽하십니다' 했다. 프로그램 구성이 그렇다는 이야기였을 것이다. 몸도 그 정도면 대단히 부드러운 편이라며 듣기 좋은 말을 해주었으나 마지막 말이 더 재미있다. '보디빌더치고는!'

나의 체험기

변비환자는 그 즉시 효과를 본답니다

대전시 서구 정림동 안 영 자

나는 변비로 인하여 오래 고생을 하다가 참선요가교실에 행여나 하는 심정으로 참가하였다. 변비 증세가 심할 때는 병원과 약국을 전전하며 그때마다 처방에 따랐지만 쾌변의 기억은 별로 없고 괴로움만 더욱 겪었다. 친구의 설명에 마음이 동하여 따라 하기 시작한 '참선요가'는 놀랍게도 그 효과가 뚜렷했다. 즉시 변비의 괴로움에서 탈출 할 수 있었다. 이렇게 해서 '참선요가'의 위력을 실감하게 되었는데, 그로부터 잔병의 걱정까지 덜어내게 되어 일상의 생활에 활력이 되어준다. 요즈음의 하루하루가 예전과 달리 상쾌하고 행복하며 즐거운 나날이라고 느껴지는 까닭도 이에 있지 않나 생각하면서 소중한 인연을 감사하게 여기고 있다.

1999. 10.

30 뱀 자세 연속동작

1. 뱀 자세

동작 설명 >>> 엎드려서 양손으로 가슴 옆 바닥을 짚고 서서히 허리를 젖혀서 상체를 든다. 발끝부터 머리 끝까지 늘여 펴주는 느낌으로 머리도 맘껏 젖히고, 시선은 최대한 뒤쪽에 둔다. 힘겨운 사람은 손 짚는 위치를 조금 머리 쪽으로 옮겨서 편하게 하면 된다. 반대로 허리 가까이 손을 짚고 하면 느낌이 더 깊을 것이다. 그러나 첫 동작이므로 적당한 위치에서 하도록 한다.

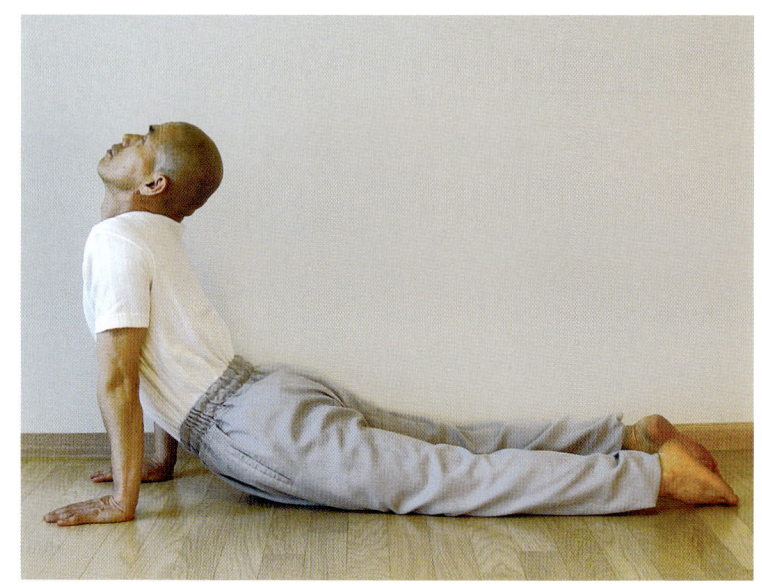

2. 활 자세

동작 설명 >>> 두 번째 동작은 일명 '활 포즈'이다. 배를 바닥에 대고 엎드려서 무릎을 굽혀 발목을 잡고, 다리를 뻗으면서 상체를 들면 정말 활과 같은 모습이 된다. 그런 자세에서 몸을 앞뒤로 시소처럼 움직인다.

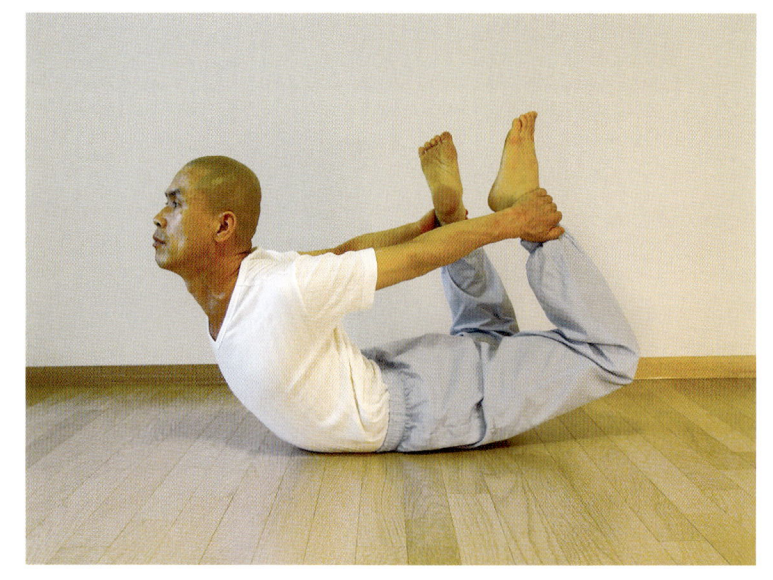

3. 뱀 자세 변형

동작 설명 >>> 다시 '뱀 자세'를 하는데, 이번에는 조금더 허리 쪽으로 내려 짚고 상체를 젖힌다. 몸이 많이 유연한 이나 혹은 유연해졌을 때는 무릎을 굽혀 올리면 느낌이 다른 변형동작이 된다.

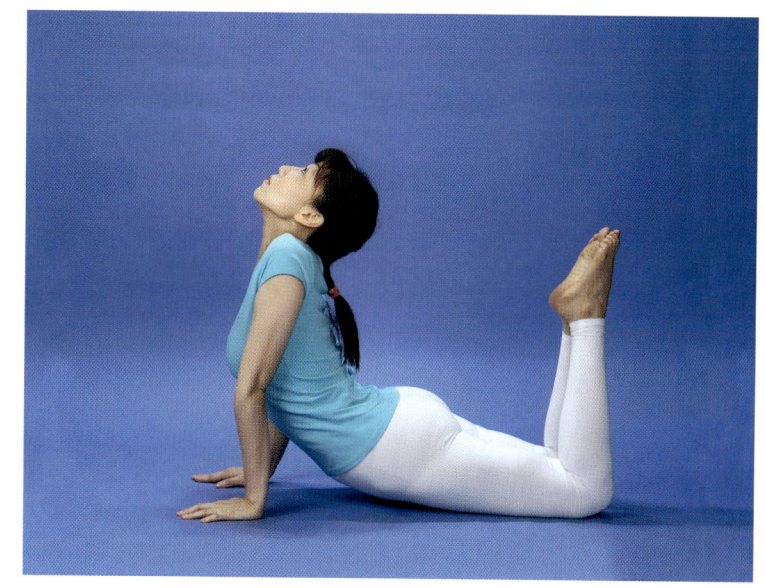

4. 개구리 자세

동작 설명 >>> 마무리로 개구리 자세를 잠시 하고 일어나 앉는다.

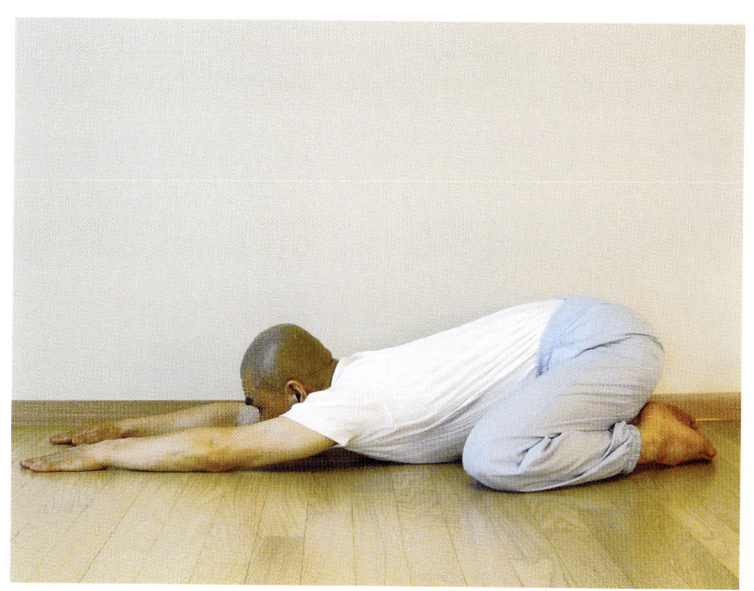

젖히는 동작의 공통된 특징은 가슴과 어깨를 아름답게 하고 체형을 당당하게 가꾸어주며, 횡격막에도 자극이 전해져서 그 기능을 돕고 강화시킨다. 특히 허리의 통증을 완화시키며 복부의 군살을 제거할 수 있다. 높아진 복압은 모든 내장 기능을 활성화시키고 소화기능을 촉진한다. 허리 부근에 집중된 자극은 약한 신장기능을 도와 콩팥 안에 쌓인 노폐물을 배출시켜 신장결석 등을 예방한다. 아울러 여성들의 요실금과 남성들의 고민인 전립선염과 그 외의 비뇨기 계통의 질환에도 뚜렷한 개선효과가 있다.

31 고관절 돌리기

동작 설명 >>> 반드시 왼쪽 다리부터 한다는 점을 명심한다. 왼쪽 다리를 옆으로 길게 뻗고 반대쪽 다리는 무릎을 약간 굽혀 발이 오른쪽 대퇴부 앞에 두어 뼘 떨어지게 놓는다. 다리와 몸통이 이어지는 부분을 고관절이라고 하는데, 이 부분에 왼손을 얹고 오른손은 바닥을 짚는다. 몸통을 오른쪽으로 돌리면서 발끝이 시계의 12시 방향에서 6시 방향이 되도록 다리를 회전시킨다. 이때 회전하는 넓적다리 밑에 다른 쪽의 발이 깔리면 회전동작이 어설퍼지므로 주의한다. 십여 차례 반복하면 고관절과 다리, 허리, 등의 근육이 풀리면서 유연해진다.

연결되는 동작은 허리에 댔던 손으로 오른발을 짚고, 바닥을 짚었던 오른손은 오른쪽 무릎을 짚고서, 몸통을 완전히 비틀어서 뻗은 왼쪽다리와 몸통이 직각이 되게 하고, 고개를 젖혀 몸 앞부분이 한껏 신장되게 한다. 어깨선과 엉덩이, 앞쪽의 종아리가 나란히 되면 가장 바람직한 자세라 할 수 있다. 여기서도 시선처리를 보다 확실히 할 필요가 있고, 내쉬는 숨마다 가슴을 좀더 젖히도록 한다.

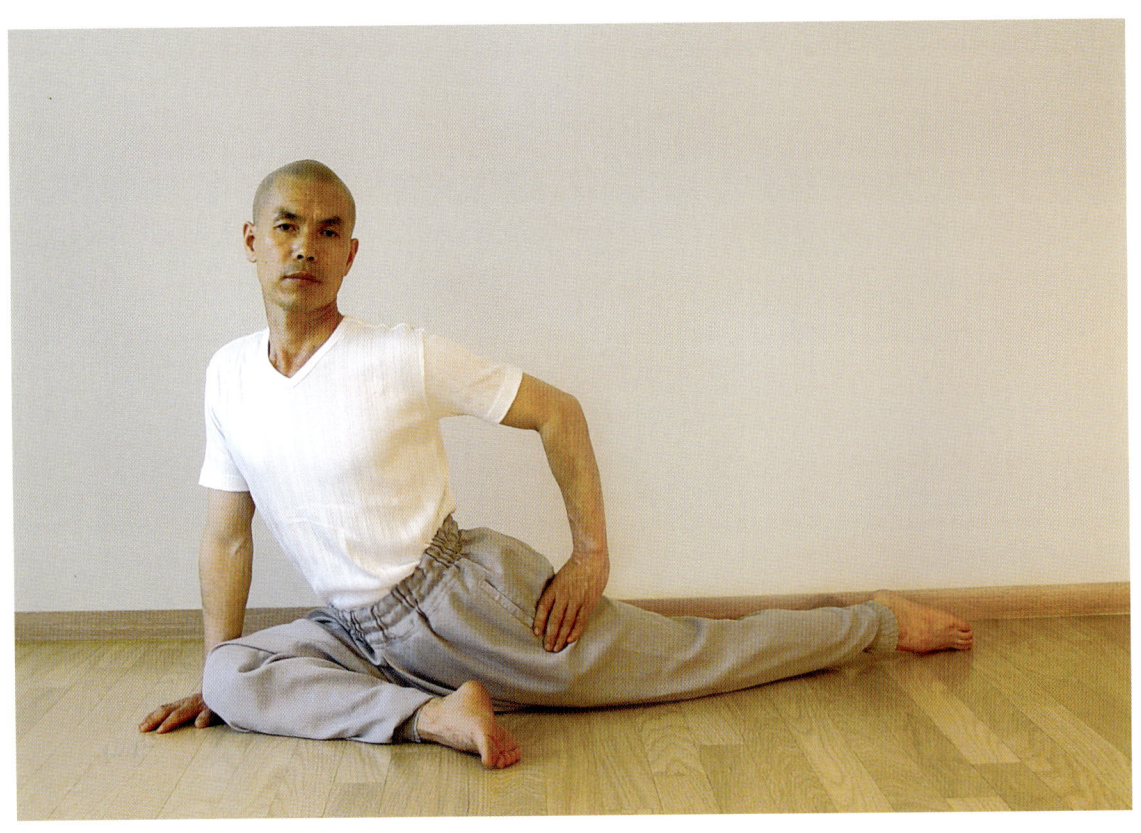

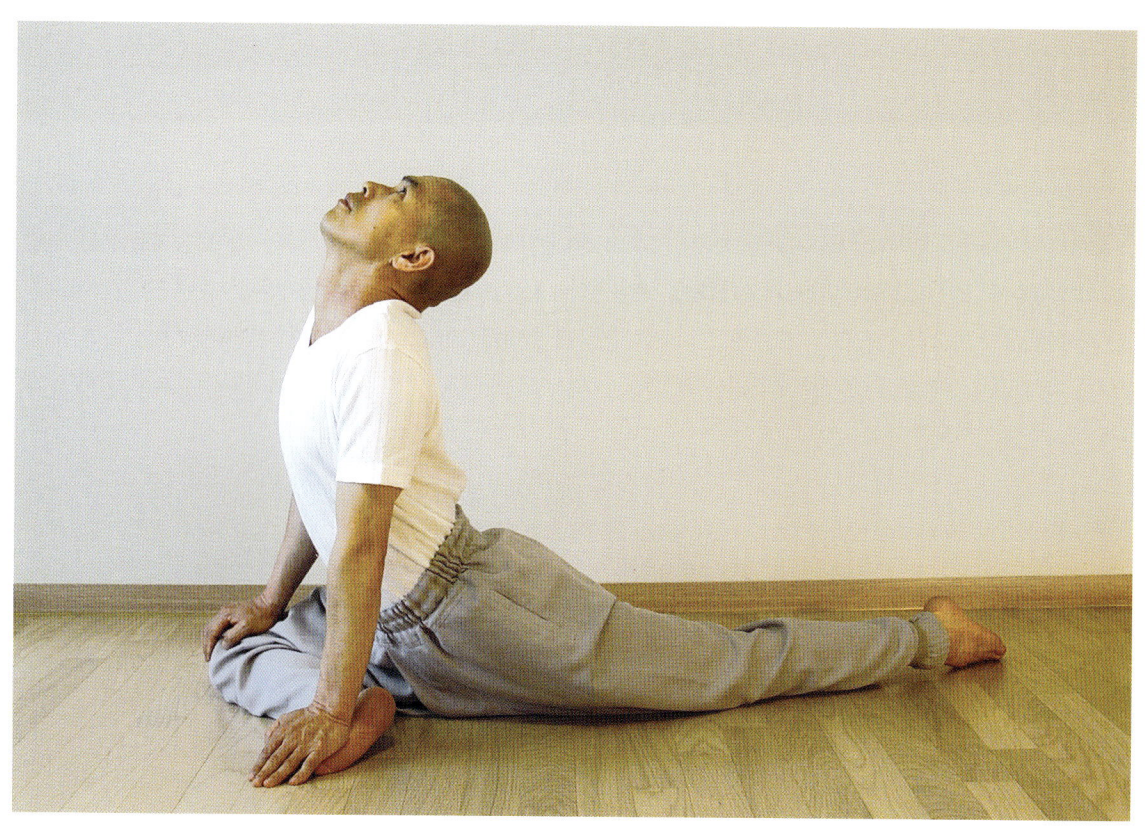

    이 글을 쓰게 된 까닭도 따져보면, 이런 동작들이 확인시켜준 놀라운 효과와 그로 인해 건강을 되찾았던 사람들이 들려주었던 수많은 체험담 때문이다. 특히 여기서부터 몇 동작은 가장 무난하고 효율적이란 생각에 누구에게나 주저 않고 일러주던 동작들이다. 스치는 듯한 짧은 시간에 모든 동작을 가르쳐주기에는 형편상 어렵기도 했지만, 많은 동작들을 흐릿한 기억으로 하다가는 오히려 낭패를 볼 수 있기 때문이기도 했다. 또한 간혹 규칙적인 수련을 하고 싶어도 짬이 없어 못하는 이들에게 부담 없이 일러주라고 했고, 혹은 피치 못할 사정으로 수련을 할 수 없거나 누적된 피로로 몸살기라도 있으면 이것만이라도 꼭 하길 당부했다. 그만큼 훌륭한 동작이므로 이 일련의 동작들은 두 번 가량 반복해도 좋다.

    몸매 관리에 관심이 많은 혼기의 여성들에게 늘 입버릇처럼 하는 말이 있었다.
    "어떤 혼수보다 참선요가만 잘 익히면 평생 동안 후회하지 않을 겁니다"
    아내가 하면 남편이, 부모가 하면 자식이 따라하게 된다. 건강만한 보배는 둘도 없기 때문이다.

32 옆으로 기울이기

동작 설명 >>> 앞 동작이 왼쪽부터였으므로, 양쪽이 끝나면 오른쪽 다리가 뻗어 있다. 그 모습대로 몸만 정면을 향해 틀어서 뻗친 오른쪽 다리 위로 상체를 기울인다. 이러한 연결을 위해서 앞 동작은 왼쪽부터 시작했다. 이 자세는 손의 모습이 중요한데, 오른쪽 손바닥이 천장을 향하게 뻗은 후에 오른발을 안쪽에서 감아쥐고, 숨을 서서히 내쉬면서 상체를 뻗친 다리쪽으로 기울인다. 나머지 손도 머리 위로 넘겨 발 바깥쪽을 잡으면 완성된 자세인데, 시선은 천장에 둔다.

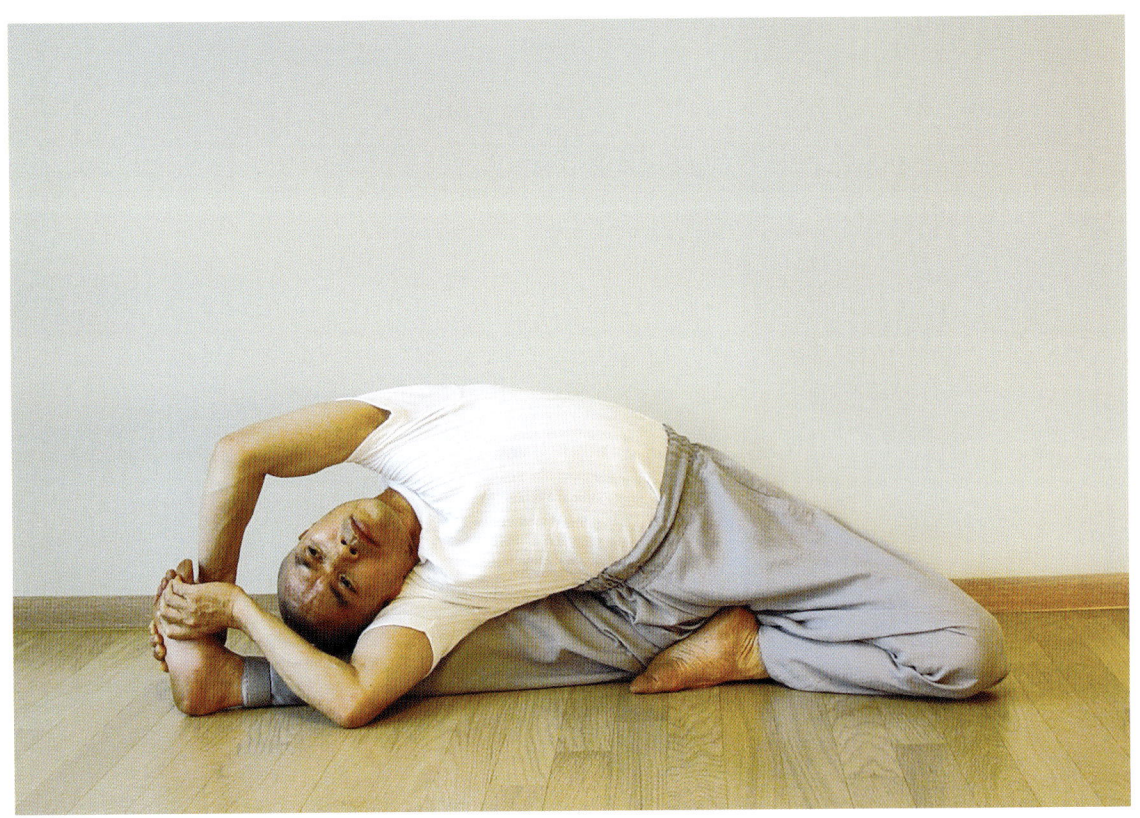

흔히 간장을 '인체의 거대한 화학 공장'이라고 한다. 그 기능이 다양하고 막중하므로 붙여진 별명이다. 그럼 잠깐 간장의 기능과 역할을 살펴보자.

첫째, 소화관에서 흡수한 영양소를 가공 처리한 후 필요에 따라 다른 기관에 공급한다.

둘째, 단백질 대사의 노폐물인 암모니아를 요소로 합성한다.

셋째, 혈청 단백질을 합성하는 등 혈액의 성분을 일정하게 유지한다.

넷째, 철·비타민 등을 저장한다.

다섯째, 해독 작용을 하는 등 인체에서 매우 핵심적인 역할을 한다.

그러나 간장은 소화기관의 미세혈관을 힘겹게 거쳐온 혈액을 문정맥을 통해서 대부분 공급받는다. 원활하지 못한 혈액 공급은 자칫 간장을 지치게 하고, 적시에 배출해야 할 독소를 누적시킴으로써 손상을 초래하기도 한다. 그러므로

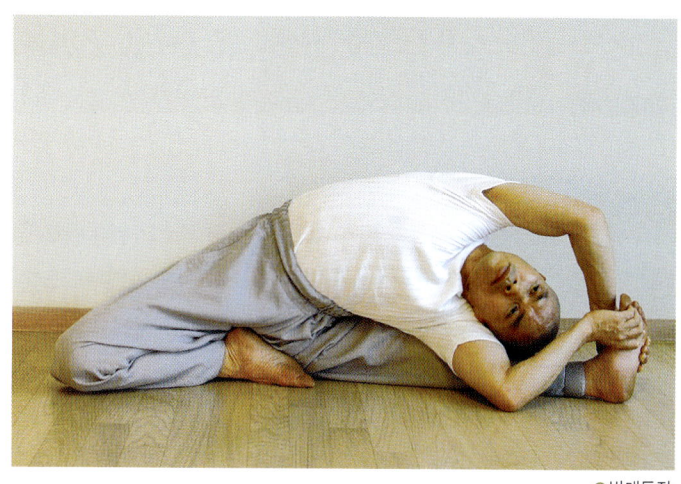
●반대동작

간장에 이상징후가 있으면 혈액의 흐름을 돕기 위해 누워 있기를 권유했던 적도 얼마 전까지 있었다.

이 동작을 오른쪽부터 시작하는 까닭은, 오른쪽 옆구리에 치우쳐 있는 간장을 먼저 압박해서 정체되었던 혈액을 최대한 배출시킨 후, 다시 반대편 동작으로 간장을 확장시켜 새롭고 신선한 피를 양껏 받아들이자는 데 의미가 있다.

항상 꼿꼿한 자세로 지내온 사람은 수월치 않은 동작이다. 뚱뚱한 사람은 뚱뚱한대로 깡마른 사람은 말랐기 때문에 몸이 생각처럼 말을 안 듣는다고 핑계를 대지만, 신체의 유연성은 그런 것과 별로 상관이 없다. 움직일 수 있는 근육과 관절을 제대로 사용하지 않은 결과일 따름이다.

33 발 모아잡고 숙이기

동작설명 >>> 두 발바닥을 마주 붙이고 앉아 깍지 낀 손으로 발가락을 감싸 쥔 후 아랫배를 내밀면서 가슴과 어깨가 젖혀지도록 움직이길 5회 반복한다. 갈비뼈 마디마디를 움직여준다는 생각으로 하면 된다. 연결동작은 척추를 바로 세운 채 아랫배를 먼저 바닥에 대려는 기분으로 상체를 숙이면서 팔을 앞쪽이나 양옆으로 활짝 뻗는다. 역시 호흡과 일치시켜 한다.

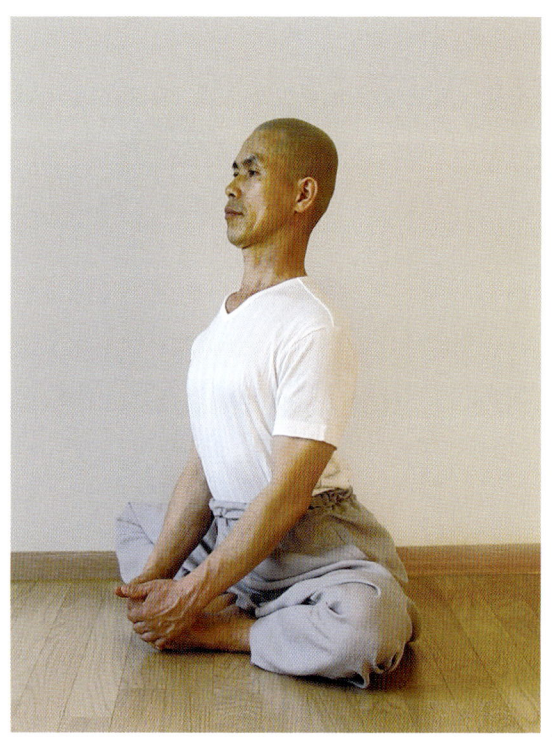
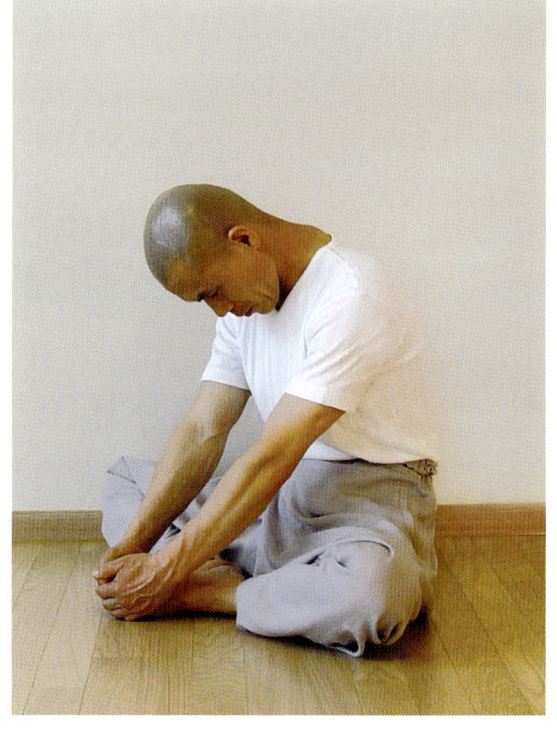

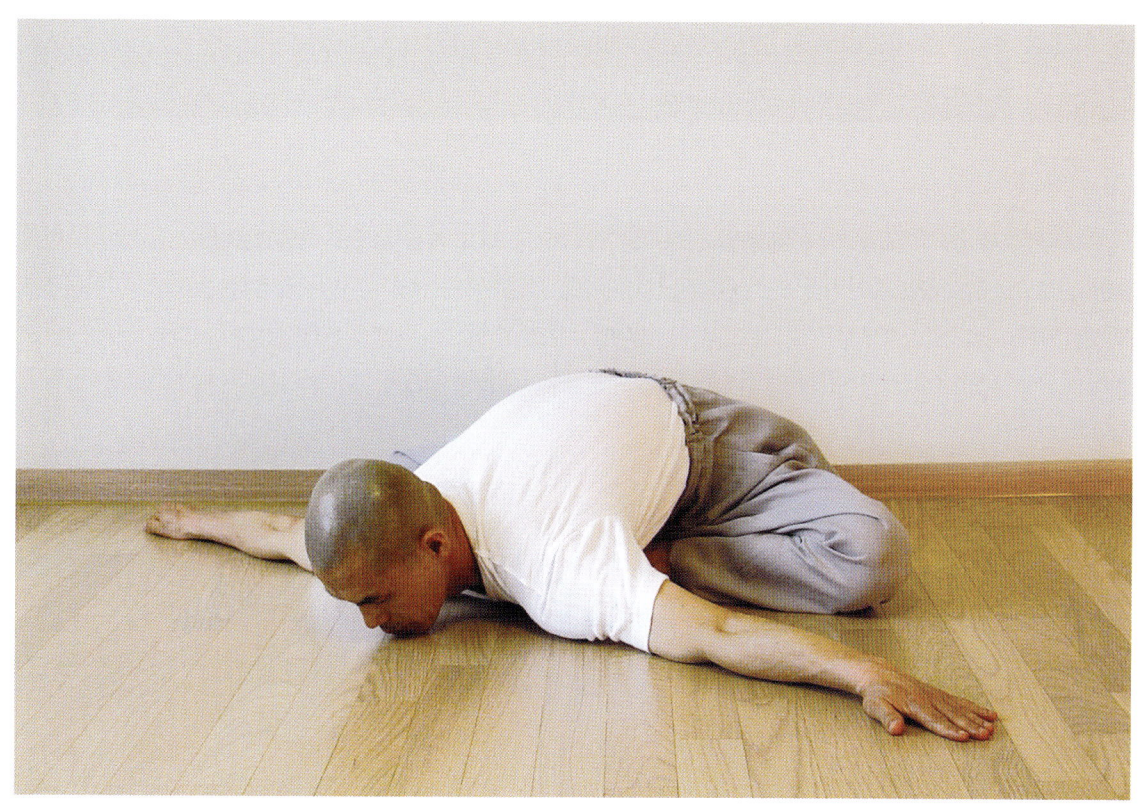

　누구나 선뜻 할 수 있을 것 같지만 의외로 고역스러워하는 사람이 많다. 발을 모은 채 무릎을 벌리려면 대퇴부 안쪽의 통증이 이만저만이 아닌 사람도 있다. 내 경험도 처절했다. 무릎사이가 약간만 벌어져도 심한 통증에 진저리쳤다. 대체로 이런 통증은 본격적인 활동을 하기 전인 이른 아침이 더 심하다. 이런 상식 탓에 몸이 굳어있는 아침 시간의 운동이 건강에 좋다고 알려지기도 했으나, 요즈음에는 굳은 몸을 억지로 움직이면 부상 입을 확률이 많다하여 좀더 늦은 시간에 하길 당부하는 추세이다. 잘못된 상식이 하나 더 있다. '미인은 잠꾸러기'라는 말에 현혹되어 지나치게 잠자리에 연연하는 태도이다. 그러나 실상은 그렇지 않다. 인체는 잠자리에서 굳어가고 늙어간다. 잠에서 막 깨어난 이른 시간의 수련이 힘들고 어려운 것도 그 때문이다. 반면 아주 늦은 시간에 해보면 그렇게 느낌이 상쾌할 수 없다. 만약 밤을 꼬박 지새운 날에는 이른 새벽이라도 마치 나는 듯한 가벼운 몸짓으로 수련을 할 수 있다. 잠든 적이 없어서 몸이 경직될 짬이 없었던 까닭이다.

　일상에서 자주하는 경험 중에 좋은 비유가 있다. 휴일에 가족과 멀리 나들이 계획이 잡혀 새벽부터 부산을 떨어야 했을 때는, 늦은 시간까지 움직여도 피로를 그다지 느끼지 못한다. 분명히 평소보다 일찍 일어나서 모자란 잠이었지만 말이다. 그러나 휴일이라고 한숨 더 자겠다고 미적거리다보면 몸이 무거워 한낮이 가까워도 일어나기가 싫다. 그동안 쌓인 피로 탓이라 여기고 '조금만 더!' 하다보면 결국 누워서 하루를 보내게 된다. 그러므로 인간은 잠자리에서 늙는다는 사실을 꼭 기억하고 절대로 잠과 너무 친해지지 말자.

34 다리 벌리고 몸 흔들기

동작 설명 >>> 늘 '이것을 하기 위해 앞의 동작을 한 것이다'라고 했을 정도로 각별히 여기는 동작이다. 단지 몸을 양옆으로 활기차게 흔들기만 하면 되는데, 두 다리를 적당히 벌린 채로 양손은 뒷짐을 쥐고 한다. 처음에는 20번 가량도 힘들지만 숙달되고 시간적 여유가 있다면 50번도 괜찮다. 다리 벌리고 몸을 흔들 동안에도 무릎을 굽히지 말아야 한다. 그래야 더 나은 효과를 기대할 수 있다. 그렇게 꾸준히 하다보면 다리 역시 조금씩 더 벌어지게 된다.

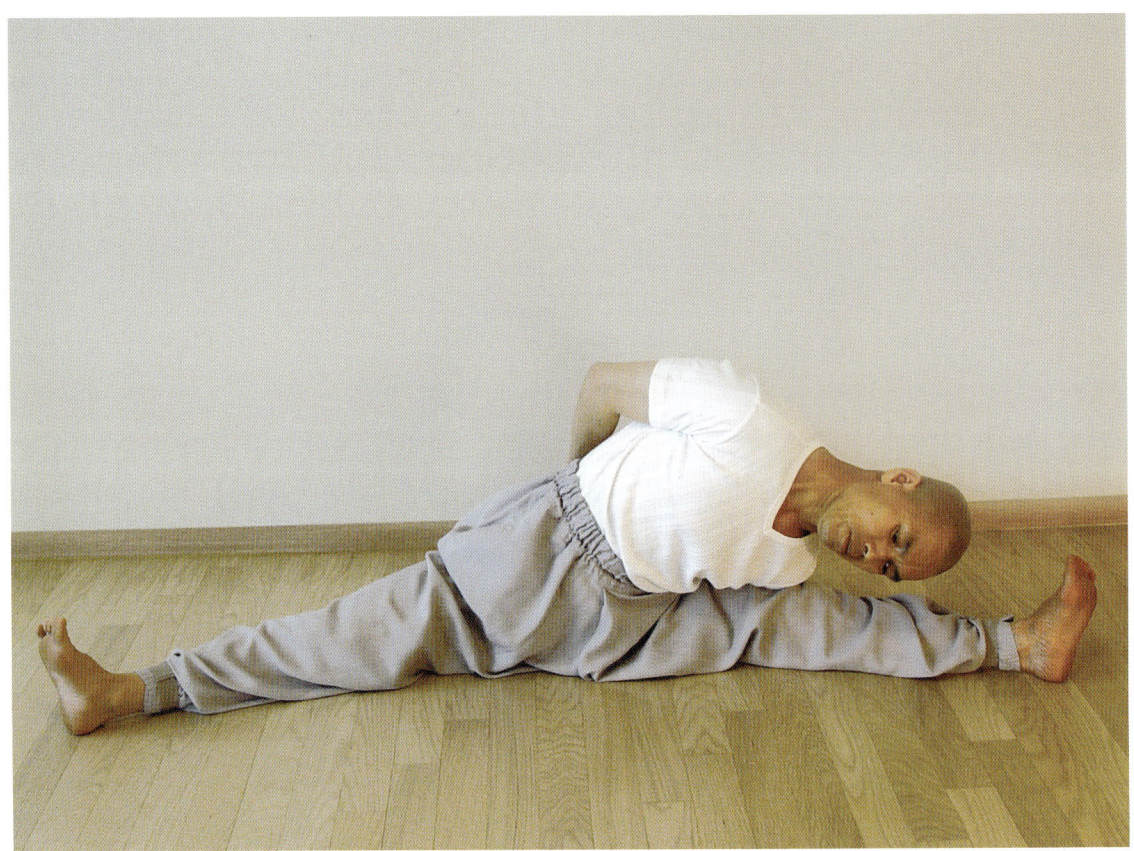

별스럽지 않을 듯한 동작이지만 효과는 놀랍다. 처음 따라하고도 이튿날에는 어김없이 감탄 섞인 음성으로 그 효과를 알려온다. 스스로 얻는 이익이 그런데 말린들 누가 하지 않겠는가? 재미를 붙인 사람들은 더욱 열심히 하였고, 모두들 경이로운 결과에 만족해했다. 이런 일을 지켜보신 큰스님 한 분은 '스님에게 아

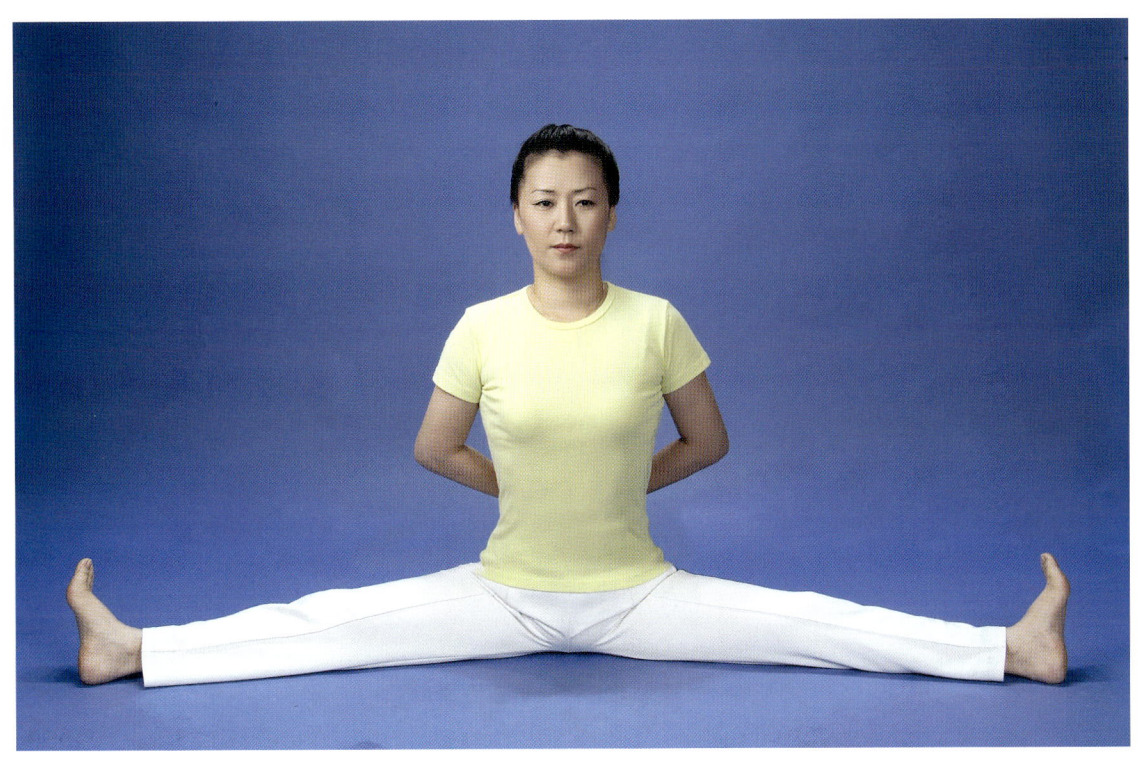

무래도 남모르는 능력이 있는 것 같다'고 하셨다. 그러나 여러 지방의 생면부지의 사람들도 비디오테이프에 의존해서 수련한 결과는 똑같았다. 이렇게 알려지기 시작한 몇 동작은 대단히 빠른 속도로 널리 전파되었다. 대체로 이것만 할 때, 세 번 가량 순환 반복하면 20분 내지 30분 가량 소요된다. 그렇게 짧은 시간을 투자해서 얻는 이익은 천만금의 보배로도 비할 바가 아니다. 두 다리 뻗고 앉을 수만 있는 곳이면 부담 없이 어디에서든 할 수 있어서 스님들도 이 동작을 꽤 좋아한다. 특히 수행에 여념이 없어서 앉아 지내는 시간이 많은 수좌 스님들 사이에 인기가 높다.

　내게 깊은 사연이 없는 자세는 하나도 없지만 특히 이 몸 흔들기는 감회가 서린 동작이다. 군대에서 사격술 훈련을 받을 때면 총을 엎드려 쏘는 자세에서는 반드시 다리를 활짝 벌려야 자세가 안정된다. 그러나 거기서도 뻣뻣한 다리는 티를 냈다. 믿기 어렵겠지만 어깨 넓이만 벌려도 가랑이가 찢어질 듯 아팠다. 도무지 그 고통은 지금도 형용불가이다. 그런데 입산 출가해서도 끝내 애를 먹였다. 가부좌는커녕 그냥 앉기도 힘들었고, 이 몸 흔들기를 하고파도 어깨 넓이가 고작이어서 제대로 흔들 수조차 없었으니 말이다.

　그동안 겨우 몸을 가눌 수 있는 아기부터 연세 높으신 어르신까지 많은 사람들을 유심히 살펴보았다. 덕분에 신체의 유연성이 꼭 남녀나 노소에 있지 않다는 사실을 알게 되었다. 아주 빨리 다리를 멋지게 벌린 사람은 1개월도 채 안 걸렸고, 길어도 2년 남짓한데 대체로 3~6개월이면 보기 좋을 만큼 벌릴 수 있다. 그런데 내 경우는 2년 걸려 벌린 각도가 종이 장판 귀퉁이에 딱 맞는 데 불과했다. 가장 큰 불행이 만족을 모르는 것인 줄 알면서도 20년 벌리고 벌린 다리가 아직도 그저 그런 수준이니 더 할 말이 없다. 그래도 확실한 변화는 분명히 있다. 그때는 넓적다리 안쪽에 팔뚝보다 더 굵고 단단해서 꼭 뼈로 착각되기 알맞은 것이 만져졌었는데, 지금은 주간지 한 권의 두께밖에 안 될 정도로 얇아졌으니 천지가 개벽한 셈이다.

　실제로 몇몇 사람에게는 다리를 벌리는 일이 결코 만만치 않다. 그런 다리를 좀더 유연하게 하는 방법으로 이보다 더 효과적인 것은 별로 없다. 그러나 몸을 양옆으로 자연스럽게 흔들려면 우선 다리를 벌려야 가능하다. 신체가 뻣뻣한 사람들은 대개 다리를 벌리고 앉으면 허리부터 착 꼬부라진다. 정 안 되면 할 수 없지만 그래도 허리는 되도록 펴려고 노력해야 한다. 그리고 상체를 흔들면 된다. 꼭 다리를 최대한 벌리고 해야 되는 것은 아니다.

　단순하기 짝이 없는 동작이지만 복부에 강력한 압력이 생기므로 오장육부가 자극을 받아 활기를 되찾는다. 또한 자율 신경 계통에도 영향이 미쳐, 깨졌던 인체의 조화와 균형감각이 회복되어 일상에서 느끼던 불쾌감 따위를 사라지게 한다. 내장의 자연스런 마찰력은 장청소를 시원하게 해서 숙변을 배출하는 효과가 대단하다. 그럼으로써 오래된 노폐물에서 끊임없이 발생하던 유해가스의 근원지는 소멸되고, 무익한 기생충과 세균들도 그 서식지를 잃게 됨은 물론이다. 흔드는 동작이 전신 조직에 확장과 수축, 긴장과 이완 등의 운동력을 증가시키므로, 신진대사를 도와 세포마다 새로운 활력을 불어넣어 피부로 하여금 항상 싱싱한 탄력감을 잃지 않게 한다. 당연히 노화현상은 현저히 둔화된다. 또한 어깨부터 등과 배, 허리와 다리에 이르기까지 굳고 긴장된 근육은 이완시키고 지나치게 풀어진 근육은 적당히 단련해서 균형 있는 몸매로 가꿔주며, 근력이 강화되어 힘든 노동에도 잘 적응할 수 있도록 하여준다. 하지만 힘들게 느껴지는 사람에겐 고역스럽기 그지없으나 열심히 하다보면 힘도 붙고 금방 자세가 좋아진다. 어느덧 50번 정도를 거뜬히 할만하면 예전과 달리 쉽게 지치거나 피로를 느끼지 않는 자신을 발견하게 될 것이다. 특히 인체의 기둥인 척추의 이상을 무리 없이 교정하거나 회복시키기까지 하므로, 그 효과를 이처럼 일일이 열거하는 것이 오히려 이상하다.

　한참 동안은 각기 다른 사연을 들고 와서 조언을 구하더라도 어김없이 이 동작만 가르쳐 보냈다. 언젠가 두 중년 부인이 함께 찾아 왔을 때도 마찬가지였다. 다음날 전화선을 타고 전해진 소식은 불면증에 시달리던 부인은 참으로 오랜만에 깊은 잠을 잤다는 것이었고, 아주 바싹 여위었던 부인은 자기 생전에 변기를 그처럼 가득 채우기는 처음이었는데, 뱃속 어디에 그런 것들이 있었는지 모르겠다며 색깔이 탁하고 냄새가 지독했노라며 수다를 떨었다. 사실 참선요가교실에서는 언제부턴가 그런 일은 화젯거리조차 되지 못했다. 날마다 듣는 말이니 신통할 까닭도 없었기 때문이다.

　효험에 대해 별로 확신도 없어서 마지못해 한두 가지씩 일러주던 무렵의 일이다. 한 부부의 딱한 이야기를 듣고 막연히 이런 운동법이 있는데 한번 해보시면 어떻겠냐고 조심스럽게 권했다. 운동법과 인연이 있었는지, 곧 오랜 지병이 확실히 개선되었다며 고마워했다.

그리고 두어 해쯤 지났을 때 장모님이 별세하셨다. 깔끔하신 성격 탓에 피붙이들이 지척에 있었으나 먼저 가신 영감님과 평생을 지내셨던 초라한 농가에서 여생을 보내시다 임종을 맞으셨다. 평 반 남짓한 방에 시신을 모시고 향로 촛대 등의 제기를 벌려 놓으니, 겨우 문상객 한 사람이 엎드려 절하기도 비좁았다. 그런데 이 좁은 공간에서 철이 다 난 사위와 딸자식이 희안한 짓을 날마다 한 것이다. 대개 이런 큰일은 웬만하면 3일 만에 끝내지만 무슨 연고로 이틀이 길어져 더욱 사람들 눈에 띄게 되었다. 그 비좁은 방에서 사위와 따님이 날마다 한 일은 바로 참선요가였다. 소문은 꼬리에 꼬리를 물었고, 수십 리 밖에서 전해 들으신 분의 귀띔으로 안 일이다.

그때 바깥 분은 사십 중반이었는데, 연례행사처럼 매년 디스크 증세로 두어 달씩 심한 고초를 겪었다. 발목도 시원치 않아서 내내 절뚝거리며 지냈는데, 이 동작을 익히고 나서 확실히 완치가 되었으니 이미 믿음이 견고했던 까닭에 생긴 일이었다. 그 훨씬 뒤에 하시는 말씀이 "스님, 이 나이에 제 배만한 사람은 목욕탕에서 눈을 씻고 봐도 없습니다. 군대 간 아들녀석보다 제가 훨씬 날씬합니다" 했다. 옆에 있던 부인도 예전엔 올챙이처럼 배만 볼록하여 이웃 보기가 영 민망했노라고 한마디 거들었다. 하여간 이 두 내외는 시간만 있으면 몸을 좌우로 흔들어댔다고 한다. 텔레비전을 보면서도 흔들고, 밥상 차리는 시간에도 흔들고, 이부자리 위에서도 흔들어댔단다. 엄마 아빠가 그러니 집안 식구 모두가 흔드는 것이 일이었다.

역시 그 무렵이었다. 대체로 음악을 하는 사람들의 근력이 유달리 약한 듯싶은데, 피아노를 전공한 아낙이 그러했다. 늦은 나이에 결혼을 하기도 했으나 몸이 워낙 쇠약하여 임신에 어려움이 있다기에 이 몇 동작을 가르쳐주었다. 항상 체기를 달고 있어서 밀가루 음식은 손도 대지 못 했고 한여름에도 냉수 한 모금 마음놓고 마신 적이 없는데, 동작을 익힌 지 보름도 안 돼서 벌써 예전의 증상들이 말끔히 사라졌다며 희희낙락이다. 그 당시 내 토굴은 해발 900m가 넘는 아주 가파른 산 속에 있었다. 두어 달쯤 지났을 때 등산을 하자고 했더니 남편은 아내가 갈 수 없다며 기겁이다. 본인도 난처해하는 기색이 역력했지만, 이미 수련을 시작한지 제법 되었으므로 자신의 변화를 확인시키는 일도 무의미하지 않을 듯하여 억지를 써서 강행하였다. 아내는 학창 시절에도 소풍조차 가본 적이 없다며 몇 걸음 걷다말고 주저앉았다. 달래길 거듭해서 결국 산을 올랐는데, 남편은 건설 현장에서 단련된 자신감에 제법 앞장을 섰지만 하산 길엔 혼자 뒤쳐지고 말았다. 다음날 혹시나 해서 안부를 물었더니, 남편은 몸져누웠지만 자신은 아무렇지도 않다며 명랑하게 떠들어댔다. 이런 뛰어난 효과는 누구만의 경험이 아니다. 다만 노력 여하에 달렸을 뿐이다.

35 두드리기

동작 설명 >>> 주먹을 가볍게 쥐고 넓적다리 안쪽을 살살 두드린다.

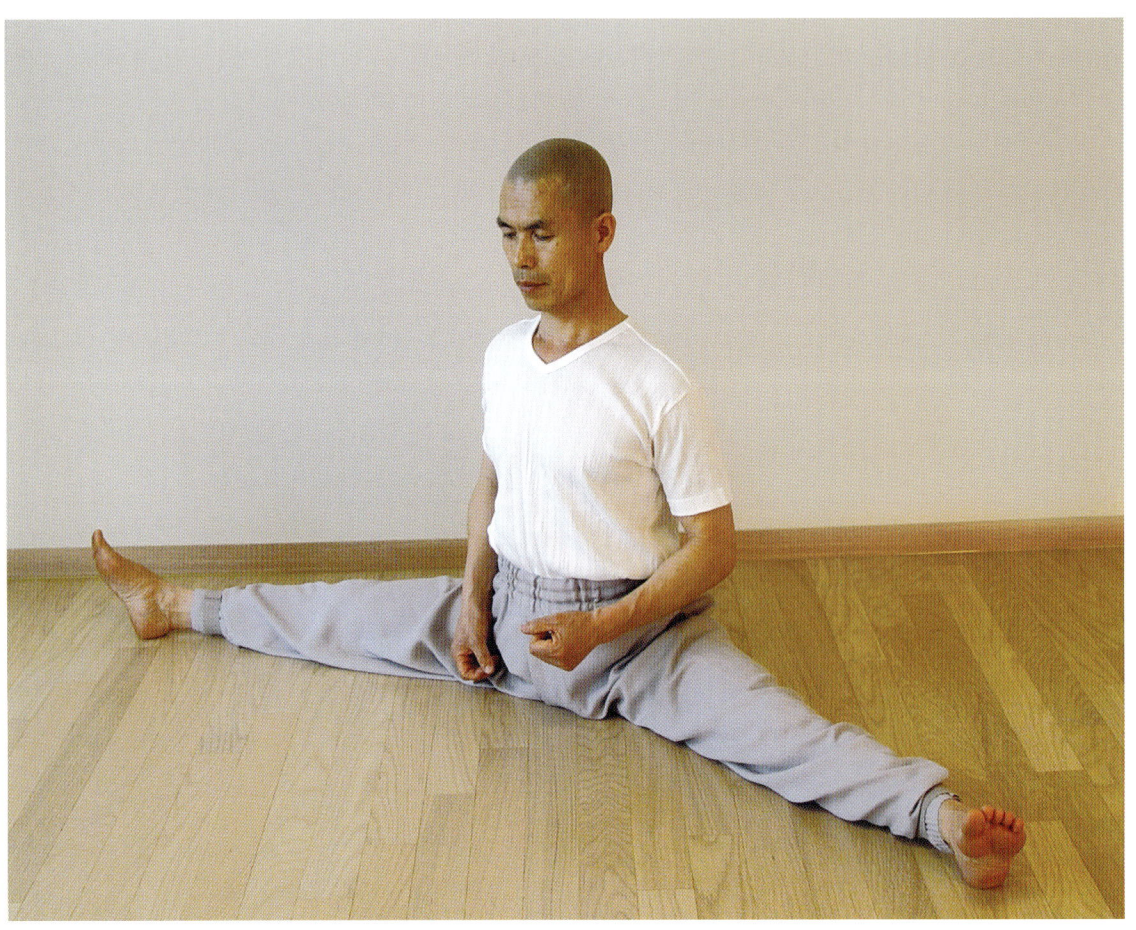

가끔 부상을 입은 것 같다며 조언을 구하는 사람들이 있다. 하지만 수련 중에 장난을 했다거나 혹은 남에게 도움을 청하다가 생긴 일이 아니라면 그 말에 동의를 한 적은 결코 없다. 왜냐하면 회복 가능성이 없는 치명적인 상황을 부상이라고 생각하기 때문이다. 경험 부족과 판단이 아직 미숙했을 때 다리 벌리기로 인한 통증에 잠시 걱정을 한 적이 있긴 하다. 그러나 곧 경직된 부위가 풀리느라 생기는 반응인 줄 알고부터는 그런 걱정은 재차 해본 적이 없다.

이미 되풀이 이야기했던 것처럼 운동 이후의 신체적인 반응은 필연적인 것이기 때문이다. 그것이 싫으면 안 하면 되고, 그냥 그렇게 살면 된다. 그러고 싶지 않으면 그런 반응을 반갑게 여겨야 옳다.

　기억해두면 요긴한 상식이 있다. 어떤 상황에서건 근육이 뭉친 듯하고 통증이 있으면 누르거나 심하게 두드려선 안 된다. 그런 경우는 해당 부위의 근육 내의 미세 혈관이 손상되어 근육 안에 피가 고인 탓이다. 그러나 겁먹을 일은 아니다. 알고 보면 정도의 차이만 있을 뿐이지 그런 일은 평생토록 끊임없이 반복된다. 기구 운동을 해도 그런 현상이 반복되면서 근육도 강화되는 법이다. 이때는 당연히 지혈부터 해야 옳다. 그러므로 찜질방이나 사우나에서 뜨거운 기운에 노출시키는 것은 좋지 않다. 더운 열기는 오히려 혈관을 확장시켜 혈액이 계속 근육 내로 스미게 만들기 때문이다. 파스를 붙이더라도 빨간색 열파스가 아닌 푸른색 냉파스를 사용하거나, 3일 정도 얼음찜질로 혈관을 수축시켜 더 이상의 출혈을 막는 것이 올바른 조치이다. 그 후 온찜질을 해주면 근육 안에 배었던 피가 다시 조직으로 흡수된다. 단지 이 두드리기 동작에서는 손을 가볍게 쥐고 약한 진동을 주는 정도면 족하다.

36 상체 숙이기

동작 설명 >>> 다리를 벌린 채 등줄기를 꼿꼿이 세우고 상체를 앞으로 서서히 숙인다.

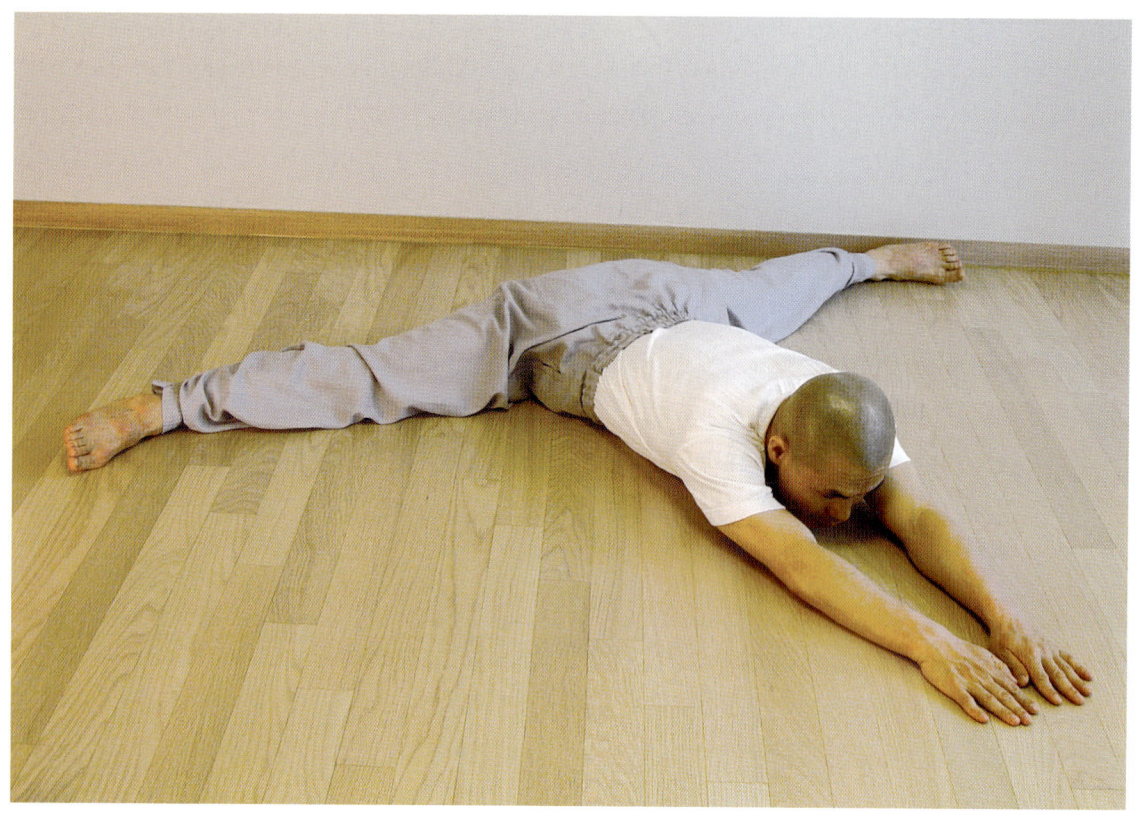

이때의 통증도 가히 참기 어렵다. 그렇다고 몸이 잘 숙여지는 것도 아니다. 여기서도 마찬가지인데, 몸을 앞으로 숙이는 계열의 동작이므로 가슴쪽보다 아랫배를 먼저 댄다는 기분으로 숙이면 훨씬 효과적이다. 한참 후에 일이지만, 전신의 근육과 관절이 유연해지면 몸통이 들어갈 만큼만 다리를 벌려도 얼마든지 아랫배는 바닥에 닿을 수 있다. 아직 그렇지 못한 까닭은 등줄기, 허리, 옆구리와 엉덩이, 대퇴부의 모든 근육들이 마치 나무줄기와 같아서 좀처럼 늘어나거나 줄어들려고 하지 않고, 그러한 경직 현상이 근육의 탄성을 잃게 해서 고유의 신축성과 운동성을 상실한 탓에 불가능한 듯이 여겨질 뿐이다. 그러나 꾸준한 수련으로 어느덧 유연해진 근육이 본래의 기능을 되찾으면 상체도 부드럽게 바닥에 닿게 된다. 그동안의 끊어질 듯한 무릎 밑 오금의 통증은 가히 공포스럽더라도, 무릎부터 허리 사이를 몇 차례 오르내리고 나면 그런 통증도 결국 사라지고 만다.

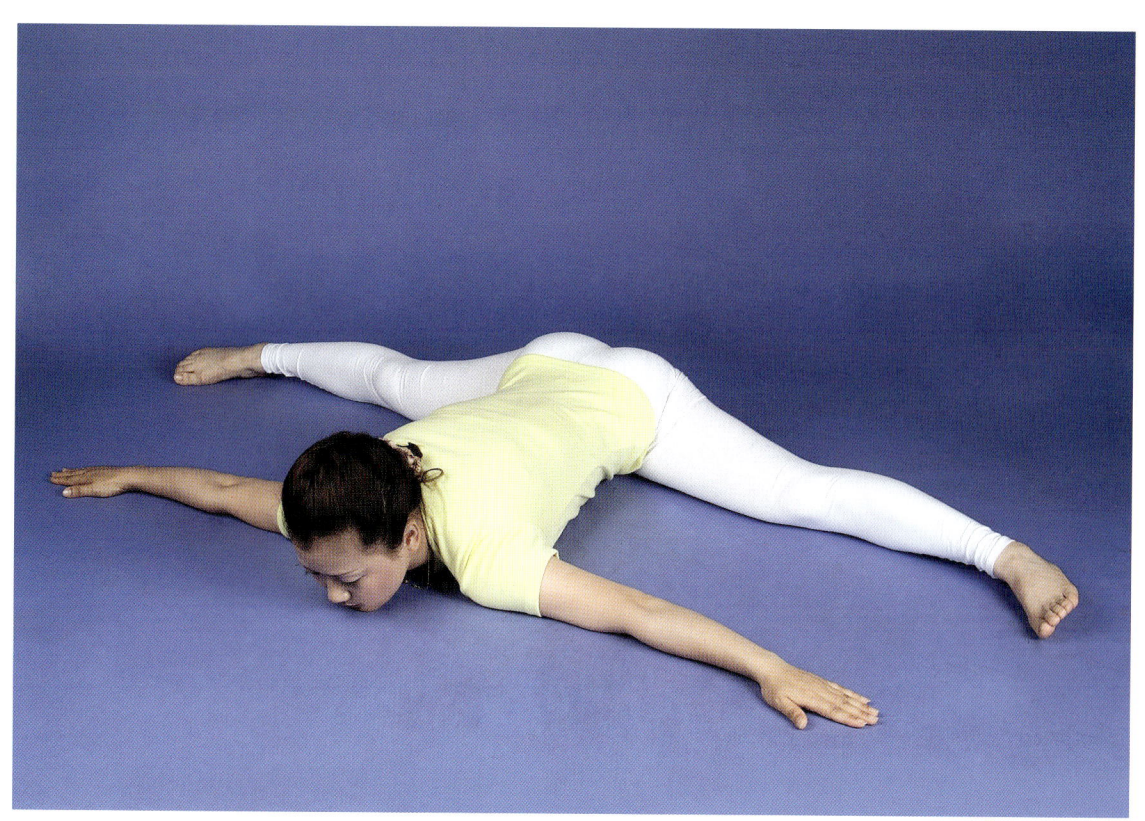

　참고할만한 서적을 보면, 한결같이 대퇴부를 유연하게 하는 운동법을 소중하게 다루면서, 젊음을 되찾고 정력이 넘치는 생활을 할 수 있는 비법이라고 소개한다. 실제로 대퇴부의 근육은 인체의 모든 근육의 절반을 차지하므로, 이 부위만 적절히 사용할 줄 알아도 건강에 지대한 효과가 있을 것은 틀림없다. 그런 까닭에 운동부족현상에 시달리는 현대인에게 단지 걷는 것도 최상의 건강법처럼 소개되는 것이다. 그런 말을 철석같이 믿는 것도 어리석은 일이지만, 대체로 연령에 비례해서 대퇴부가 경직되어 간다는 사실은 매우 흥미로운 일이다.

37 무릎 바닥 대기

동작 설명 >>> 발을 두어 뼘 벌려 무릎을 세우고, 두 손은 엉덩이 뒤의 바닥을 짚고서 한쪽 무릎씩 번갈아 바닥에 대기를 10회 반복한다. '고관절 풀어주기'부터 여기까지가 반복해야하는 동작이다. 어쩌다가 40동작 전체를 못하게 된 날에는 이 부분만 두어 번 반복하여도 찜찜한 마음을 덜어낼 수 있다.

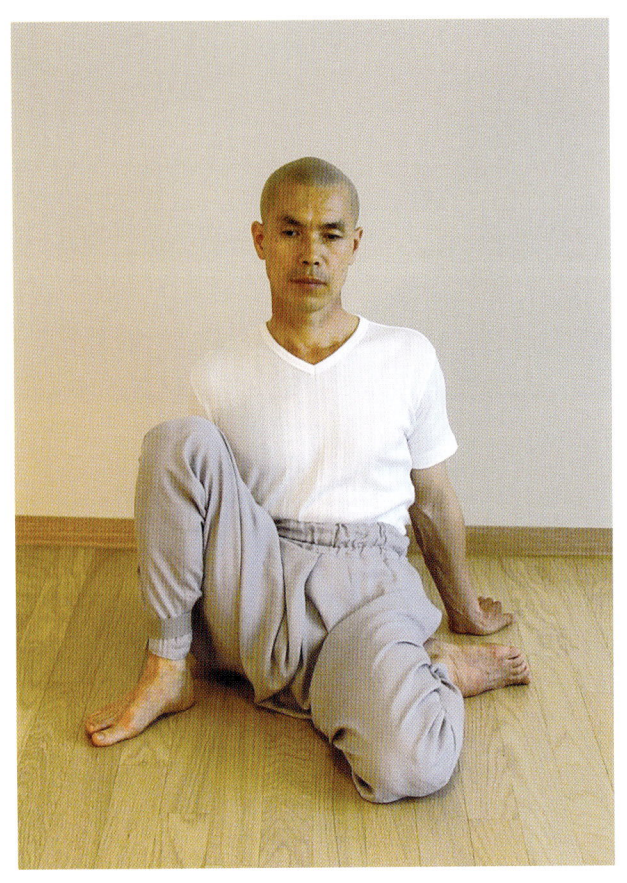
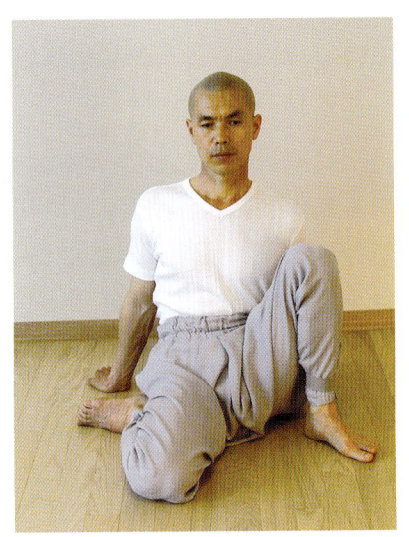

방광염이나 요도염은 여성에게 더 많이 나타나는 증상인데, 소변이 자주 마렵고 잔뇨감으로 괴롭기 그지없다. 혈액 속의 백혈구가 인체에 침투한 세균을 잡아다가 신장을 지날 때 뱉어내면, 이렇게 모인 세균은 배뇨 시에 몸 밖으로 배출된다. 만약 신장과 방광, 요도의 기능이 떨어지거나 피로가 겹쳐 저항력이 약해지면 오히려 그 세균에 감염되는데, 이것이 일명 '오줌소태'인 요도염과 방광염의 원인이다.

비틀기 계열의 동작을 비롯해 골반에 자극이 많이 가는 이와 같은 동작들은 각 기관을 단련하여 세균에 대한 저항력을 훨씬 강화시키므로, 잦은 피로감과 여러 가지 질환에 시달리며 겪던 열등의식을 차츰 자신감으로 바뀌게 한다. 항문의 각종 질환과 비뇨기 계통의 여러 가지 장애도 이런 직접적인 자극으로 인해 쉽게 극복할 수 있다.

꽤 먼 거리를 하루도 거르지 않고 오간다는 여러 명의 부인들이 있었다. 여성이면 대체로 겪는 일이지만 조금만 과로해도 쉽게 피로를 느꼈고, 그러다 급기야 몸살기마저 나타나면 반갑지 않은 오줌소태까지 겹쳐서 며칠씩이나 자리보전하기 일쑤였단다. 뻔히 아는 병인데도 의약과 비방이 아무 소용이 없었지만, 친구 따라 수련을 시작한 후 이 모든 증상이 씻은 듯이 없어져서 먼 길도 한걸음처럼 여겨진다고 했다.

나의 체험기

수련자만이 경험할 수 있는 그 오묘한 맛!

대전시 서구 삼천동　한 지 정

1년 전에 무리한 산행을 한 다음 허리와 골반, 다리까지 마비가 되었다. 병원과 한방 치료를 번갈아 받아보았으나 차도가 없어 당황해하던 중에 '참선요가'를 만났다. 처음에는 수련 중에 느껴지는 통증으로 겁도 났지만 수련 때마다 반복 설명하시는 스님의 이론 강의는 매우 합리적이고 이해가 쉬워 믿음을 갖고 오가는 시간만 3시간 거리인데도 불구하고 쉬는 날 없이 참석하였다. 온몸을 쥐어짜듯 비트는 동작들 때문에 남들은 어렵게 느끼기도 하고 지레 겁을 집어먹는다지만 50을 바라보는 나는 지금까지 해본 어느 운동과 전혀 다른 야릇한 매력을 강하게 느꼈을 따름이다. 머리부터 발끝까지 전신에 전해오는 그 오묘한 맛은 수련자만이 경험할 수 있는 것이다. 그 시간만큼은 무아지경이란 단어의 의미를 실감하기에 부족함이 없었다. 그런 남다른 감정으로 몰입한 '참선요가'로써 한 때의 어려움도 쉬이 극복할 수 있었다.

어린 시절부터 한여름조차 냉수 한 모금 마음놓고 마시지 못하던 속병도 수련 이후에 무쇠라도 삼킬 자신이 들 정도의 기력으로 어느새 바뀌었다. 스님이 대전을 떠나신 후 너무나 아쉬운 마음에 조그만 공간을 마련하여 몇몇이 함께 수련코자 참선요가에 대한 자료를 만들어주시길 부탁드린 결과로 번듯한 교재도 출간되었다. 그 기쁨을 여러 동호인과 함께 누렸던 감회가 아직 남다르다.

1999. 10.

38 무릎 꿇고 눕기

동작 설명 >>> 이제는 정리동작으로 여기고 상큼한 기분으로 하면 된다. 무릎을 꿇은 자세에서 뒤로 누워 만세를 부르듯 두 팔을 곧게 뻗는다.

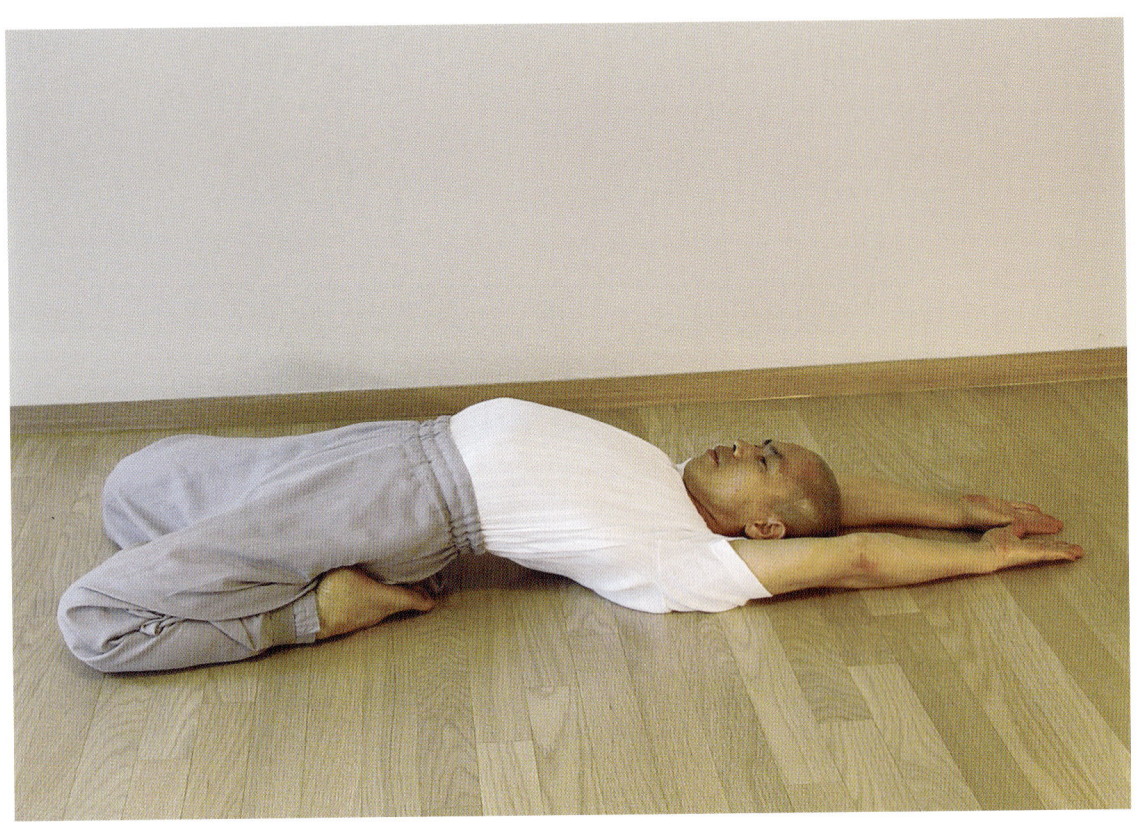

거주문화의 변화로 요즘엔 무릎을 꿇고 편히 앉을 수 있는 사람이 거의 없다. 아무렇지도 않은 듯이 두 발을 엉덩이 곁에 두고 편안해 하는 모습은 그래서 더욱 경이롭다.

이 자세에서도 진저리를 치는 사람이 의외로 많고 특히 남성들의 경우는 더 심하다. 발을 포개고 할 수도 있고 혹은 양발을 벌려 엉덩이 바깥에 두고 해도 되지만, 어떤 자세든 무릎부터 찾아오는 고통은 만만치 않다. 발목의 통증도 마찬가지여서 불과 이삼 초를 견디지 못할 수 있다. 여하튼 목자가 들어가는 곳이 가장 빨리 노화현상이 진행되는 곳이라고 했으니, 꾀를 피우면 손해가 막심하다.

힘든 이들은 푹신한 깔개 위에서 시도해본다. 그런 요령도 통하는 것이 참선요가이므로 어떻게 해서든 건너뛰거나 포기하지 말아야 한다. 이 자세의 이익은 특히 무릎 관절에 생긴 병을 호전시키며, 복부와 골반에 자극을 줄 수 있어서 여성의 생리계통 질환에 빠른 효험이 있다고 알려져 있다.

　지리를 익힐 여유도 없이 공개강좌부터 했으니 누가 어디에 산다고 해도 알 수 없었다. 환갑은 족히 되었음직한 부인이 자신의 집은 그다지 멀지 않지만 관절염 때문에 댓 번도 더 쉬어야 올 수 있다며 수련을 해도 될지 물었다.

　나의 승려 생활 초기의 무릎관절 통증도 어지간한 것이어서 지리산에 수 년을 살면서도 등산 한 번 못했고, 절에서 단 50m도 비탈길을 오르지 않고 내려와야 했다. 그러나 그것은 30대 때의 일이고, 환갑에 나타난 그 일은 퇴행성관절염이었을 것이다. 결과는 알 수 없지만 그렇다고 활동을 주저하면 다른 좋지 못한 증상도 생길 수 있음을 설명하고 꼭 참석하시길 권유했다. 할머니는 거의 쉬는 날이 없이 부지런히 따라했는데, 두어 달 만에 높은 산의 이름난 기도처에 거뜬히 다녀왔다는 말에 감탄을 금할 수 없었다. 아울러 30년 가까이 고생한 류머티스 관절염 환자를 희망에 들뜨게 한 일도 있었음을 밝힌다.

39 발목 돌리기

동작 설명 >>> 오른쪽 다리를 앞으로 뻗고 왼쪽 발목을 그 무릎 위에 걸친다. 왼손은 그 발목을 움켜쥐고 나머지 손으로 발가락을 감아쥔 채 힘있게 100번을 돌린 후 다시 반대 방향으로 100번을 돌린다. 다리를 바꿔서 동일한 방식으로 하면 되는데, 100번이란 숫자가 부담스러우면 2번을 하나로 50회를 세면 된다.

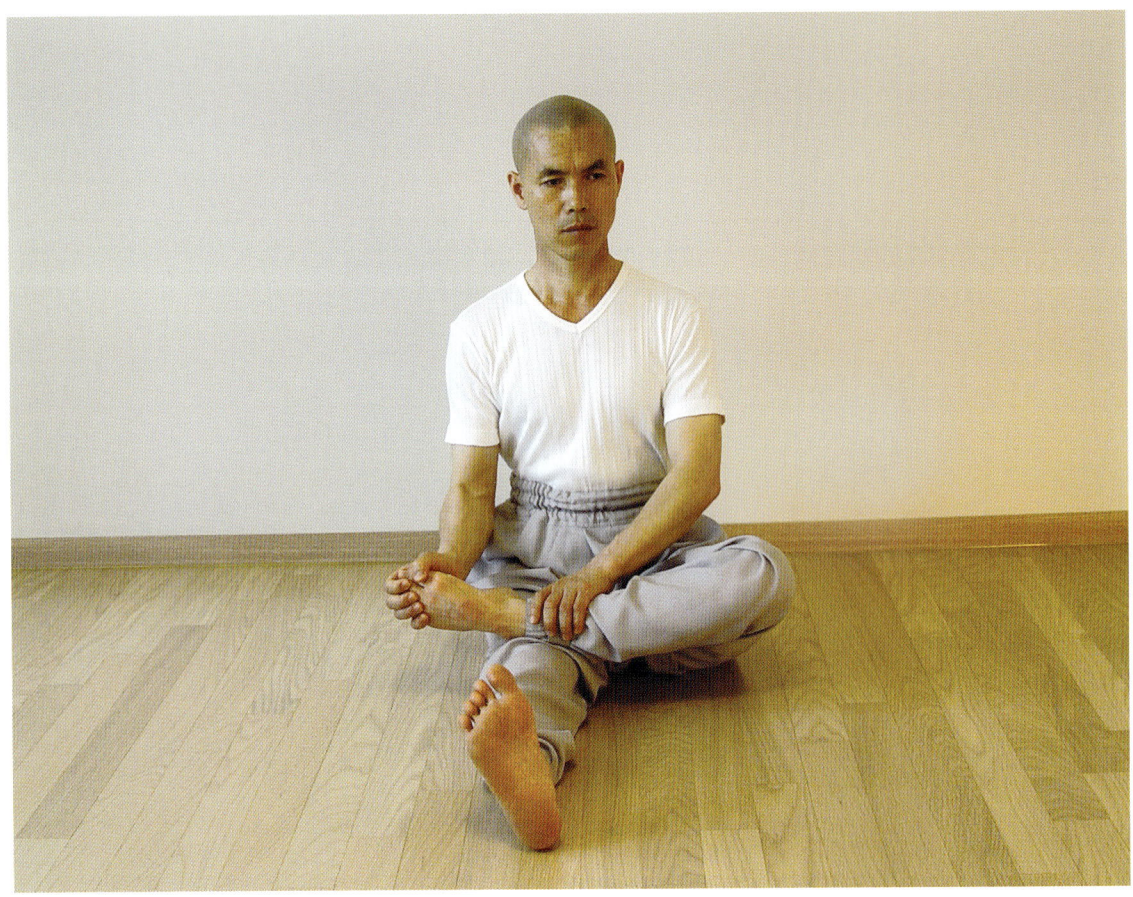

아주 어릴 때 그다지 높지도 않은 곳에서 뛰어내리다가 그만 발목을 접질렸다. 이웃 할아버지에게 기다랗고 굵은 침을 맞는데 어찌나 아팠든지 난리를 피웠었다. 그 이후로 수없이 접질려서 늘 다리를 절고 다녀야 했다. 무려 30년 가까이 애를 먹은 셈이다. 특히 스님들의 생활이 앉아서 지내는 일이 많다보니, 젖혀져 있던 발목을 깜빡 잊고 급히 일어서게 되면 틀림없이 다시 접질려 몇 달씩 절뚝거렸다. 그래서 묘안 끝에 찾아낸 것이 발목 돌리기이다. 이후 참말로 다시는 재발하지 않았는데, 발목 돌리기를 할 때마다 건강을 지키는 일은 알고 보면 이처럼 그다지 어려운 일이 아니라는 생각을 문득문득 하게 된다. 물론 이 한 가지가 꼭 좋은 결과를 냈다고 볼 수는 없다. 그러나 운동의 효과가 근력을 강화시키는 정도가 아니라는 것을 재빨리 깨달았거나, 혹은 이런 효험에 대해서 일찍이 귀를 기울였더라면, 무려 30년에 가까운 세월을 절뚝거리거나 남에게 걱정을 사는 일은 없었을 거라는 생각도 들기 때문이다. 어쩌면 이런 회한과 체험에서 우러난 생각들이 이런 장문의 글을 쓰게 했는지도 모른다. 여하튼 걷는 일마저 드물어진 현대인들에게도 상당히 도움이 될만한 운동이다. 또 나이가 들수록 발목 관절이 굳고 약해져서 부상 우려가 높으니 만큼 대수로이 생각지 말길 바란다.

나의 체험기

10년지기 참선요가

성남시 분당구 정자동   박 선 희

스님은 내가 알기로 인연 있는 불자가 몇 안 되는 것 같다. 그 귀한 인연 중에 한 분이 친정 부모님이시다. 그러므로 스님께서 일찍이 일러주신 몸 흔들기 운동을 특히 좋아하시는 아버님을 뵈며 몇몇 동작은 벌써부터 눈에 익숙하다.

나는 어릴 때부터 타고난 약질이라 피로를 몹시 탔고 특히 편도염이 자주 오는 바람에 늘 항생제의 신세를 져야했다. 임신 중의 편도염의 고통은 급기야 출산 이후 수술까지 받게 하였다. 그러나 근본적으로 면역력이 약한 탓에 수술 부위 주변에 때없이 발생하는 염증은 도대체 불가항력이었다. 마침 애 아빠의 근무처가 진주였을 때 모처럼 온 가족이 스님의 거처로 몰려가서 정식으로 동작 전 과정을 배웠다.

지금은 정이나 현이도 많이 컸지만 그때는 너무 어려서 각오처럼 계속 수련하기는 불가능했다. 주부라면 알 수 있는 일이므로 열심이라는 표현은 할 수 없으나, 나름대로 기억에 의존하며 했던 동작들은 자주 오던 편도 질환의 고통을 말끔히 잊게 해주었다. 동반되던 감기의 공포도 함께 벗어나게 했고 특히 주부들이 함께 겪는다는 어깨 결림 현상도 이후부터는 시원히 풀려버렸다. 가사의 일도 예전과 진배없지마는 일과에서 얻게 되는 피로도 이젠 별로 느끼지 못한다. 개인 사무실을 운영하시는 친정아버님은 환갑에 이르신 연세에도 아직 정력적인 활동을 하고 계신다. 10년 넘게 꾸준히 해오신 몇 동작에서 처음 얻으신 효과는 잠자리에서 일어나면 항상 느끼시던 불쾌한 구취가 금세 사라지는 경험이셨단다. 그 후 언제나 만사에 우선하여 몸 흔들기부터 하시는데, 몸집이 제법 큰 사위에게도 몸매 관리에는 몸 흔들기가 최고라고 권유하실 만큼 열성적이시다.

1999. 10.

40　편안한 자세

동작 설명 >>> 이제 마무리 동작으로 맨 앞의 송장 자세를 다시 할 차례이다. 수련 중에 긴장과 이완, 신축과 확장을 반복 경험했던 전신의 근육과 세포에 안정을 주고 균형과 조화를 다시 일깨우기 위해서이다.

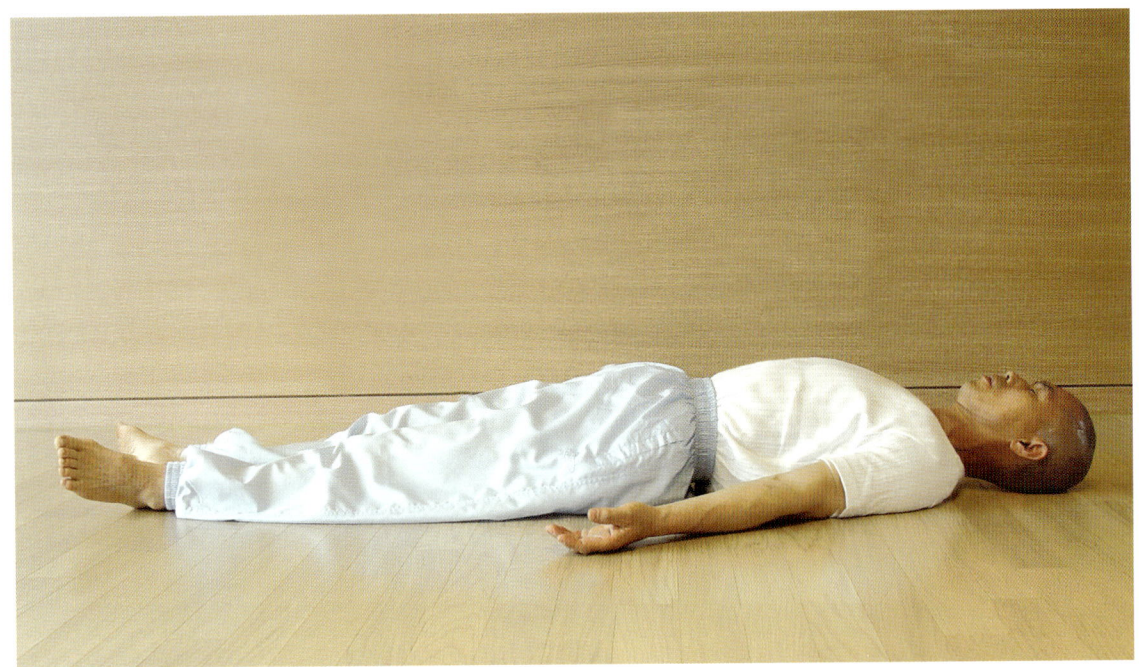

　이 40동작 수련에 걸리는 시간은 대략 1시간이면 적당하다. 한 동작에 40초 가량이면 1시간 남짓에 마칠 수 있다. 자리를 정돈하고 수련 중에 잃어버린 수분을 보충하는 의미에서 물을 한 컵 마신다. 만약 쇠약한 사람이라면 갑자기 받은 자극으로 인해서 소화기능이 잠시 무력해졌을 수도 있으니 이에 대한 대비도 필요할 것이다. 그러므로 적당한 시간이 흐른 후에 음식을 먹는 것은 몸에 대한 자상한 배려이기도 하다.
　여기 소개된 동작에는 서서하는 동작이 전혀 포함되지 않았다. 이왕지사 같은 시간 동안 하는 운동이면 누워하거나 앉아서 하는 동작이 훨씬 효과적일 수 있어서다. 왜냐하면 서서하는 동작은 균형 유지가 우선 힘들고 더 신경을 써야할 데가 많아서, 차분하게 좀더 잘해보려는 생각만으로 족한 눕거나 앉아서 하는 안정된 자세가 훨씬 유리하기 때문이다.
　예전의 비디오테이프는 동작 설명에 치중했던 탓에 수련용으로 적합치 못했다. 고맙게도 불교TV에서 수련용으로 적합한 40동작과 80동작의 비디오테이프를 새롭게 제작해주어서, 참선요가 동호인은 이제 산간벽지나 타국 땅 어느 곳에서든 기쁜 마음으로 함께 수련할 수 있게 되었다. 수련장이 가까이 없다면 잘 제작된 비디오테이프를 의지해 수련하는 것도 좋은 방법이 될 것이다.

요가 셋
부록

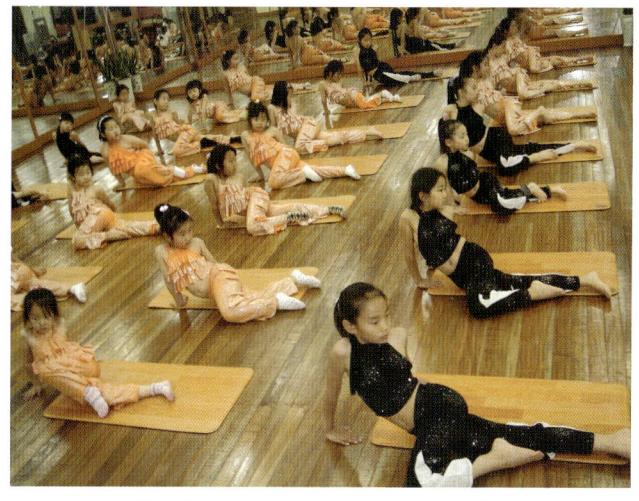

수련에 대한 소고

1

누가 물었다.

"스님은 뭐 하시는 분입니까?"

이럴 땐 도무지 할 말이 없다. 그저 빙긋이 웃을 수밖에……

재차 묻는 말이

"공부만 하십니까?"

뭔 소리를 듣고 궁금증이 발동하여 살피러 왔는지 모르겠지만, 막상 와서 보니 깔고 앉은 방석말고는 물건다운 것도 눈에 띄지 않고, 공부만 하는 스님이라는 소문은 들었으나 정작 공부에 도움이 될만한 것은 보이지 않으니 심히 요상해서 묻는 말일 것이다.

"나도 모르오!"

선문답이 아니다. 괜히 섣불리 대답했다가 무슨 말이 이어질지 알 수 없다. 화장실을 옮기려는데 어느 방향이 좋을지, 아니면 이삿날이나 받아 달랠지 예측 불허이니 말이다.

어떤 사람은 정색을 하며 다가와서 하는 말이 아주 노골적이다.

"스님, 뭐 하나 여쭤봐도 되겠습니까?"

들어보지 않아도 뻔하다. 사연이야 어떻든 끝 말은 어쩌면 좋을 지에 관한 것일 테니까……

"아! 예, 저는 제대로 아는 것은 없지만 딱 하나는 확실히 알고 있습니다"

묻기도 전에 안다니까 도인은 다르구나 싶었는지 눈빛이 달라지고 입이 헤 벌어진다.

"그게 뭔데요?"

"그건 당신과 내가 언젠가는 결국 죽는다는 겁니다."

이쯤 되면 맥도 풀렸겠지만 대개 순순히 물러나준다.

요즈음은 한결같이, 정말로 하루 종일 단전호흡과 요가만 하며 지내느냐고 묻는다. 책을 보고 생긴 궁금증일 것이다. 아니 그렇지 않다. 그저 남들이 보약 챙겨 먹는 시간 정도 투자해서 건강관리삼아 잠깐씩 할 따름이다. 왜냐하면 내 행색이 출가한 이의 모습과 닮았기 때문이다. 그 따위가 무슨 대단한 일이라고 인륜도 무시한 채 산중에서 그 짓거리나 일삼겠는가!

불교에서 말하는 출가出家의 출出자는 세간에서 쓰는 의미와 전혀 다르다. 좁게 말하면 한 가정의 울타리를 벗어났다는 뜻이지만, 궁극적으로는 이 우주 안팎을 완전히 초월한다는 의미를 지닌다. 그래서 이 출出자 한 자를 제대로 새겨 알지 못하면, 절집 문턱이 닳도록 넘나들어 보았자 부처님 가르침과는 영 상관없는 일이 되고 만다. 그래서 나도 아직 중생티를 벗지 못했지만, 간혹 출가한 행색에 취미가 어쩌구 하면서 이것저것 끌어 모아놓고 애지중지하는 모습을 볼 때 '참! 철도 없구나' 하는 생각이 든다.

무엇이 다른가? 단지 대상만 바뀌었을 뿐이다. 부모 형제에서 골동품으로, 그리고 처와 자식에서 수석과 화초 따위로. 그러니 일신의 안녕과 이권을 좇는 모리배들의 일은 굳이 거론해 무엇 할까!

2

시계는 재깍재깍, 자동차는 뛰뛰빵빵, 시냇물은 졸졸, 기차는 아직도 칙칙폭폭, 햇빛은 쨍쨍, 모래알은 반짝인단다. 아무렴 시계가 재깍이고 자동차는 빵빵거리며 시냇물은 졸졸거리고 기차는 칙칙폭폭거릴까? 이런 착각은 사물의 실상과 이치를 바로 보려하지 않고, 대충 그럴 거라고 미리 짐작해버리는 타성적이고 의존적인 습관과 생각들이 조장한 바람직하지 못한 현상의 일종이다. 아무리 세태가 그렇고 유행이 넘실거리더라도 생각 없이 따르지 말고, 같은 사물과 이치를 살피는 데에도 진지한 시각과 이해, 표현은 반드시 필요하다. 그러므로 고차원의 종교일수록 이치의 근원을 탐구하는 방편으로 명상수행을 늘 우선시 했다. 불교 역시 석가모니 부처님의 진지한 사유로부터 시작되었다.

언젠가 독일 의학자들이 조사 연구한 바에 의하면, 잦은 감기에 시달리는 사람이 그렇지 않은 사람보다 훨씬 장수하더라는 뉴스를 접한 적이 있다. '골골 백 년'이란 말처럼 허구한날 병치레나 하면서 모질게 오래 산다는 말이니 여운이 씁쓸하다. 하지만 그런 사람들일수록 잦은 병치레에 오히려 면역체계가 강화되기 때문이라는 것이다. '곧 감기 걸리는 약도 나오겠다' 며 웃어 넘겼으나, 반면에 일생을 두고 아무런 탈 없이 건강하게 보내는 사람도 흔한 것이 사실이다. 그런 이에게야 이런 글 따위는 우스갯거리에 불과하겠지만, 따져보면 그럴 까닭은 분명히 있을 것이다.

3

책의 제목이 '참선요가'이다 보니, 어떤 이는 앞의 두 글자에 관심이 있어 보게 되었노라 했다. 꿩 대신 닭이라던가? 그래도 읽을 만 했었다며 원망은 하지 않으니 다행으로 여길 뿐이다. 첫 번째 책은, 참선요가의 프로그램을 구성하고 공개한 도의적 책임감에 간절한 부탁도 있고 해서 자료를 정리하다가, 내친김에 많은 사람들이 함께 보고 이해할 수 있으면 더욱 좋겠다는 의견이 모아져서 결국 한 권의 책이 된 것이다. 노파심에 글로는 이해하기 부족하다고 느낄 이들을 위하여 비디오테이프도 제작했으나, 불과 20일 남짓에 컴퓨터 자판을 배워가며 어설프게 두들겨 탈고까지 했으니 만인의 우스갯거리로 충분했다.

참선요가는 오로지 스스로의 건강을 지키기 위한 수단으로 구성한 운동법이다. 그러므로 혹 연세가 높다든지 하는 연유로 수련에 몹시 힘들어하시는 분도 볼 수 있었다. 그런 이들에게 무슨 번다한 이론이 필요할까마는, 그래도 하루도 빠짐없이 남들이 누워하는 동작에서는 같이 누워 있고 앉아서 할 때에는 함께 앉아 있는 정도였지만, 엄청난 효과와 변화가 있음을 수 차 목격하였다. 한편 특강 때마다 고집스럽게 오직 이 프로그램의 구성원리 설명에 몰입한 까닭에는 나름대로 신념에 가까운 이유가 있어서다. 이는 좀더 확실하게 건강에 대한 것이라든가 운동에 대한 개념들을 깊이 이해하고 나면, 보다 직접적이며 효율적인 건강법은 어떤 것을 말함인지 잘 알 수 있기 때문이다.

그러나 부처님의 제자로서 아무렴 이처럼 용렬한 자가 천지간에 둘이 될까마는, 필자의 유일한 관심사는 오직 석가모니께서 왜 출가를 하실 수밖에 없었으며, 무엇을 깨달으셨고, 그 후의 모습은 어떠했는지 말고는 흥미로운 일이 도무지 없다. 어설프게나마 책과 보조교재로써의 비디오테이프를 출간한 것으로 외도는 충분했지 싶다. 이제 남은 일은 순전히 수련에 동참한 여러분의 몫이다. 그러므로 연일 계속되는 공개강좌에서도 먼저 프로그램 구성원리를 이해할 것과 각자의 동작이 보다더 자연스러워지려면 어떻게 해야할 것인가에 대해 연구하길 각별히 당부했던 것이다.

4

억지를 부리자면 이는 어느 누구의 창작이라고 우길 수 있긴 하다. 하지만 일련의 동작 구성이야 그럴 수 있다 하더라도, 사람의 몸짓에 네 것과 내 것이 어디 있겠는가? 오직 열심히 수련하여 이익을 얻은 자의 것일 뿐이다. 그래도 원칙은 있어야 한다.

우선, 모든 운동이 건강과 직결된다는 근거 없는 상식에서 빨리 벗어나야 된다는 점에 대해서다. 필자 역시 13년이라는 짧지 않은 세월을 건강만큼은 확실히 지켜줄 것이라는 기대감에 무거운 쇳덩이와 씨름하였다. 그로 말미암아 심리적 안정감에 젖기도 했으나 항상 육체적 괴로움에 시달렸음을 도저히 부인할 수 없다. 그러면서도 그저 몸뚱이가 있으니 아플 수도 있다고만 여겼다. 그러던 중에 석가모니 부처님께서 친히 가르치셨던 수행법인 '수식관'을 하다가, 불로장생을 추구한다는 신선도 수련법인 단전호흡의 원리를 문득 이해하였다. 한순간의 의식 변화는 많은 것들을 다시 생각하고 정리하게끔 하였고, 이를 계기로 그간 분별 없이 받아들였던 건강법이나 운동법이 늘 겪는 육체적 고통과 무관하지 않다는 것을 비로소 깨달았다. 본디 허약한 몸으로 남이 부러워할 몸매까지 만들기도 했으니, 그동안 해온 운동을 당장 포기하기에는 엄청난 갈등이 뒤따랐다. 그런 탓으로 한참을 역기 주변에서 서성이던 기억이 아직 생생하다.

누구는 온갖 짓을 다 해보다가 별 수 없어서 마지막 찾은 곳이 '참선요가교실'이라고 했다. 그런 이들일수록 필자가 겪던 똑같은 딜레마에 빠져 허덕이는 것을 눈여겨본 적이 있다. 그동안 이것저것 할 때마다 좋은 느낌이 없지 않았을 것이기 때문이다. 그러니 그것도 포기할 수 없는 노릇이어서 그렇게 하게 된 운동이 하루 일과로 빼곡하지만 스트레칭도 괜찮다는 풍문에 마음을 냈다는 말이다. 실제로 건강에 대한 자신감을 상실한 채 최후의 수단인양 온갖 운동에 집착하는 이를 흔히 볼 수 있다. 그러나 그러한 건강법과 운동법이 오히려 자신의 건강을 좀먹는 결과를 가져오지 않는지 의심해봐야 옳다. 대체로 운동에 대해서 그리 대수롭지 않게 생각하고 무심히 따라하는 경우가 많아서 생기는 일이기 때문이다. 남들이 하니까 나도 따라하는 수준이 원인이라는 뜻이다. 그러므로 스스로의 안목으로 합당한 운동법을 찾아낼 자신이 없다면, 우선 참선요가 수련에 과감히 몰두해보는 것도 썩 괜찮을 듯싶다. 이는 건강 회복에 대한 일념으로 동참했던 이들 가운데, 다른 운동과 곁들여 수련한 이들은 기대치의 효과가 잘 나타나지 않더라는 점을 근거로 조언하는 것이다. 즉 참선요가 수련 중에 얻은 효과를 다른 운동법의 과격한 몸짓이나 정리되지 않은 동작이 바로 무력화시켰기 때문이다.

요즘에 부쩍, 모든 운동이 반드시 건강에 도움이 되는 것은 아니라는 전문가들의 견해에 서서히 무게가 실리고 있는 실정이다. 즉 일상에서 쓰이던 부위의 근육과 관절을 평소의 활동범위 내에서 조금 강도 높여 움직여줄 뿐인 운동은 그 한계가 뚜렷하다는 것이다. 이러한 주장은 전신을 골고루 활용하지 못하는 운동은 건강법으로써 적합하지 않다는 의미를 내포하고 있다. 더욱이 동작마다 무리한 강도에 속도를 보태서 엄동설한에도 비지땀이 흐르도록 해야 좋다는 생각은 전혀 그르다는 것이다. 그로 인해서 호흡이 거칠어지고 근육과 관절에 무리가 생기면, 과로로 인한 피로 증상만 가중될 따름이기 때문이다. 인체는 체중의 약 40%에 해당하는 700개 가량의 근육군으로 형성되어 있어서, 실로 근육의 올바른 쓰임새와 건강은 상호 밀접한 관련이 있을 수밖에 없다. 그러므로 건강에 필수인 전신운동이란, 잘 사용하지 않는 부위까지 배려하여 확실히 움직여주는 차분한 몸짓을 가리키는 말인 줄 우선 알아둘 필요가 있다. 그래야 바람직한 운동도 가능하기 때문이다.

과격하고 무리한 운동에는 거친 호흡이 따른다. 거칠고 짧은 호흡은 허파 면적을 충분히 활용하는 바람직한 호흡이 될 수 없다. 잘못된 호흡으로 발생하는 많은 질환은 폐활량을 제대로 이용치 못하는 부실한 호흡이 원인이다. 허파의 정화능력을 약화시켜서 도리어 체외로 배출되어야할 노폐물과 유해독소를 다시 인체로 흡수해 들이는 여건을 만들기 때문이다. 그러므로 바람직한 호흡에 관한 이해는 건강을 위한 필수조건이다. 또한 자연스러운 호흡을 유지하며 허파의 기능을 극대화시킬 수 있는 동작이 가장 바람직하다는 이유이다. 참선요가는 호흡에 집중하며 해야하는 동작은 물론이고 어떤 동작이든 편안한 호흡이 뒤따르게끔 구성되었다. 차분한 마음으로 꾸준히 수련하다보면 동작도 우아해지고 호흡도 금방 자연스러워진다.

인간의 생활습관을 유심히 관찰해보면, 여러 질환이 나타나게 된 동기와 고통의 원인이 명확히 드러난다. 바르지 못한 자세와 잘못된 생활습관은 인체의 균형과 조화로움을 여지없이 무너뜨린다. 이렇게 야기된 신체의 부조화는 모든 신경계통에 혼란을 초래하고, 결국 인체의 모든 기능에 치명적 손상을 입힌다. 그러므로 건강을 위한 배려는 전신의 모든 관절과 근육을 골고루 이용하는 균형 있는 운동으로부터 시작된다. 아득한 시절부터 이 점을 확실히 간파한 이들이 바로 인도의 요기들이었다.

참선요가의 동작을 철저히 좌우, 전후, 상하의 균형과 조화를 염두에 두고 구성한 까닭도 여기에 있다. 그 결과로 인체의 부조화가 일으킨 일체의 증상에 놀라운 효과를 나타냈다. 그래서 참선요가 프로그램을 강의하면서 늘 이런 말을 했다.

"알아듣지도 못할 말로 거창하게 설명해대야 꼭 대단한 효과가 있는 것은 아니다. 참선요가는 확실한 근거를 바탕으로 만든 동작들로 이루어졌다. 비유하면 단식은 먹어서 얻게 된 병이면 굶으면 고칠 수 있다는 생각이 바탕이 되었듯, 생식 또한 주로 익힌 음식을 먹다가 생긴 병이니 날 것을 먹다보면 호전될 수 있다는 논리가 결정적 근거이다. 물구나무서기가 좋다는 까닭도 별반 다를 바가 없다. 우리 인간은 잠시 몸의 위치를 바꿔서 다리를 하늘로 머리를 땅에 대었을 때, 인체에서 좋은 일이 생길 수 있다는 단순하지만 명쾌한 논리 때문이다. 그러므로 대부분의 시간을 상체를 숙인 채 생활하는 사람은 몸통을 뒤로 한껏 젖혀주는 동작이 필요하다. 고개도 마찬가지이며 팔 또한 수련시간만이라도 젖히거나 머리 위로 치켜들도록 꾸몄다. 두 다리도 활짝 벌리는 일이 거의 없으니 일부러 맘껏 벌릴 수 있는 동작을 포함시킨 것이다"

다행히 이러한 천견은 터무니없지는 않았든지 다양한 증상에 신속하고 경이로운 효과를 나타냈다.

신체를 고루 사용하려다보니 서커스에서나 볼 수 있을 듯한 자세가 제법 포함되었다. 그래서 명절을 앞두고는 "텔레비전의 명절 특집 프로에서 서커스하는 사람들의 포즈를 눈여겨보고 인간의 몸동작 한계가 어디까지인지 살펴보자. 대단치도 않은 참선요가를 하면서 부상을 당할까봐 미리 겁내지 말라"고 당부했다.

참선요가는 '모든 물질의 성질은 동일하다' 는 것에 착안하여 만들어진 운동법이다. 마치 빨래를 비틀어 쥐어짜면 구정물과 비눗물이 빠지듯이, 즉 젖히고 오므리고 좌우로 번갈아 비트는 사이에, 내장을 비롯한 인체의 전체 세포를 샅샅이 압박하고 이완시킬 수 있어서, 체내에 쌓인 모든 불순물과 노폐물을 몸 밖으로 확실히 배출시킬 것이라는 생각이 그것이다. 당연히 이때에도 원칙이 적용되는데, 전후나 좌우의 양방향을 균형 있게 해야한다는 것과 두말할 나위 없이 집중적으로 해야한다는 점이다. 그런데 일과 중에 짬나는대로 몇 번에 나누어 하겠다는 사람들이 간혹 있다. 시간에 쫓기는 탓이겠지만 그런 사람은 병이 날 시간이 없어 아프지도 않고 죽지도 않을 것인가? 건강은 되도록 건강할 때 지켜야 한다. 이미 병들고 쇠약해진 후라면 회복도 몹시 더디다. 천지간의 모든 것을 다 가졌다한들 병들고 저승 문턱 앞에서라면 무슨 의미가 있겠는가? 아무리 바빠도 자신의 건강을 위해 한 때쯤은 제쳐놓을 줄 알아야 지혜로운 사람이다.

수행은 자기 관리 시스템이다. 아무리 어렵고 힘들더라도 불필요한 행동과 습관을 자제하며 꾸준히 짬을 내려 애쓰다보면 그런 노력이 차차 자신을 변화시키게 된다. 그런 이가 어떤 일에서 게으를 것이며 무슨 일엔들 열심이지 않으랴? 수련의 결과가 이와 다를 바 없어서 이런 일을 두고 수행이라 일컫는 것이다.

또한, 참선요가를 꾸준히 하다보면 너나없이 느끼는 일이 하나 있다. 몇 동작을 채 하지 않아서 이상야릇한 냄새가 자신의 몸에서 풍겨져 나온다는 점이다. 여느 운동에선 땀을 비오듯 흘려도 느낄 수 없는 일인데, 건강이 나쁠수록 지독해서 옆 사람에게 민망할 정도가 된다. 반면 심신이 극히 정화되면 그윽한 향기가 풍기기도 하는데, 이런 일은 집중적 수련이 아니고는 절대 경험할 수 없는 일이다. 이왕지사 수련에 동참하기로 결심했다면 너무 미주알고주알 따질 일이 아니다. 집중적인 수련만이 근육과 관절, 온몸 구석구석에 잔재한 노폐물과 유해독소를 몸 바깥으로 자연스럽고 무리 없이 빠져나오게 한다.

상승효과라는 말이 있다. 하나 더하기 하나는 계산상으로 분명히 둘 뿐이다. 그러나 어떤 경우에는 셋, 넷, 다섯 그 이상일 수도 있다. 동작과 동작의 연결이 끊어지면 둘은커녕 하나의 효과도 기대하기 어렵다. 연속적인 몸짓은 동작 상호간에 영향을 주며 산술 이상의 효과를 발생시킨다.

간혹 보면, 척추부위의 통증으로 시달리는 이들은 단순히 구조상의 문제로 국한해서 생각하는 경향이 짙다. 병원의 치료가 신통치 않으면 다음으로 찾는 곳이 어긋난 부분을 다스려준다는 교정원이나 지압하는 곳이다. 물론 우두둑거리는 소리를 들으며 받는 시술은 고통을 당장 반감시킨다. 그러나 몇 걸음만 움직여도 좀 전과 다를 바가 없는 까닭은, 그것이 그렇게 다스려질 일이 아니라는 뜻이다.

치부를 목적으로 하는 사이비 단체의 오랜 상투적인 수법 중의 하나가 앉은뱅이도 즉시에 고쳐주고 곱사등도 대번에 펴준다는 꼬임이다. 보지도 못하고 확인한 바도 없이 떠도는 말을 믿는 이도 어리석기 그지없다. 그런 요행과 기적은 바라면서, 어찌 갓난아기는 대번에 어른을 만들어 시집장가를 보내려 하지 않는지 모를 일이다.

모든 일에는 순서와 절차가 있는 법이다. 다치거나 해서 어긋나버린 척추는 몸 전체의 균형을 비틀어 놓는다. 그리 지낸 시간이 하루이틀이라면 별스러운 얘깃거리도 안 된다. 그러나 오랜 시간이 흘렀다면 상황이 다르다. 그때는 벌써 몸 전체의 골격과 근육이 치우치고 비틀린 채 굳은 지 오래이기 때문이다. 평생의 앉은뱅이가 구부러진 다리를 폈다고 금세 일어나 걸을 수는 절대 없다. 곱사등 역시 굽은 척추를 바로 잡았다고 해서 당장에 등줄기를 꼿꼿이 펼 수 없음은 물론이다. 뜻하지 않은 부상으로 3주 정도만 깁스를 해도, 한동안은 그 부위를 제대로 움직이지 못한다. 당연히 골격을 지탱시켜주는 근육이 다시 온전히 자리잡고, 좌우 전후의 신체적 균형이 충분히 바르게 된 후에야 정상적인 활동이 가능하기 때문이다.

일련의 동작이 40개 혹은 80가지라고 해서 드문드문하면, 수련으로 되찾은 조화로움도 나쁜 관성 때문에 금방 어긋난 형태로 비틀리고 만다. 그러나 집중적 수련은 결과적으로 인체가 재빨리 정상적 체위를 다시 인지하도록 해주므로, 단련되어 힘이 붙게 된 골격과 근육은 재차 틀어지는 일이 없게 된다. 이는 전후 좌우의 근육의 밸런스와 회복된 인대의 탄력이, 골격의 위치가 어긋나거나 흐트러지지 않도록 하기 때문이다. 척추계통의 질환으로 오랜 기간 고생한 이들은 이 점을 염두에 둘 필요가 있을 것이다.

이왕 골격에 관한 이야기가 나왔으니 덧붙일 말이 있다. 요즈음 척추를 바르게 교정해 줌으로써 모든 질병을 다스릴 수 있다고 주장하는 학문이 세인의 관심을 끈다. '카이로프락틱'이라는 것이 그렇고, 한의학의 추나요법도 이런 관점에서 발달한 의술이다. 척추는 인체의 대들보와 같다. 척추가 부실하면 사람으로서의 구실도 원만치 못하다. 더구나 오장육부를 비롯한 신체의 대부분의 기능이 척추를 관통하여 머리와 연결된 신경선의 영향을 받는데, 만약 척추의 이상이 신경선을 압박하거나 불필요한 자극을 주면 그 장기의 기능에 문제가 발생하기 마련이다. 그러므로 튼튼하고 건강한 척추를 위해서라도 바람직한 운동법에 대한 관심은 소중한 것이다.

누구는 연속적인 동작이 몸에 무리가 될 것을 염려하기도 한다. 그러나 각 동작마다 한쪽이 심한 자극을 받는 사이에 반대편의 관절과 근육 등은 충분히 이완된 상태가 된다. 이때의 서로 대칭되는 구조상의 기능은 앞 동작에서의 피로를 풀고 다음의 포즈를 대비하기에 적당하다. 다음 동작에서는 반대의 현상이 반복된다. 이렇게 따지면 1시간 남짓한 수련 중에 실제로는 인체의 각 부분에 30분 가량도 지속적인 자극을 주지 못하는 셈이다. 세탁물의 탈수도 1분과 2분의 차이가 확연하고, 또한 2분과 3분의 탈수 효과가 분명 다르다. 매 동작마다 마음의 여유를 갖고 그저 한 동작 한 동작 차근차근 수련하다보면, 스스로도 감탄할만한 이익이 반드시 있다. 입에 쓴 약이 몸에 이롭다했다. 노력이 없으면 좋은 결과도 없는 법이다. 옹졸한 생각은 아예 말아야 옳다.

'며칠에 한 번씩 운동을 하면 되겠느냐?'는 식의 질문도 마찬가지이다. 운동이란 밥먹듯 하는 것이다. 일전에 어느 신문 건강 칼럼에서 같은 내용의 기사를 본 적이 있었다. 그 글을 보면서 체증이 확 풀리는 듯한 통쾌한 기분이 들었다. 과학이며 데이터를 어느 정도 믿어야 할지 모르겠지만, 건강관리 전문가를 자처하는 사람들 대개는 '운동은 일주일에 두세 번 정도면 족하다'라고 했다. 혹은 가끔 등산이라도 하라는 것이 고작이었다. 어디에서도 그와 같은 말을 듣거나 본 적이 없다. 하지만 그는 '어쩌다 하는 등산이 스트레스지 운동이냐'고 덧붙였다. 백번 지당한 말씀이다. 운동이란 이따금 생각나면 한 번씩 비틀어주는 몸동작을 말하는 것이 아니다. 하루의 피로를 풀고 활기찬 내일의 활력을 위하여 평생지기로 규칙적인 계획 아래 실천하는 것을 말한다. 그래서 역설적이지만 참선요가가 대중적 관심과 지지를 받은 이유는, 시대의 풍조와 타협하지 않았다는 점에서 찾을 수 있을 것이다. 어떤 경우를 불문하고 늘 '꼭 매일 순서대로 단번에 하시오' 하고 당부했으니 말이다. 덕분에 뜻밖의 결과가 무수히 쏟아졌다. 그렇다고 하루에 몇 번씩 하는 것도 좋은 방법이 아니다. 사실, 참선요가가 그리 만만한 운동이 아닌 탓에 과로가 겹치면 체력이 약화되기 때문이다. 지나친 수련은 병원 신세를 지게 할 수도 있다. 그저 하루에 딱 한 번이면 족하다.

다음은 건강에 도움을 줄 수 있는 운동은 반드시 아랫배 부위에 복압을 발생시킬 수 있어야 한다는 점에 대한 고찰이다.

인체의 혈액 중에 상당량은 아랫배에서 활동한다. 그런데 그 혈액은 비닐봉지에 담긴 듯이 있는 것이 아니라, 내장 즉 오장육부에 골고루 분포한 거미줄같이 치밀한 실핏줄을 돌며 임무를 수행한다. 순환 여건이 이처럼 여의치 못해서 많은 장애의 원인이 되기 십상이므로, 지속적인 복압은 건강의 필수조건에서 빠질 수 없다. 원활치 못한 혈액순환의 기능을 획기적으로 촉진시킬 수 있는 방법은 아랫배의 적당한 압력이 으뜸이기 때문이다.

또한 내장의 구조가 본디 꾸불꾸불하여 뭔가가 쉽게 끼게 생겼다. 그런 것들이 제 때 배출되지 못하면 장내에서 부패하면서 유해가스를 발생시키게 된다. 그것이 인체로 다시 흡수 될 가능성은 재론의 여지가 없고, 그랬을 때의 상황은 보나마나 뻔한 일이다. 이때에 복압은 내장을 자극해서 장벽에 눌어붙어 있던 노폐물을 떨구어내게 한다. 이런 훌륭한 기능적 측면을 대신할 만한 것은 별로 없다. 의술이나 타인의 도움으로 가능한 일이 절대 아니므로, 자신의 건강을 지키는 일은 스스로의 노력으로만 가능하다는 까닭도 이 때문이다. 세련된 호흡으로 복압이 발생하면 이처럼 얻는 이익이 다양하지만, 복식호흡 수련은 익숙하기까지 많은 위험과 부작용이 도사리고 있다. 참선요가를 꾸준히 하면 이 모든 것들이 한꺼번에 해결되므로 그 가치가 빛나는 것이다.

다음은 독특한 질환으로 의약과 별난 의술의 혜택도 받을 수 없다는 이들을 위한 조언이다. 그런 병을 일러 흔히 신병이라고도 한다. 아득한 시절부터 요가의 동작은 이를 다스리기 위해 만들어지고 발전되어왔다고 하여도 과언이 아니다. 승려들을 비롯한 수행자들은 그들만의 독특한 병에 시달리기도 한다. 이때를 당하면 도무지 어떤 처방도 소용이 없다. 이런 관점에서 본다면 요가가 인도의 수행자들 사이에서 유행되고 발전된 까닭이 더욱 자명하다. 그러므로 그런 희안한 병을 다스리고 극복하는 데에는 요가만한 수단도 다시없다. 원한 바는 아니겠지만, 그런 고통에 시달리는 사람은 꼭 요가계통의 수련방법에 관심 갖기를 진심으로 권한다. 특히 이에 관하여 많은 수행자들이 깊은 관심을 보인 데 대하여 다행스럽게 생각한다. 보람찬 연구와 야무진 정진이 있길 바란다. 부연컨대, 이 일만이 아니더라도 자신의 일에 어떤 것도 도움이 되지 않는다면, 오직 자신의 노력으로만 해결이 가능하다는 이치를 깨달아야 한다. 몇몇은 다음과 같이 말했다.

"의약이 도울 수 있고 돈으로 결판이 날 일이었다면, 오랜 세월 동안 모진 고생도 안 했을 테고 벌써 일이십 년 전에 고쳤겠지요"

그런 이들은 이 프로그램에 동참하고 오랜 증세가 씻은 듯이 사라졌기에 하는 말이다.

일반적인 증세에도 비슷한 의견을 전하고 싶다. 특히 자신의 증세와 어떤 동작이 연관이 있을 지에 관한 궁금증의 답변도 될 것이다. 가령 '지금 나의 병은 어떤데 참선요가 중에서 무슨 동작을 하면 좋겠습니까?'와 같은 경우이다. '사정이 허락하는 한 순서대로 착실히 하세요'라고 대답한다. 편견이고 편식이고 간에 좋은 결과를 기대할 수 없는 법이다. 일상에서 겪는 부조화도 한쪽에 치우쳐서 생긴 부작용임에 지나지 않는다. 불균형한 것에서 발생한 문제를 다시 치우친 무엇으로 극복하겠다는 발상은 위험하기 그지없다. 건강상의 문제도 다르지 않다. 균형과 조화로움이 흩어져 발생한 질환을 어떤 한 가지 방법으로 개선시키겠다는 생각은 몹시 잘못된 것이다. 오직 악순환만 되풀이할 따름이다. 그러므로 절대 어느 한 가지에 집착해서는 안 된다. 다른 운동을 하다가 얻은 병을 참선요가로써 치유한 사례도 몇몇 보아왔지만, 요가를 하다가 병을 얻었다는 사람도 만날 수 있었다. 이미 기존의 요가 서적도 있는데 굳이 한 권의 책을 보태려한 까닭이 여기에 있다. 견문의 한계를 모르는 바는 아니나, 대개의 건강 서적이 그렇듯이 요가 지침서도 천편일률적으로 어떤 장애에는 어느 자세가 좋다는 식의 내용뿐인 줄 알고 나서였다. 그러한 세간의 몰상식을 묵과할 수 없어서, 치우친 동작과 바르지 못한 자세가 많은 질병을 야기한다는 점을 널리 알리고파 이 글을 쓴 것이다.

다음은 마치 저승 갈 날짜를 받은 듯이 생각하고, 수련을 해도 괜찮을지 묻는 이들을 위한 충고이다. 내심 포기했다면 두말할 바도 아니지만, 아직 삶에 미련이 남아있어서 묻는 것이니 대답을 안 할 수도 없는 노릇이다.

"안 하면 어떻게 하겠다는 겁니까? 점점 몸은 굳어만 가는데…… 일체의 질환은 노화현상과 운동부족으로 인하여 관절과 근육, 온몸의 세포가 굳는 것으로부터 발생합니다. 그러니 더 이상 몸뚱이가 굳어가도록 내버려둘 순 없지 않습니까? 모쪼록 할 수 있는 만큼만 흉내 내듯 따라 하십시오. 그러다 보면 어느덧 굳어 있던 곳도 풀려 유연해지고 기력과 혈행이 순탄하게 됩니다. 온몸이 균형과 조화를 되찾아 활력이 넘치면 우선은 그보다 더한 병을 얻지 않을 수 있고, 결국엔 무슨 병인들 극복 못하겠습니까?"

끝으로 당부하고 싶은 말은 수련 도중에 경험하는 반응에 대한 것들이다.

필자가 이런 운동을 시작한지 열댓 해도 지나서의 일이다. 그동안 감히 엄두도 낼 수 없던 자세가 불현듯 생각이 나서 슬그머니 흉내를 내보았다. 가까스로 비슷하게나마 자세를 취할 수는 있었는데, 다음날의 혹심한 통증에 새삼 놀라지 않을 수 없었다. 당연히 그 다음날도 해야 했고 그렇게 두 가지 동작을 보탠 일이 있다. 대체로 그러한 고통스런 반응은 그곳이 지나치게 굳어 있거나 근력이 쇠약한 채 이완되어 있다는 증거이다. 그 예로 대개가 웬만큼 걷는 일로는 후유증이나 불편함을 잘 느끼지 못한다. 그러나 운동부족으로 다리의 근육이 풀려있거나 지나친 혹사로 누적된 피로감에 단단히 굳어있는 사람은 반드시 수련 뒤에 근육의 반응이 심한 통증으로 나타난다. 이런 공통된 증상을 참선요가 동호인들은 이미 당연시하면서 '요가몸살'이라고 멋지게 작명까지 하고 제법 여유를 부릴 줄 알게 되었다. 즉 굳어 있는 곳은 풀리고 이완된 곳은 근력과 탄력이 붙으면서 나타나는 현상인 줄 여기고, 자신의 몸에 나타난 반응을 즐길 줄 안다는 말이다. 사실이 그렇다. 각자의 신체 조건에 따라 다소간 차이가 있을 뿐, 수련을 했기에 필히 나타나야 하는 당연한 현상이기 때문이다.

아이들만 아니라 어른도 엎어지고 자빠진다. 그래서 크게 다치거나 드러눕기까지 한다. 늘 반복하는 동작이더라도 어떤 때는 결리고 쑤시는 불쾌감만 몸서리쳐지게 느껴지는 날도 있을 수 있다. 그러나 다음날도 어김없이 수련을 하다보면 감쪽같이 그런 증세가 없어지기도 하고, 때로는 며칠 계속 신경 쓰이게 하다가 슬그머니 사라지기도 한다. 그러므로 너무 낱낱의 동작과 하루하루 수련의 결과에 집착하거나 의미를 두는 습관은 아예 갖지 않는 것이 좋다. 넉넉한 마음으로 '오직 이 수련으로 말미암아 나날이 바른 습관과 좋은 결과만 있을 것'이라는 희망으로 꾸준히 정진하다보면, 진정 자신의 변화를 새삼 느끼게 되는 날이 문득 온다. 원인도 모른 채 엄습하는 통증은 공포의 대상이 분명하지만, 이런 반응은 아무리 대단하여도 자신의 몸이 건강해지는 과정의 모습에 불과하기 때문이다. 아직 미숙할 때는 이제나저제나 하면서

'요가몸살'이 속히 가시기를 기다리나, 어느덧 노숙한 경지에 접어들면 몸이 더 부드러워져서 깊고 새로운 자극을 주었으니 당연한 일이 아니겠냐며 씩 웃고 말게 된다.

　세상일은 대체로 공평하다. 뜻에 맞는 일이라도 한꺼번에 몰아닥치면 감당하기 힘들다. 몸뚱이가 느끼는 일에 의미를 부여하는 것은 각자의 몫이니 참견할 것도 아니지만, 엄밀히 따진다면 괴롭지 않은 일이 얼마나 되랴? 속담에 호미로 막을 것을 가래로 막는다는 말이 있다. 사소한 괴로움이 싫다고 주저하다가 엄청난 시련을 사서하는 경우를 두고 하는 말이다. 수련이 귀찮다고 머뭇거리다가 한꺼번에 몰아 받는 곳이 하필 수술대 위에서 이리 째고 저리 가르는 일이라고 짐작해 보자. 아마도 그보다는 이렇게나마 스스로 자청해서 조금씩 나눠 받는 것으로써 대신할 수 있다면, 그저 '다행스러운 일'이라고만 하기에는 표현이 너무 밋밋하지 않을까!

참선요가와 각종 질환

　육신이란 것이 엄연히 구성물인 이상 촌각의 틈도 없이 변화하고 있다는 점을 이해한다면, 완벽한 건강이란 물질적 측면에서보다 정신적인 면에서 해답을 찾는 것이 이성적인 판단이다. 자나 깨나 앉으나 서나 무엇이 몸에 좋고 어떻게 육신을 온전히 보존할 것인가에만 골몰한다면, 건강에 대한 자신감을 상실하게 됨은 물론이고 어느덧 병자인양 할 수밖에 없을 것이다. 그러므로 건강의 척도는 그의 일상의 생활 태도에서 가늠할 일이지 결코 체격과 피부색, 몸매 따위를 기준삼아 따질 것은 못된다.

　피로증세와 노화현상은 삶의 과정에서 알게 모르게 쌓여 간다. 더구나 편리만을 추구하는 풍조에서 운동부족으로 인한 각종 병리적 증세는 우려의 수준을 이미 훨씬 넘어섰다. 꼭 닮아야 할 필요는 없지만 체조선수에게서 볼 수 있는 인간의 신체적 활동 범위에 비한다면, 보통 사람들의 신체능력은 완전히 퇴화된 수준이라 하여도 지나친 말이 아니다. 최소한으로 걷고, 적당히 숙이고, 기울인 채 생활하는 현대인들의 반복된 생활 패턴이, 그 상태 그대로 온몸의 세포를 화석처럼 굳게 하였기 때문이다. 심지어 청소년기의 어린 사람에게서조차 확인되는 이러한 현상은 흔히 말하는 현대병과 문명병의 적나라한 실체라 할 수 있다. 그런 까닭에 동서고금을 막론하고 신체적이며 직접적인 운동법을 최상의 건강법으로 우선시하며 거론하는 데에는 이견이 없다.

　모든 스포츠 종목을 대상으로 하여 프로 선수들의 40대 건강을 조사한 바에 따르면, 사망에 이르거나 여러 질병에 시달리는 이들의 평균치가 프로 골퍼들이 가장 높다는 통계가 지상에 발표된 적이 있었다. 몸의 한쪽만을 치우쳐 사용하는 골프 따위의 스포츠는 설사 몸에 대한 이해와 체력관리에 전문적 식견이 있더라도 신체의 균형과 조화를 여지없이 흩어놓기 때문일 것이다. 그러므로 많은 질환이 신체적 균형의 부조화로 야기된다는 점에 유의하여, 즐기는 정도의 스포츠와 건강법으로써의 운동법은 반드시 별개인 줄 알아야 한다.

　척추나 관절에 이상을 느끼는 사람이 달리기를 하거나 격한 운동을 삼가야 하는 이유도 같을 것이다. 도리어 좋지 못한 근육과 관절, 온몸의 세포를 더욱 피로하게 하거나 경직시킬 수 있기 때문이다. 더구나 신체적 조건과 특성을 고려하지 않고 하는 각종 스포츠는 실제로 여러 질환을 발생시키는 원인이 된다. 아무 생각 없이 즐기는 스포츠라 할지라도 부지불식간에 겪는 신체적 장애는 이처럼 위험 수위를 넘어서는 것인 줄 유념할 필요가 있다.

모든 병은 좋지 않은 생활환경과 잘못된 습관에서 생긴 줄 알면 그에 대한 해답과 치료는 간단하다. 우리가 아직 흔히 쓰는 성인병이라는 말을 다른 나라에서는 이미 십여 년 전에 폐기하고 '잘못된 생활 습관에서 오는 병'이라고 바꿔 부르는 까닭도, 이 점을 보다 명확히 하기 위해서였음이 분명하다. 그러므로 좋은 생활습관과 바른 자세로 삶을 영위하는 사람은 그 자체가 바로 훌륭한 건강법이다.

허리 질환은 대부분 바르지 못한 자세 때문에 전후 좌우 근육의 균형이 깨지면서 척추를 비롯한 인체의 골격이 어긋나며 시작된다. 특히 골프나 테니스, 야구 등 한쪽만 주로 사용하는 운동이 척추질환을 유발하는 까닭도 그래서이다. 또한 허리 통증으로 자주 눕는 일은 치료에 전혀 도움이 되지 않는데, 그 때마다 척추의 관절을 에워싼 인대와 근육이 더욱 이완되고 약해져서 디스크가 이탈되고 변형되는 현상을 막지 못하기 때문이다. 아직 고도의 의술로도 인체의 근력을 강화시키지 못한다. 신체의 올바른 균형감각을 익히려면 순전히 자신의 노력으로 체계적인 훈련에 의해 주변 조직을 단련시킨 이후에야 비로소 가능하다. 참선요가의 동작은 인체의 모든 근육과 뼈마디를 최대한 균형 있게 단련시키면서 그 구심점인 허리와 골격의 질환을 치유한다.

모든 물질의 성질은 동일하다. 매끄러운 혈관 속을 흐르는 피도 단단하게 굳은 세포 조직 속을 지나가기는 어렵다. 덩달아 경직되고 딱딱해진 혈관은 그 속의 노폐물을 밀어내지 못하고 안벽에 쌓이게 한다. 더욱이 나이가 들수록 혈관에 쌓이는 노폐물은 실로 위험천만한 것이다. 절도 있게 짜여진 운동법은 전신의 조직을 자극하여 탄력성을 키워서 혈관 벽에 눌어붙은 노폐물을 제거해낸다. 즉 신체가 유연성을 회복하면 조직 깊숙이 전달되는 자극 때문에 혈관까지도 탄력을 회복하면서 노폐물을 쉽게 밀어내게 만든다. 물론 탄력을 잃어서 변형되었던 혈관을 정상적인 상태로 되돌리는 치유의 효과도 함께 나타난다. 그러므로 각종 심장병이나 고혈압과 저혈압 내지는 당뇨 등의 증상에도 좋은 결과를 가져다줄 것이다.

인체에 넘쳐나는 에너지가 지방질의 형태로 몸에 축적되면 비만현상이 나타난다. 이미 아는 바처럼 지방질을 제거하는 데에는 산소가 절대적이다. 그런데 산소는 돈을 주고 사서 마실 수 있는 것이 아니다. 오직 운동을 곁들인 바른 호흡으로만 가능하다. 또한 이것이 부작용이 없는 비만에 대한 근본 해결책이기도 하다. 신체 구석구석의 적절한 산소 공급은 오직 땀이 날 듯 말 듯한 유산소 운동으로 가능하다. 그러나 운동으로 땀이 지나치게 날 때는 산소의 공급 부족이 원인이다. 참선요가는 비만 극복에 아주 적당한 유산소 운동의 요건을 모두 갖추고 있어서 체중 감소 효과가 뛰어나다.

　체격과 몸매는 건강의 잣대가 될 수 없다고 했다. 오장육부가 부실하면 누구도 건강에 대하여 자신하지 못한다. 내장의 움직임이 미약하면 오장육부도 따라서 부실해지는데, 변비 또한 이런 부조화의 일차적 증상이다. 피부가 거칠어지고 트러블이 자주 생기는 까닭도 마찬가지라 한다. 참선요가의 동작은 안전하게 오장육부를 자극하면서 변비 증세는 물론, 뱃속에 축적된 유해물질과 만병의 근원인 숙변까지도 부작용 없이 제거하므로 훌륭한 대안이 될 수 있다.

　긴장과 스트레스 등으로 인한 정신 신경 장애는 인체를 무기력하게 만든다. 이로 인해 노이로제와 불면증, 각종 기능성 장애 현상이 동반되기도 한다. 참선요가의 세련된 동작은 우리의 정신 신경 체계를 정상화시키며 교감신경과 부교감신경의 조화를 되찾아준다. 그래서 정서적 불안감에 시달리거나, 물질문명이 야기한 신경성 질환에 특히 효과적이다.

　소화 흡수된 영양소와 각종 물질은 간장에 모여 분해 합성되어 신체의 각 곳에 보내진다. 술, 담배, 각종 공해물질과 음식에 섞여 들어온 유독 물질도 간장에서 해독하는데, 이처럼 중요한 간장도 운동을 통해서 혈액순환을 촉진시켜 보호하고 그 기능을 활성화시킬 수 있다. 하지만 어느 장기인들 그보다 소중하지 않으랴? 참선요가 동작은 각 기관의 특성을 고려하여 구성되었으므로 어느 운동법보다 직접적이고 과학적이다. 그 많은 동작을 하나로 생각하는 이유는 오장육부 어느 한 곳도 소홀히 여길 수 없기 때문이다.

　척추는 뇌의 중앙에 직접적으로 닿아 있으므로, 척추의 적절한 움직임은 두뇌의 깊숙한 곳까지 자극하면서 뇌기능에도 좋은 영향을 끼치게 된다. 또한 두뇌의 혈액순환을 도와 뇌세포 손상을 미연에 방지하고, 건망증이나 기억력 감퇴, 치매와 같은 퇴행성 질환에 기대 이상의 치유효과를 나타내기도 한다. 이미 고령화 사회에 접어든 때에 이러한 운동의 특성은 매우 고무적일 수 있다. 참선요가는 균형을 중요시한 까닭에 좌우의 뇌를 고르게 발달시킬 수 있어서 성장기 아동의 지능 발달과 청소년들의 집중력 향상에도 일조를 할 것이다.

　각종 수술이나 사고 등으로 인한 후유증은 의술의 한계상황인 까닭에 평생토록 심신을 지치게 한다. 참선요가의 연속된 동작들은 어긋나거나 멍들고 어혈진 곳과 새로운 활력과 재생 능력이 필요한 곳에 지속적인 자극을 주며 그 작용을 돕는다. 저리고 시린 중풍 따위의 초기 마비증상에도 예방과 치료법으로 손색이 없다.
　나이가 들면 하나둘씩 성치 않은 곳이 나타난다. 이는 운동부족 탓만이 아니다. 잘못된 자세와 생활습관이 오랜 기간 누적되어 나타난 현상이다. 건강을 위한 운동법이란 것 역시 스트레스 해소 차원의 정신적 위로를 얻는 정도에 지나지 않을 따름이니, 단식이나 생식 등의 특별한 방법도 고려되지만, 한 시도 뒤쳐질 수 없는 상황에서는 이 또한 현실과 동떨어진 건강 이론에 불과하다. 실제로 잠시의 이익이 있더라도 종전의 생활로 돌아가면 다시 같은 증세가 반복된다는 것은 유경험자의 한결같은 증언이기도 하다. 그러므로 정녕 무엇이 우리의 건강에 필요한 것인지 진지하게 따져보는 일은 그런 까닭에 무척 의미 있는 일이다. 남들이 도와도 안 되는 일이 아니라면 내 스스로 할 도리밖에 없다. 우리 몸도 마찬가지다. 더구나 자만하지 않고 늘 조신하는 사람은 지극히 현명한 사람이다. 재산과 권력, 명예 따위가 아무리 소중하다 하더라도 건강을 잃으면 아무런 의미가 없기 때문이다.

인간의 수명은 태어날 때 이미 정해져 있다고도 한다. 그래서인지 천명이란 말도 있다. 주위를 살펴보면 타고난 건강을 자랑하는 사람도 제법 많다. 그러나 그것을 두고 천명이라고 하기보다는 천성이라고 함이 옳을 것이다. 몸이 본디 형체를 이룬 물건에 불과한데, 어느 누구의 몸이라고 해서 특별할 것도 없으니 말이다. 그들은 아파도 안 아픈 척 단지 몸에 지나치게 끄달리지 않을 뿐이다. 그러므로 소수 의견에 불과하지만, 의학계에서조차 정기적인 건강검진이 오히려 많은 환자를 양산할 뿐이라고 주장하는 것을 들은 적이 있다. 알고 나면 비로소 병이 된다는 말이 있듯이, 자신이 인식하면서 환자 노릇을 하기 때문이다.

우리는 크게는 하나의 우주 공간에서, 작게는 각자가 주로 활동하는 지역 사회에서, 그 보다 더 작게는 한 가정이 조성한 동일한 여건 아래 엇비슷한 방식으로 살아간다. 그러나 한 울타리에서 함께 숨쉬고 같은 음식을 먹어도 어느 누구만 별난 병으로 신음하는 까닭은 그래서 불가사의한 일이다. 모든 사람이 다 그런 것은 아니기 때문이다.

양생훈과 건강법을 말하고 실천하는 사람이 아니더라도, 건강하게 사는 듯한 사람들은 유별난 공간에서 특별난 음식물이나 에너지로 살아가는 것은 절대 아니다. 그들도 중환자실에서 고통으로 신음하며 지내는 사람과 똑같은 공기와 음식물로 살아가고 있을 따름이다. 그러므로 건강에 자부심을 느끼는 사람도 정밀 검진을 해보면, 언제라도 수십 아니 수백 가지 이상 증세를 발견 못하는 일은 없을 것이다. 병실의 환자와 같은 병원균과 각종 질환을 유발시키는 물질에 노출되어 있기는 마찬가지이기 때문이다. 혹시 다른 점이 있다면, 스스로 알거나 혹은 모르게 익힌 건전한 생활 습관으로 인해서, 본디 갖고 있는 자연 치유력과 항상성 기능을 인체가 제대로 수행하는 까닭에, 몸속에 침투한 온갖 병원체에 유린되지 않을 뿐이다. 즉 생명체의 잠재적 능력인 자기 보존 역량으로 인해 자연이 허락한 만큼의 수명을 당연히 누릴 수 있기에 가능하다. 그러므로 옹졸하게 애태우기보다는 늘 씩씩하게 자신을 신뢰하고 적당한 운동을 통해 육신을 배려하는 습관을 길들이는 것이 더 현명한 태도라 할 수 있다.

어디에서 채식에 두려움을 느끼거나 거부감을 갖고 있는 이들을 위해 쓴 한 의학자의 글을 본 적이 있다. 요지는 인체의 신진대사 과정을 통해 몸 안에서 재활용되는 조직이 무려 하루에 30g에 이르니 육식을 않는다고 걱정하지 말라는 내용이었다. 즉 기능이 다한 낡은 세포는 탈락하고, 새로운 세포가 대신 생성되는 신진대사가 인체에서 끊임없이 진행되므로, 몸 안의 여러 기관에서 재활용될 수 있는 세포가 날마다 30g이나 되는 까닭에, 육식을 전혀 않더라도 건강에는 아무런 문제가 없다는 거였다.

인간은 아는 만큼 보고, 본 만큼 느낀다고 했던가! 그 글을 읽으면서 문득 다른 각도에서 느낀 바가 있었다. 즉 색즉시공色卽是空 공즉시색空卽是色도 음식물에 의지하지 않고 살 수 있다는 주장에 이론적 근거로 충분하지만, 몸속에서 눈치 채지 못하게 일어나는 그 신진대사물의 재활용 이론은 설득력이 한층 있어 보인 것이다. 실제로 위산은 쇠도 녹일 정도로 강력하여 3일 간격으로 위장의 내벽은 탈락을 거듭한다고 한다. 신진대사과정에서 떨어져 나온 이런 것들이 소화기관에서 인체에 필요한 에너지로 다시 흡수 활용된다면, 특별히 먹는 것은 없을 지라도 생존하는 데 많은 보탬이 될 것은 분명한 일이기 때문이다.

사실 인체는 너무 신비한 것이라서 우리 인간이 아직 알지 못하는 부분이 너무 많다. 요즘은 오염된 공기와 먹거리 때문에 걱정하지만 인체는 어느 환경에서건 잘 적응한다. 만약 인체에 그런 능력이 없다면 안개 속을 조금 오래 걸어도 폐에는 물이 차서 금방 출렁거리고, 건조한 곳에서는 내쉬는 숨마다 습기를 빼앗겨 곧 탈수현상을 일으켜 사경을 헤맬지도 모를 일이다. 하지만 그런 일은 전혀 생기지 않는다. 그러므로 단식에 대한 논쟁도 인체의 메커니즘에 대한 무지 때문이다. 물론 단식 중에 들것에 실려 응급실로 직행하는 경우를 매스컴을 통해 접했던 기억도 만만치 않겠지만, 그래서 더욱 인체를 잘 이해할 수도 있을 것이다.

자신의 주장을 관철시키기 위해 하는 억지 단식은 아닌게 아니라 목숨을 조건으로 내건 행위이다. 그런 경우는 위태로운 모습을 빨리 보여줌으로써 목적 달성이 쉽다. 단식에 대한 지식이 충분할 필요도 없으니, 말 그대로 무조건 굶고 초라한 몰골을 보이면 성공이다. 그러니 '나 죽네' 하고 자리에 드러누워 시작해야 실감이 난다. 결국 불과 수 일 만에 구급차에 실려 가면서, 사람은 안 먹고는 살지 못한다는 사실을 만천하에 다시 한번 일깨워주기까지 한다.

그러나 수행삼아 하는 단식은 그렇지 않다. 남들이 알면 부담스러울까봐 소리소문 없이 하므로 주변에서 눈치 채지 못하는 경우가 대부분이다. 실제로 일상생활에도 변화가 거의 없어서 친한 사이라도 알아채기 힘들다. 단지 과하지는 않지만 평소보다 몸을 좀더 움직여주는 정도의 느낌은 받을 수 있을 듯하다. 하지만 그런 식의 생활이 수십 일 가량은 거뜬하니, 의학적인 인간의 한계상황을 훌쩍 넘어서는 일이므로 반신반의하는 것은 어쩌면 당연하다.

반면 이런 일화도 있다. 누가 단식이 좋다는 말만 듣고 무작정 했던 모양이다. 불과 며칠 만에 허기를 견디지 못하고 남몰래 깡마른 누룽지를 찾아 먹고는 그 자리에서 즉사한 사건이 발생했다.

인체의 근육과 관절은 물론이고 몸속의 장기도 활동을 하지 않으면 그 운동역량을 잃고 만다. 방치하면 하루에 5%씩 기능을 잃어버린다는 세포조직이므로, 식도와 위벽을 포함해서 여러 장기가 쇠약해지거나 얇아지는 것은 필연적인 일이다. 그러므로 아무리 며칠 전까지 잘 먹던 음식일망정 생각 없이 먹다가는 장기가 손상되어 손 쓸 사이도 없이 황천길로 들어서고 만다. 하지만, 완전한 하나의 생명체인 낱낱의 세포는 인간이 인식하지 못하더라도 제 할 바 임무에 소홀함이 없다. 맹물에서도 에너지를 얻고, 대기 중에서도 뭔가를 보탤 것이다. 평소에는 그저 흘려보냈던 것들도 재활용하기에 여념이 없을 것은 불문가지의 일이다. 그러나 이 모든 일도 신진대사가 충실할 때 이루어진다. 자극이 없으면 육신의 어느 부분도 스스로 할 수 있는 일은 아무것도 없기 때문이다. 그래서 죽으려고 하는 단식이 아니라면 운동은 필수이며, 이야기에 불과하다고 여겨지는 안 먹고 천년만년 산다는 신선의 수행법도 오장육부를 단련하는 복식호흡이 전부인 듯 전해져 왔던 것이다. 사실, 스님들 사이에서 백 일 정도의 단식은 얘깃거리도 못되는 까닭도 이와 같기 때문이다.

지금은 쉽게 볼 수 없는 일이지만, 난로 따위에 연료를 넣기 위해서 손으로 주물럭거리며 펌프질을 해야할 경우가 있다. 그 강력한 펌프질에 버금가는 효과가 인체에선 근육이 움직이며 수축과 이완을 반복할 때 발생된다. 안마나 맛사지도 유사한 효과를 염두에 둔 간접적 조치의 일종인데, 냉탕과 온탕을 부지런히 오가는 냉온욕 역시 비슷할 것이다. 즉 냉탕에서는 인체 조직이 수축현상을 일으키고, 온탕에서는 이완을 동반한 확장과 팽창현상이 발생하므로, 반복적인 냉온탕욕은 결국 강력한 펌핑 작용이 신체에서 생겨나서, 온몸의 기혈이 왕성하게 순환되어 신진대사를 돕게 된다. 그런 효과로 인해 지금도 많은 이들 사이에 냉온욕이 널리 행해지는 것이다. 그러나 어떤 경우에서건 근육의 적절한 움직임은 생의 어느 순간에도 외면하면 안 된다. 신체의 움직임을 통한 기혈의 순환은 인간의 생명과도 직결되므로 잠시도 방심할 수 없는 일이기 때문이다. 더욱이 근육을 사용하지 않고 방치하면 점점 쇠약해져서 그 기능이 쇠퇴한다는 점에서라도, 신체를 착실히 움직여주는 일은 긴요하기 이를 데 없으니 말이다.

이쯤이면 누구라도 운동의 필요성에 대해 충분히 이해가 되었으리라 믿어 의심치 않는다.

흔히 아무개는 무슨 운동을 해서 건강해졌다더라, 혹은 어떤 운동을 하고는 잃었던 건강을 되찾았다는 말을 심심찮게 듣는다. 그러나 좋은 생활습관과 바른 자세를 갖고 있는 사람에게는 그의 삶 그대로가 건강법이다. 그런 사람에게는 남들이 아무리 대단하게 여기는 운동법일지라도 가벼운 오락거리에 불과하다. 하지만 질병으로 고생하던 사람이 무슨 건강법으로 효과를 봤다면, 거듭 말하지만 이는 단지 그로 말미암아 평소의 그릇된 자세와 나쁜 생활습관이 개선된 결과인 줄 알면 된다. 그러므로 참선요가 수련의 참된 목적은 병을 다스리려는 데 있지 않다. 알면서도, 혹은 미처 느끼지 못한 가운데 우리의 부적절한 일상생활로 인해 비정상적으로 변화한 인체를, 균형 있고 조화로운 몸짓을 통해 다시 온전히 회복시키는 데 그 뜻이 있다.

참선요가 수련이 인체에 미치는 효과는 다음과 같이 정리할 수 있다.

1. 바람직한 호흡을 익히게 하여 불완전한 호흡이 발생시키는 모든 질병을 치료, 예방한다.
2. 아랫배의 근육이 단련되면 강력한 복압이 발생하므로 혈액순환이 왕성해져서 냉하고 탁한 혈액이 일으킨 장애로부터 벗어나게 된다.
3. 오장육부의 충분한 자극은 내장의 기능을 활성화하는 한편, 만병의 근원인 숙변을 배출시킨다.
4. 연속되는 동작들은 잘 사용하지 않던 근육까지도 배려하며, 긴장된 근육은 풀어주고 이완된 근육은 적당히 자극하면서 몸속의 피로물질을 적시에 배출하게 하여, 온갖 스트레스에도 쉽게 지치거나 피곤해하지 않는 강인한 체력을 만들어준다.
5. 평소의 그릇된 생활습관과 자세로 말미암아 어긋난 척추 및 골격의 비정상적 상태를 개선시켜 인체의 흐트러진 조화와 균형 감각을 되찾아 향상시키므로, 신체의 불균형에서 생긴 여러 질환을 일시에 퇴치함은 물론, 아름다운 몸매와 자신감에 넘치는 모습으로 변모시킨다.

간혹 스님들께서
"스님의 생활을 옆에서 지켜보니 참선요가가 참말로 대단한 것인 줄 알만합니다" 하고 말씀하신다. 물론 아주 오래 전부터 괴상한 방식으로 사는 이도 있다는 얘기를 풍문으로 전해들은 바는 있었지만, 공개강좌이후 책까지 출간되고 나서 유심히 살펴보니 이제는 그런 생각밖에 들지 않더라는 말씀이다.

그 대단하다는 참선요가의 구성이론은 바로 앞에 열거한 댓가지에 지나지 않는다. 그런 가정 아래 참선요가의 동작들을 애초부터 구성했고, 어느덧 20년이 흐른 지금까지 이것 말고 더 긴요한 건강에 대한 생각은 티끌만큼도 그 이상 떠오른 것이 없다. 하지만 글을 쓰다보니 말이 너무 너절했을 뿐이다. 짐짓, 거룩하신 독자제현께 송구스런 마음이 든다. 모쪼록 넓으신 아량으로 헤아려주시길 깊이 머리 숙여 바랄 따름이다.

체험담 모음

출산의 고통을 덜어준 참선요가

용인시 수지읍 상현리　신 원 정

내가 정경 스님의 '참선요가'를 처음 접한 것은 어느 해 가을이었다. 대학원 마지막 학기여서 과중한 학업량도 문제였겠지만 당시 무리한 다이어트의 후유증으로 몸이 말이 아니었을 때였다. 하루하루를 힘겹게 지내다가 학업의 중압감에서 잠시 벗어날 겸 부모님을 따라 해인사로 향했다. 그때 처음 정경스님의 독특한 일상의 모습을 가까이서 지켜볼 수 있었다. 문득 스님의 생활방식이 슬럼프에 빠진 내게도 도움이 될 거라는 확신이 들어서 슬그머니 도움을 청했다. 스님은 그때도 동작의 구성원리부터 설명을 하셨다. 간단명료한 합리적인 개념과 단전호흡의 원리를 기본으로 한 건강에 대한 스님의 생각은 답답한 가슴을 시원하게 했다.

그렇게 시작한 '참선요가'는 늘 일과의 처음과 끝을 장식한다. 나의 수련시간은 남들이 아직 단잠에 빠져있을 새벽시간이다. 밤새 위축되고 굳은 몸을 수축과 이완의 동작으로 적당히 긴장시키기도 하고 풀어주다 보면 몸은 어느새 날아갈 듯 가뿐해진다. 물론 하루 마무리도 가벼운 수련 동작이다. 그동안 두 번의 임신과 출산의 과정을 힘겹지 않게 느낀 것도 '참선요가' 수련의 덕택이라 생각한다. 임신 중에도 참선요가는 게을리 하지 않았다. 때문에 입덧도 심하지 않았고 임신기간 내내 몸도 가벼웠다. 오히려 혈압은 조금 올랐고 (본래 혈압이 정상치보다 조금 낮았다) 몸에 찬 기운도 없어서 임산부로서 걱정은 별로 하지 않았다. 임신 중에 흔히 겪을 수 있는 여러 가지 증상들 즉 몸이 무거워 힘들다거나 숨이 차오르는 일, 변비나 치질 따위의 고통도 전혀 느끼지 못했다.

해산할 때는 진통이 올 때마다 수련을 하면서 자연스레 익힌 복식호흡을 통해 호흡을 조절하니 아픈 것도 거의 느끼지 못했고 편안하고 즐거운 마음으로 순산하였다. 출산 후에 벌어진 몸은 수련을 통해 다시 추스렸고 산고의 후유증이나 잘못된 산후 조리 때문에 오는 관절염이나 소위 몸이 시리거나 하는 증상도 내겐 전혀 없었다. 그러므로 남들보다 회복기간도 매우 짧았다.

외국 유학과 연수 중에도 참선요가로 그들의 호기심과 관심을 모았다. 이로써 건강에 대해서만큼은 누구보다 크게 걱정을 하지 않게 되었다. 먹는 것과 비만의 염려(실제로 수련을 해보면 먹는 것에 대한 욕망이 신기하게도 사라진다) 그리고 조금만 무리하고도 '아프면 어쩌나' 하는 근심 따위는 잊은지 오래다. 그렇다고 건강에 자만하여 하는 말은 아니다. '참선요가' 라는 지극히 과학적이고 합리적인 방법을 통해 몸을 다스릴 줄 알게 되어 질환에 미리 대처할 수 있는 지혜를 배웠기 때문이다.

'참선요가' 는 몸의 어느 한 부분에 치우침이 없이 오장육부서부터 근육, 관절, 모세혈관까지 온몸의 구석구석을 다 다스려준다. 한정된 시간 내에 최대한의 효과를 얻을 수 있는 건강법이므로 시간에 쫓기는 현대인은 반드시 생활의 일부분이 되어야 할 필수과목과 같다. 또한 임신과 출산이라는 과정을 거치면서 거듭 나야 하는 여성들에게는 순수하게 자신의 의지로 아름다움을 가꾸고 지킬 수 있는 완벽한 테크닉으로 경험을 통해 자신 있게 권장한다.

스님을 뵙지 못한지 벌써 육칠 년이 흘렀다. 이 원고를 보낼 곳의 주소를 보니 차를 몰고 가면 십여 분 남짓 거리의 지적이다. 하지만 함께 수행하시는 스님들의 불편을 염려하여 우편을 이용하라 하시니 섭섭한 마음이 든다. 전화선을 타고 들어온 스님의 음성은 "은서 엄마가 이 참선요가를 완벽히 익힌 사람 중에 첫 번째 인물이니 의무적으로 써야해요." 라고 하셨다. 전 번 책에 '참선요가' 를 하며 느낀 경험담 중에 '붙을 데는 붙고, 빠질 데는 확실히 빠지더라' 는 말의 임자가 나라고 일러 주셔 잠시 처녀시절의 추억에 젖기도 했다. 끝으로 처음 수련에 참가하는 이들에게 도움이 될 듯하여 기억 속의 일화를 마무리삼아 적는다.

동작을 익힌 첫 날 한밤중에 참을 수 없는 복통으로 조용한 산사를 발칵 뒤집어 놓았다. 스님은 이 참선요가 동작들은 내장을 자극하기 때문에 장기의 기능이 약한 사람은 잠시 혼란을 겪을 수 있다고 하셨다. 마치 과격한 운동 뒤에 나타나는 근육의 마비 증상처럼 내장도 무기력에 빠질 수 있다는 것이다. 즉 이런 현상은 자신의 취약점을 발견한 것이므로 이런 경험을 두려워하여 수련을 포기하거나 방치한다면 몹시 어리석은 일이다. 그런 이들도 당분간 조심스럽게 음식을 대하면서 약간의 의약의 도움을 받아가며(소화제 등) 수련을 계속한다면 곧 건강을 되찾을 것이다. 나는 그러한 기간이 한 달 가량 지속되었다.

1999. 10.

교통사고 후유증에서 이젠 벗어났습니다

🪷 부산시 사상구 모라동 박 복 련

몇년 전에 교통사고를 당한 후부터 그 후유증으로 인한 고생은 이루 말할 수 없었다. 날씨가 흐릴 무렵은 물론이고 잠도 반듯하게 누워서 자질 못하고 늘 옆으로 새우잠을 자야 했다. 더구나 수면 중에 들쑤시듯 찾아오는 통증은 허구한날 반복되어 부족한 잠으로 인한 고생도 이만저만이 아니었다. 걸레조차 비틀어 짜지 못하니 주부로서 할 수 있는 일은 아무것도 없었다.

온갖 진찰과 처방도 시원한 결과가 없어서 그때마다 진통제로 괴로움을 달래는 것이 유일한 방법이었다. 그렇게 혹독한 통증에 시달리면서 교통사고는 단지 외상으로만 판단하는 일이 얼마나 무모하고 어리석은 일인지 거듭 통감했다. 한편으로 드러나지 않는 신경과 관절 등의 후유증이 어쩌면 평생을 두고 괴롭힐지 모른다는 생각에 몸서리쳤다.

남들처럼 기대 반 호기심 반으로 하게 된 '참선요가' 였다. 그러나 결과는 신통했다. 짧지 않은 기간 동안 워낙 시달린 탓에 처음 동참해서 얼마간은 흔히 말하는 '요가몸살' 에 걱정도 되고 겁도 났다. 하지만 과감히 수련을 할 때의 자극이 통증을 일으키는 환부에 직접 반사 자극을 일으켜 나타내는 현상이라는 긍정적인 생각으로 스님의 격려를 위안삼아 일요일조차 빠짐없이 꾸준히 수련하였다.

첫 번째 호되게 몰아친 '요가몸살' 이후 밤잠을 설치게 했던 통증은 슬그머니 물러갔고, 걸레를 비틀어 짜는 정도가 아니라 이제 어떤 일도 할 수 있게 되었다. 물론 숙면을 취할 수 있다는 것과 편안한 잠자리는 무엇보다 더한 기쁨이다. 의학도 날로 발전한다지만 발달한 의술로도 다스리지 못하는 부분이 아직 뚜렷한 것도 현실이다. 나는 '참선요가' 와의 만남으로 그 한계의 고난을 극복했다. 불자임을 자부하며 참으로 그러함을 체험을 통해 증명하였다. 더욱 널리 알려져 많은 이가 함께 똑같은 이익을 얻길 기원한다.

1999. 10.

당뇨 합병증이 말끔이 사라졌어요

부산시 북구 구포동 박 정 숙

나는 당뇨 증세가 매우 심한 환자였다. 소화불량 증상도 겹친 탓인지 변을 보면 냄새가 지독하여 가족들은 화장실 창문에 못질을 해서 아예 닫을 수 없도록 했을 정도였다. 핏기 없는 얼굴에 체력의 저하도 심각하여 40대 나이임에도 불구하고 60대와 같아 보였다. 장애 현상도 나타나 한쪽 팔을 들어올리질 못해 나머지 한 손으로 받쳐야 겨우 올릴 수 있었다.

그동안 당뇨병을 치료하고자 갖은 노력을 다 기울여보았다. 등산도 해보고 좋다는 약도 무척 먹었다. 그러나 별로 차도가 없었고 더 이상 악화되지 않기만 바랄 뿐이었다. 가족들이 애써 구해주는 약에 의존하며 하루하루를 지냈다. 그러던 어느 날 친목계 모임에서 몇몇 친구의 얼굴이 예전과 많이 다르다는 느낌이 들었다. 인사치레로 주고받는 말끝에 '참선요가' 재미에 빠져 있다는 것을 알게 되었다. 수련을 시작한 이후 살결이 고와지고 잠도 잘 오고 기미까지 벗겨지더라며 얘기가 끝없이 이어졌다. 친구들의 수다를 귀담아 들으면서 어쩌면 나에게도 도움이 될지 모른다는 생각에 그 자리에서 부탁하여 함께 다니게 되었다.

시작한지 3개월 동안 신중하게 혈당을 체크하며 몸의 변화를 관찰하였다. 그런데 얼마 지나지 않아 곧 체중이 느는 듯 하더니 변의 악취가 옅어지는 것을 확실히 느낄 수 있었다. 어느 날 거울을 보니 짙게 덮였던 기미가 어느새 많이 없어졌고 화색마저 감돌았다. '아! 참선요가의 효과가 바로 이런 것이구나' 하고 비로소 깨달았다. 혈당치도 매우 낮아졌고 굳었던 관절과 근육도 많이 풀려 팔과 어깨 짓도 훨씬 자유롭다. 이런 변화를 함께 기뻐하는 가족들은 나의 '참선요가' 수련을 물심양면으로 적극 후원하는 최고의 스폰서이다.

1999. 10.

내 인생을 바꾼 참선요가!

🌸 경남 거창군 거창읍 참선요가교실 원장　노 인 자

나는 건축업에 관계하던 까닭에 스님께서 거창에 오시던 첫 해부터 소중한 인연을 갖게 되었다. 스님은 당시 폐허와 다름없는 곳에 자리를 잡으셨는데 워낙 외진 곳이라서 인부의 도움도 바랄 수 없어서 험한 산길을 다닐 수 있는 농촌용 트럭을 장만하여 손수 집수리를 하시면서 우리 집의 자재를 이용하셨다. 년 전에 몰아닥친 I.M.F 경제난으로 모든 경기가 마비되었을 때 답답한 심정에 스님의 거처를 수소문하여 찾아 나섰다. 마침 거창을 떠나 대전의 한 사찰에서 '참선요가' 강의를 하실 때라 하루를 묵으면서 익힌 이 운동법이 이제는 뗄 수 없는 인연이 되고 말았다.

내겐 종교도 없었고 겨우 자재 때문에 뵙던 터라 자세히는 알지 못했지만, 스님의 특이하신 생활방식은 이와 같은 남다른 건강관리법이 한 몫을 한다는 것도 그 즈음 느낀 일이다. 떠나올 때 주신 비디오테이프에 의존하여 꾸준히 수련한 결과 나에게는 금세 놀라운 변화가 생겼다. 조금 부끄러운 이야기이지만 내 얼굴엔 빈틈없이 기미가 덮여 있었는데, 차츰 옅어지더니만 어느 결에 주변 사람들이 금세 알아 챌 정도로 벗겨진 것이다. 나고 자란 곳이 이 바닥이어서 소문은 꼬리를 물었다. 관심이 있어 하는 이에게 비디오테이프를 나눠주기도 했다. 그래도 읍내에 트럭을 몰고 가끔씩 나타났던 스님이라고 누구도 생각지 못하고 비디오테이프를 의지하여 각자의 능력과 여건에 맞춰 수련에 열심이었다. 그렇게 얻은 이익은 다양했고 너무나 대견하고 경이로워서 동호인들이 어느덧 수십 명에 달해 순식간에 좁은 읍내의 큰 화젯거리로 떠올랐다. 놀라운 결과에 만족해하는 이들은 함께 수련할 공간의 필요성을 깨닫고 모두 내게 그 짐을 지우려했다.

거창이란 곳의 읍내 면적은 아마도 동서와 남북의 길이가 2km도 채 안 될 것이다. 그런 열악한 여건에서 스님의 염려에도 불구하고 경제 한파도 한창 기승일 때 사업을 정리한 후 공장 건물을 수련장으로 개축하여 오늘에 이르렀다. 여하튼 여러 수련인의 각별한 관심과 지원이 큰 힘이 되었음은 틀림없는 일이지만, 좁디좁은 지역에 수영장, 볼링장, 스쿼시까지 온갖 건강법과 운동법이 이미 혼재했음에도 불구하고 빠른 기간에 기반을 단단히 굳히게 된 데에는 '참선요가' 만의 뛰어난 특징 때문이라 생각한다. 이 좁은 시골바닥에 참선요가 동호회가 벌써 곳곳에서 왕성하게 활동하고 있으니, 분명 거창이 참선요가의 메카로 손색이 전혀 없다. 스님은 늘 운동을 하지 않던 사람은 어떤 운동을 하든지 그에 걸맞는 효과가 있다고 겸손하게 말씀하신다. 그러나 분명 기적과 같은 효과는 달리 설명하기 곤란하다.

마지막으로 스님께서 자신의 건강을 되찾고 지키겠다는 일념으로 구성하신 수련법이라는 말씀을 다시 강조하며, 관심 있는 이들의 많은 동참을 권유한다.

1999. 10.

척추환자에게도 희망을 안겨준 참선요가

❀ 부산시 사상구 주례동   김 영 희

이제 40대 초반의 주부로 건강을 생각하며 5년 전부터 골프를 치기 시작했다. 최근에 허리와 골반 사이가 매우 고통스럽더니 왼쪽다리의 당기는 듯한 통증이 더욱 심해졌다. 걱정 끝에 병원을 찾아가 특수 촬영까지 해보니 척추 3번과 4번 뼈의 이탈 현상이 생겼다는 것이다. 의사 선생님의 지시에 따라 당장 골프를 중단하고 약물치료를 받으며 조용히 누워서 안정을 취하기로 했다. 그러던 어느 날 친구로부터 '참선요가'에 대한 설명과 권유를 받았다.

아무리 생각해봐도 당시의 상태로는 꽤 먼 거리를 오가며 수련한다는 것은 무리라 여겨졌고, 더욱이 절대 안정을 요하는 병을 가진 환자로 어쩌면 모험에 가까운 일이 될 수 있겠다 싶었으나 친구를 신뢰하는 마음이 앞서 따라 나섰다. 수련하는 모습을 처음 보았을 때 염려가 없는 것은 아니었지만 친구의 말처럼 어쩌면 이런 운동이 나와 같은 척추계통의 환자에게 도리어 이로울 수도 있다는 느낌이 동시에 들었다. 하지만 환자의 몸으로 몇 동작을 따라 해보니 자세가 어렵고 까다로워서가 아니라 당장 환부의 통증이 만만하지 않았다. 결국 흉내 내듯 한 첫날의 수련으로 완전히 드러눕고 말았다.

다음날 찾아온 친구는 이미 몸져 누워있는 내게 '요가몸살'이 한바탕 쓸고가면 괜찮아진다며 위로와 격려를 해주었다. 친구의 진심어린 위안의 말에 용기를 내어 반드시 스스로 극복해보겠다는 약속을 다시하며 따라 나섰다. 불편한 몸을 이끌고 두 달 가량 수련을 했을 때, 몇 번쯤 반복되던 통증은 한결 수월해졌고 몸도 가볍고 부드러워졌다는 것을 확실히 느낄 수 있었다. 다시 병원을 찾아 정밀 촬영을 해보니 두 달 전의 척추 3번과 4번의 이골 현상이 말끔히 사라졌다는 최종 검진결과를 받아들었다. 더욱이 골프를 하여도 좋다는 의사 선생님의 말씀은 새롭게 태어나는 기쁨과 같은 것이었다.

1999. 10.

건강을 되돌아보게 한 참선요가

🪷 창원시 반지동 채 명 자

올 봄에 보험회사에서 실시하는 종합검진 때문에 병원에 갈 일이 생겼었다. 결혼해서 아이를 셋이나 낳았고 별로 근심과 걱정 없이 살아온 터라 별다른 생각 없이 아이의 학교에서 만난 자모들과 몰려갔다.

검진 결과는 내 나이가 아직 40도 안 되었건만 모든 장기가 60대 후반의 기능 수준이라고 했다. 저하한 건지 아니면 퇴화된 건지 아무튼 심각한 상태란다. 아는 것이 병이라더니 하늘이 노랗더니만 정말로 어질어질했다. 도저히 인정할 수 없어서 한의원에게 다시 진맥을 받았다. 의원님 말씀은 한 술 더 떴다. 내게는 금金이 맞지 않아 소화기 장애도 오고 뱃속에 물혹도 생겼단다. 때문에 어처구니없게도 얼마 전에 새로 해 넣은 치아까지 뽑았다. 어느새 도통 산다는 게 자신이 없는 일이 되어 버렸고 우울증 증세까지 나타나 정신과 치료도 받아야 했다. 그럴 즈음 나를 끔찍이 아껴주던 한 친구의 주선으로 '참선요가'에 나가게 되었다. 일단은 낙오자처럼 보이기 싫어서라도 무어든지 해야겠다는 생각도 있었고 우선 분위기 또한 마음에 들었다.

수련시간 내내 마치 도술이나 닦는 듯한 별난 몸짓은 내게는 유달리 재미있게 느껴졌다. 마음이 안정되니 기분도 금방 상쾌해졌다. 곧 매사에 자신감이 붙고 혹시나 하는 생각에 산부인과 검진을 받았더니 물혹도 조금 작아졌으니 걱정할 정도는 아니라는 뜻밖의 결과가 나왔다. 가슴이 뭉클해지는 감동을 느꼈다. 살 만하다는 생각에 다시 게으름 병이 도져 시간에 쫓긴다는 구실로 하루씩 혹은 며칠씩 건너뛰다가 제법 까마득히 잊는 날까지 생겼다. 전번에 물혹이 조금씩 작아지고 있다는 의사 선생님 말씀은 있었지만 혹시나 하는 불안감에 다시 병원을 찾으니 더 이상 작아지지는 않았고 자리를 조금 옮겼다고 하셨다. 정말 처량한 느낌이 들었다. 이 일도 내 평생에 일이라면 기꺼이 받아들여야겠지만 다른 두려운 일들을 피하기 위해서라도 건강을 위한 수련은 기피할 일이 결코 아니라는 것을 뒤늦게나마 깊이 깨달았다. 그래서 고마운 친구와 아침이면 즐거운 마음으로 자전거에 올라타고 '참선요가교실'을 향해 신선한 삶의 향기를 느끼며 맘껏 달려나간다.

1999. 10.

가족의 건강 지킴이 참선요가!

❀ 부산시 사상구 모라동　최 영 관

　　직장인의 보편적 생활 리듬이 그렇듯이, 일찍이 출근하여 온종일 업무에 매달리다 일이 마무리되지 않으면 늦도록 야근을 감수하거나, 기껏해야 시간과 기분이 웬만하면 동료와 어울려 한 잔 한 후 집에 들어가게 되는 생활이 나라고 다를 바가 없다.

　어느덧 40 중반에 들어선 나이의 무게는 대충 살아온 날들의 앙금을 쉬이 걷어내지 못한다. 한창 때는 객기로 과중한 업무를 자청하다시피 했어도 피로 따위는 밤사이 한숨 잠으로 말끔히 회복하였다. 나는 전형적인 화이트칼라로 몸에 대한 배려라고는 아주 가끔씩 가까운 산행 정도가 고작이었다.

　수 년 전부터 슬그머니 찾아온 목덜미와 어깨 부근의 불쾌한 느낌과 통증은 퇴근 후 아내와 자식들의 손길을 매번 기다려야 했다. 새빨간 핑계일지는 모르겠으나 아무리 건강 때문이라지만 40 중반에 여태껏 않던 운동을 새로 시작한다는 것도 참 멋적은 일이다. 겨우 궁리해낸 것이 출퇴근 시에 7층 계단을 남몰래 걸어서 오르내리는 정도였다.

　어느 날 절을 자주 찾는 집사람이 가까운 포교원에 해인사 스님 한 분이 오셔서 참선요가 지도를 하신다는 얘기를 혼자 말처럼 했을 때, 문득 크게 호기심이 생겨 아내를 앞세워 당장 집을 나섰다. 그 날 그 동작들을 물끄러미 관찰하면서 나는 대단한 매력을 느꼈다. 자세와 자세마다 그 동작이 우리 인체에 끼칠 수 있는 영향을 스님의 명쾌한 해설로 충분히 공감 할 수 있었기 때문이다.

　몸 전체를 앞뒤 좌우로 흔들고 비틀고 젖히면서 평소 사용하지 않던 부위까지 확실히 자극하여 인체에 새로운 활력을 되찾게 한다는 스님의 설명에, 그 자리에서 나와 우리 가족 전체의 평생 건강 운동법으로 삼을 것을 결심했다. 이렇게 만난 것이 '참선요가' 이다.

　이 운동법은 특별한 기구나 장소 내지 누구의 도움도 필요치 않다는 장점이 있다. 전문적 지식을 요하지도 않고 가벼운 체조의 형태이므로 자신이 머무르는 공간에서 시간에 구애됨이 없이 할 수 있다. 어느덧 수련에 동참한지 5개월에 접어들었다. 아랫배도 많이 홀쭉해졌고 체중도 줄었다. 어깨 결림 증상은 사라진 지 오래다. 가끔씩 애를 먹이던 불면증도 없어졌고 아직도 7층 계단을 걸어서 오르내리건만 예전처럼 숨가쁜 증상은 전혀 없다. 여전히 빼놓을 수 없는 하루 일과에서도 불필요한 일은 자연히 삼가하게 된다. 그로 말미암아 나 자신에 좀더 충실해지게 되었고 이는 가정의 행복과도 직결되는 일이므로 '참선요가' 의 이익은 이루 헤아릴 수 없을 것 같다. 권컨대 전국의 샐러리맨 여러분! 자신의 건강과 가정의 행복을 위한다면 '참선요가' 를 수련합시다.

1999. 10.

참선요가와 몸의 적신호 발견

❀ 인천 용화사 불교문화원 참선요가교실 강사　권 정 임

명현 현상이라는 말이 있다. 오랜 질환으로 시달리던 사람이 그 병에 차도가 있을 즈음이면 환부나 병의 증세에 두려울 정도로 극심한 고통이 있거나, 악화되는 듯한 우려가 따를 만큼 상태가 심해지는 것을 가리킨다. 경험적으로 감기 몸살이 떨어질 즈음이면 코피를 쏟는 경우도 있다. 그럴 때면 어른들은 이제 다 나았다고 말을 하곤 하신다.

많은 수련인의 다양한 경험을 접하면서 느낀 일이지만 공통적으로 나타나는 현상이기도 하고 수련인을 잠시 혼란과 근심에 빠트리는 일이기도 하다. 현대 의학에서도 이 점을 모르거나 인정하지 않는 바는 아니지만 만약 민간요법이나 대체의술로써 온 현상이라면 병원에서는 안정을 취해야한다고 말하기 십상이다. 그러나 만약 수련인이 오랜 질병에 시달리다가 병원의 지시에 따랐건 민간요법 내지 대체의술이 되었건, 치병을 목적으로 무언가를 시도했을 때 자신의 환부에 평소와 다른 반응이 왔다면 걱정에 앞서 한 번쯤 깊이 생각할 필요가 있다. 왜냐하면 지금의 조치가 자신의 질환이나 환부에 분명히 자극과 영향을 끼쳐 나타나는 반응 현상일 수도 있기 때문이다.

호랑이를 잡으려면 호랑이 굴로 들어가야 하지 않겠는가? 물론 이 말은 안전하고 믿음이 가는 처방이었을 때에 한하여 적용되는 일임을 전제로 한다. 그러므로 참선요가 수련 중에도 신체에서 일어나는 반응을 자세히 살피고 분석하면서 어느 동작에서 어떤 반응이 왔는지 기억하고 숙지할 필요가 있다.

1999. 10.

여성질환의 만병통치약

부산시 사상구 덕포동 최 말 순

지금은 30대의 주부이지만 처녀 때부터 소화불량 기운이 있어서 소량의 음식을 먹고도 트림이 잦고 가슴의 답답한 느낌으로 항상 괴로움을 겪어야 했다. 오랜 지병으로 얼굴빛마저 창백해서 누가 보아도 한눈에 병색을 살필 정도였다. 우연히 방송의 생활 프로그램에서 '참선요가' 수련에 관한 안내를 보고 막연한 생각에 단전호흡 정도일 거라고 짐작하며 구경삼아 찾아 나섰던 것이 수련하게 된 동기이다.

첫날에는 많은 분들이 꽤 넓은 장소에서 스피커에서 흘러나오는 스님의 지시에 맞춰 몸을 이리 돌리고 저리 구부리고 하는 폼이 마치 TV 속의 체조 선수들과 같다는 느낌을 받기도 했다. 자세히 살펴보니 연세가 드신 분은 환갑 진갑이 넘으신 듯 하였고, 아이들이 엄마의 자세를 살펴가며 아주 즐겁게 따라하고 있는 모습도 눈에 띄었다. 제법 풍풍한 아주머니나 아저씨들도 생각 같아서는 동작이 되질 않을 듯 하였으나 의외로 쉽게 따라 하시는 것을 보고, 드디어 용기를 내어 구석에서 흉내를 내보았다. 짐작만큼 어렵거나 힘들지 않다는 걸 확인하는 소득도 그 날 얻은 것이다.

그렇게 시작한 '참선요가'는 남편과 아이들의 성원아래 저녁시간에 주로 나간다. 수련 후에는 냉수 한 컵으로 우선 목을 적시지만 거리가 멀어서 저녁식사는 아주 늦은 시간에 하게 된다. 수련 이전에는 식사 후에 반드시 소화제를 먹어야 탈이 없었으나 이제는 잠자리 직전의 식사에도 전혀 약 신세를 지지 않는다. 피부색은 물론이고 살결도 고와져서 화장을 하면 너무 화장이 잘되어 기분이 정말 좋다. 불면증에 효과가 있어서 깊은 숙면은 아침마다 날아갈 듯한 상쾌한 느낌을 선사한다.

스님이 계실 때는 감히 생각할 수 없었지만 죄송하게도 스님께서 공부 가신 다음부터는 우리의 경험을 나누자는 의미로 '5분 스피칭' 시간을 마련하였는데, 각자의 체험담을 들으며 느낀 것은 소화불량과 불면증뿐만 아니라 갑상선 질환, 변비, 여성의 생리통, 관절염, 척추 관련의 질병과 얼굴의 기미까지 그 효과가 무궁하다는 것을 비로소 알게 되었다. 혹시 오래도록 원인 모를 병마에 시달리거나 질환으로 괴로움이 있는 이들은 '참선요가'를 배워보기를 이런 체험을 통해 권하고자 한다.

1999. 10.

컴퓨터로 인한 어깨결림증이 사라졌어요

※ 부산시 북구 구포동   진 미 숙

나는 직무상 늘 컴퓨터를 다뤄야 한다. 그로써 얻은 병이겠지만 3년 전부터 어깨 부근에 통증이 느껴졌다. 아직은 나이가 있으니 별다른 문제는 없을 거라고 스스로 위안하며 일을 계속 할 수밖에 없었고 적절한 조치는 강구하지 않았다. 그러나 시간이 지날수록 통증은 어깨부근에서 등 뒤쪽으로 점점 번지는 듯 하더니 마치 철판 하나를 붙여놓은 듯한 느낌으로 변해버렸다. 그 때문에 자세는 항상 바르지 못했고 고개도 비스듬히 기울인 채 생활해야 했다. 정말 고통에 찬 나날이었다. 그제야 혹시나 하는 마음으로 수영도 다녀보았으나 몇 개월 동안은 차도가 있는 듯 했다.

그러나 가정과 직장을 오가는 틈틈이 수영까지 하기란 결코 쉬운 일도 아니었으며 결국 부질없는 몸부림으로 끝나고 말았다. 단전호흡이 좋다는 말을 듣고 또 3개월 가량 좇아 다녀보았지만 그도 별다를 바가 없기는 마찬가지였다. 결국 체력이라도 보강하고파 한약과 양약을 번갈아 지어먹다가 내 일신을 위한다는 생각에 직장을 그만 두어야 했다. 그러던 어느 날 '참선요가교실' 현수막을 보게 되었고 뭔지도 모른 채 무작정 찾아 나섰다. 수련 첫날에 몸살을 얻어서 이튿날은 남편의 아침식사도 챙기지 못할 정도가 되었었다. 전신을 들쑤시는 듯한 고통은 손끝하나 까딱거릴 형편이 되지 못했다.

그런 중에도 운동을 하고서 몸살이 났다면 오히려 몸에 좋은 현상일 수도 있다는 희안한 생각이 문득 떠올랐다. 기운을 차려 다시 '참선요가교실'로 향했다. 스님께 자문을 구하니 수련을 해서 나타난 반응은 각자의 몸에 이상이 있다는 신호일 수도 있고, 다른 관점에선 자신의 취약점을 스스로 발견한 것이 되므로, 문제가 있는 곳에 지속적인 자극을 줌으로써 인체 스스로가 기력과 활력을 되찾게 되면 다시 건강이 온전해 질 수 있다는 설명에 마음이 한없이 가벼워졌다. 이것도 인연이랄 수 있을까? 하여간 모진 괴로움을 겪으면서 불현듯 떠올린 생각이 기어코 나를 변화시킨 것이다.

스님의 격려 말씀에 힘입어 오히려 요가몸살을 고마워하며 열심히 수련하길 두어 달째, 벌써 어깨와 등 뒤의 고통스런 느낌은 사라졌다. 자연히 밥맛도 좋아지고 체중이 늘어나면서 얼굴과 피부도 하루가 다르게 좋아진다. 이제는 건강에 자신이 붙었고 하루의 일과가 마냥 즐겁기만 하다. 밤에도 깊은 잠을 평안하게 잘 수 있으니 이 또한 비길 수 없는 기쁨이다.

1999. 10.

참선요가와 구성개념

❀ 창원시 봉곡동 참선요가 아카데미 원장 천 일 숙

전공이 체육학이었으나 정작 나의 건강은 남들의 의구심을 살 정도로 형편없었다. 연일 몇 번이고 한 주먹씩 털어넣는 약에 의존하며 하루하루를 근근이 버텨나가던 중에 스님과 인연이 닿았다. 아직까지 스님의 묘한 버릇 중에 하나가 사람을 자세히 바라보지 않는 일이다. 까닭을 물으면 그 버릇에 길들여져보았자 점쟁이 노릇밖에 못하기 때문이라 하시지만 나의 동태를 한 눈에 알아채고 연유를 물으셨다. 그리고는 '참선요가'의 기능과 효과를 설명하시면서 꾸준히 수련해보기를 간곡히 권유하셨다.

스님께서 고집스레 수련 동작보다는 구성개념과 이론을 우선시하는 까닭은 분명하다. 아마도 요즘처럼 '관념 건강론'이 기승을 부리는 시절도 드물 것이다. 옛날과 달라서 보고 듣고 배울 만큼 배운 이들조차 그럴 듯한 연사의 말에 고개를 끄덕인다. 그러나 육신도 정신이 깃들여야 비로소 인간다움은 새삼 일깨운다고 아는 일이 아니다. 스님은 누구보다도 그런 관념적인 주제로 설명하기 가장 좋은 조건을 갖춘 분이지만 전혀 그런 분위기의 이해를 누구에게도 요구하지 않는다. 나는 스님의 말씀을 통해 그 사실을 다시 깊이 가늠하게 되었고, 나의 삶터인 대학에서나 혹은 기업체, 관공서 등의 행사에서 특강을 할 때에도 귀기우려 경청하는 수강인들의 이해와 수긍의 눈빛을 보며 보람과 사명감을 느낀다.

나 역시 사랑하는 남편과 자식이 있는 한 가정의 주부이기도 하다. 그들과 나 아니 우리 가정의 행복을 위해서라도 나는 그 병마에서 빨리 헤쳐나와야 했다. 그러나 나는 실질적으로 아무것도 할 수 없었다. 그냥 하루하루 주체할 수 없는 고통을 감내하며 연명하는 것이 나의 처지였다. 그러다가 스님의 논리 정연한 체험적인 건강론에 깊이 수긍하고 혼신의 힘을 다해 수련했던 결과 꼭 1년 만에 그 악몽과 같은 긴 터널을 빠져 나오게 되었다. 지금 이 순간 병마로 고통을 받고 있는 많은 환자들도 다 우리와 같은 가족이 있다. 실감을 못했다 하더라도 자신의 생명에 대한 애착은 누구나 한결 같을 것이다. 저들이 가족에 대한 사랑이 부족해서거나 자신의 생명에 대한 집착이 없어서 아직 병상에 누워 있는 것은 아니다.

육신에 앞서 정신을 먼저 거론하는 이유는 건전한 정신과 건강한 육체의 상관관계를 설명하기 위함이지, 정신력 강화가 육체를 건강하게 하거나 병든 육신을 구제한다는 의미가 아닌 줄 알아야 한다.

나는 특별 강연 때마다 '관념 건강론'에 얼마나 많은 사람들이 이미 식상해져 있나를 확인하게 된다. 이와 같은 시기에 스님의 확신에 찬 목소리는 많은 이의 미망을 한꺼번에 걷어내는 광명과도 같다 하겠다.

1999. 10.

몸매의 비결이 뭐에요?

인천시 연수구 동춘동　우 종 구

우리 부부는 스님과의 특별난 인연과 영향으로 조금 별나게 생활해왔다고 할 수 있다. 가령 이웃과 친지들은 집안에 기본적인 것 이외에는 가재도구들이 별로 없다는 것에 의아해 한다. 하지만 스님의 조촐한 생활 방식에서 느낀 바가 있었던 우리는 어느 때부터인가 집안의 가구들 즉 침대며 소파 따위를 비롯해서 없어도 불편하지 않을 것들부터 정리하는 습관을 갖기 시작했다. 그러므로 넓지 않은 집이지만 넓혀 쓸 줄 아는 지혜도 터득하게 되었다. 이렇게 얻게된 마음의 여유로움은 가정의 안정과 행복의 가치 기준을 다시 새롭게 이해하는 계기였다. 그러므로 누구보다도 가장 먼저 스님의 건강 수련법인 '참선요가'를 접할 수 있는 입장에 있었지만 사정은 그렇지 못해 지금 생각해도 스님께 죄송스럽다.

스님의 직접적 권유는 아내의 신체에 이상이 오면서 시작되었다. 당황해 하는 집사람을 위하여 비디오테이프까지 손수 만들어 주신 것이 벌써 십수 년 전의 일이다. 요즘도 처음 이 프로그램을 접하는 분들이 그러시겠지만, 부실한 몸으로 도저히 따라할 수 없다고 생각한 아내는 스님의 권유에는 아랑곳하지 않고 의사 선생님의 지시라며 수영이며 에어로빅 등 엉뚱한 곳만 오가면서 병원 출입은 끊지 못했다.

집사람은 첫 아이를 제왕절개로 출산하였는데 그 후부터 한쪽다리에 마비증상이 나타나 다리를 절뚝였다. 그러던 중에 아이들 방학 때에 아내는 스님의 동작들을 여러 날을 두고 익히게 되었다. 생각과는 달리 어지간히 따라 할 수 있다는 자신감도 이내 생겼고, 역시 여자인지라 입고 간 옷이 금방 헐렁해진 것이 마냥 신기했던 아내는 집으로 돌아와서도 열심이었다. 수영장과 에어로빅 학원에서 만난 집사람의 친구들은 갑자기 핼쑥해진 몸매를 보고 심한 병고를 겪지 않았나 걱정하다가 사정을 알고 나서는 뛰어난 몸매 관리 능력을 '참선요가'로 함께 입증하고 만끽하며 붐을 일구어나갔다.

그 후로 아내는 빠른 회복 기미를 보이더니 불과 한 달만에 9층 아파트 계단을 뛰어 오르내려 보였다. 이런 과정을 지켜본 이웃은 이 운동의 탁월한 효과를 그때 비로소 깨달았다. 점차로 아이들과 나는 집사람의 동작을 자연스레 흉내를 내었고 아이들은 이제 자세가 제법이다 싶게 훌륭하다. 한 때 큰 아이는 외출 중에 당한 다리 부상으로 얼마간 깁스를 한 일이 있었다. 그때 생각보다 빨리 회복된 것과 집안 식구 모두가 잔병치레 없이 잘 지내고 있는 것도 아내가 꾸준히 '참선요가' 수련 분위기를 집안에 심어놓은 덕분이라 생각한다. 나 역시 가끔 친구들과 어울려 사우나를 할 때마다 이미 40대 초반의 나이인 우리 멤버들의 의아해하는 눈빛과 질문을 받게 된다. 특별난 운동을 한다는 소리를 좌중에서 한 적이 없지만 전혀 자신들과 다른 몸매를 유지하고 있기 때문이다.

1999. 10.

편두통과의 전쟁, 마지막 희망을 되찾다

🌸 성남시 분당구 수내동 참 요가원 원장   임 명 순

스님께 참선요가를 배울 당시 어린 나이(29)였음에도 신경통이라는 진단을 받았을 만큼 이곳저곳 많이 아팠다. 둘째 아이 출산 때 무통분만을 위해 맞았던 마취 주사 때문인지 약간만 피곤해도 찾아오는 등줄기의 아픔과 늘 바윗덩어리가 얹힌 듯한 어깨부위의 불쾌감, 한 달에 서너 차례씩 반복되는 편두통, 한 번의 유산 후 생긴 허리 통증 등이 가장 큰 문제였다. 소파에 단 5분 정도도 못 앉아 있을 정도로 혹독한 허리 통증을 겪고 있을 때 우연히 스님을 처음 뵈었다.

나의 사정을 여쭐 자리는 아니었으나 이런 저런 얘기 끝에 참선요가 테이프와 책을 선물로 받은 것도 그 때이다. 하지만 지금 생각하면 어처구니없는 일인데, 그것을 3개월이나 고이 모셔두고 한의원만 들락거리며 허리 통증이 낫길 기다렸다. 사실 누구라도 아프면 병원을 찾는 것은 이상한 일이 아니다. 그러나 여러 병원과 한의원을 전전하고도 또 다시 용한 곳은 없나 헤매는 일은 요즈음은 몹시 어리석은 짓처럼 생각된다. 물론 그때는 그것이 내게도 가장 확실한 방법처럼 여겨졌다. 그러던 어느 날 후딱하면 찾아오는 편두통의 아픔을 참지 못하고 신경정신과를 찾았을 때, 편두통은 스트레스가 원인이라며 가정사만 캐묻던 의사에게 나중에야 '혈관 확장증'이라는 진단을 받고 돌아와서 맥없이 있다가 문득 눈에 띈 것이 그동안 고이 모셔두었던 참선요가 테이프였다. 마지막이라는 심정으로 매달려서 열심히 했다. 다행히 3개월 후에 허리 통증도 제법 가벼워졌고 다음엔 등줄기의 통증과 어깨의 통증이 사라졌다. 편두통에도 효과가 있어서 곧 편두통 약을 먹지 않아도 되었다.

가끔씩 찾아오는 두통을 요즈음은 일반 두통약 1알로 다스린다. 전에는 무려 편두통 약을 6알까지 먹고도 두통을 잡지 못했던 나였으니 톡톡히 은혜를 입은 것이다. 주부라는 것이 핑계가 될까마는 매일 수련은 못하지만 두 딸을 데리고 일주일에 3번 정도는 꼭 한다. 특히 큰딸의 아토피성 피부염을 상대로 참선요가로 다스리려 시도를 하는 중이다. 얼마 전에 완치라는 개념이 없다는 아토피 때문에 힘겨운 몇 달을 보냈는데, 큰애의 상태가 갑자기 나빠져서 아토피로 유명하다는 한의원과 큰 병원을 두루 찾아다녀야 했다. 아토피라는 병은 면역력이 떨어지면 심해지곤 하는 병이라는데, 큰애는 극심한 간지러움을 결국 참지 못하고 긁어대는 바람에 2차 감염에 이르러 머리와 온몸에서 진물과 피가 흘러내려 베개를 적실 지경까지 이르렀었다. 참선요가를 한 후부터 연고를 바르지 않아도 되고, 다시 진물과 피가 날 정도로 악화된 적이 없기 때문이다. 워낙 허약체질이라 나는 어렸을 때부터 감기를 달고 살아온 편이다. 수련을 하고부터 감기에 잘 걸리지 않는 것도 함께 얻은 이득이다.

2003. 10.

복식호흡 수련으로 몸과 마음이 맑아지다

인천시 주안동 최 시 내

참선요가는 제 인생에서 참선요가를 만나기 이전과 이후로 나누어 생각하고 싶을 만큼, 몸과 마음에 큰 변화를 가져다주었습니다. 불과 3년 전까지만 해도 자고 일어나면 항상 몸이 지뿌둥하고 허리가 아팠습니다. 나름대로 잘못된 자세를 교정하려는 노력도 부단히 해보고, 건강한 몸을 만들기 위해서 수영, 헬스, 승마, 스키, 테니스, 골프, 스포츠댄스 등을 꾸준히 했었지만 모두 일시적 효과뿐이었습니다. 20대였으나 어릴 적에 오른쪽 무릎 연골을 다친 탓에 날씨가 흐려오면 다리가 저리고 아파서 쩔쩔맸습니다. 무릎 주위 근육을 단련시켜야 한다는 전문의의 처방에 습관처럼 운동을 했어도 재발은 계속되었습니다. 또한, 잡생각이 많고 스트레스를 잘 풀지 못하는 성격 탓에 머리는 늘 맑지 못했습니다.

3년 전에 우연히 어떤 분의 소개로 참선요가 강좌를 알게 되어 수련을 시작했는데, 그 느낌은 아직까지 경험하지 못했던 전혀 새로운 것이었습니다. 전신을 온전히 살아 움직이게 하는 듯한 기분이 들었기 때문입니다. 온몸이 뻐근해서 몸살로 며칠을 끙끙거려야 했고, 쏟아지는 잠과 두통에 열흘 정도는 정신을 차릴 수 없었으나, 이상하게도 포기하고 싶은 마음은 전혀 들지 않았습니다. 다만 하루하루의 수련이 너무나 즐거울 따름이었습니다. 차츰 굳어 있던 근육이 하나하나 풀리고 잘 안 되던 동작들이 하나둘씩 이루어질 때면 짜릿한 쾌감마저 느끼곤 했습니다. 참선요가 수련의 매력은 절대 못 따라할 것 같던 동작이 어느 순간 갑자기 될 때의 황홀경에 있는 줄 알 수 있었습니다. 무엇보다 즐거웠던 것은 참선요가를 시작한지 반년쯤 지나면서 자연스레 익숙해진 복식호흡 덕분에 잡념이 아주 사라져버린 일입니다. 머리를 어지럽히던 수만 가지 생각들이 점점 맑아지더니 점차 생활에까지 이어졌습니다. 더욱이 스트레스를 받거나 화가 날 때도 예전과 달리 쉽게 진정되는데, 참선요가는 도를 닦는 수행의 효과가 동시에 있기 때문이라 생각됩니다.

불교TV를 통해 80동작을 접하면서 한 가지씩 동작을 늘리다보니 이제는 일주일에 2번 정도 80동작을 대충 따라할 수 있게 되었습니다. 물구나무서기는 아직도 약간씩은 흔들리지만 많이 익숙해졌고, 거북이 자세가 여전히 부담스럽지만 제법 할만합니다. 그러나 잘 안 되더라도 조급한 마음 없이 수련을 계속하다 보면 어느 순간 이루어진다는 걸 알기에 싫증을 내거나 포기하지 않습니다. 아직 흡족한 것은 아니더라도 유연해진 만큼 스트레칭도 잘 돼서 다시 어린 시절로 돌아간 기분이 들 때도 있습니다. 근력을 강화시키는 참선요가 덕에 복근이 단련되어 탄탄한 복부도 자랑스럽고, 온몸에 군살이 거의 없어서 매끈한 바디라인을 한결 돋보이게 합니다. 그래도 가장 보람된 것은 역시 정신적, 심리적인 면에서 평온함을 유지할 수 있게 되었다는 점일 겁니다. 이런 참선요가를 가르쳐주신 문화센타 사부님께 항상 감사드립니다.

2005. 4.

꾸준한 수련으로 관절염이 완치되다

경남 거창 최 미 순

참선요가를 통해 6년째 건강관리를 해오고 있는 자녀가 셋인 47세 주부입니다. 남편과 함께 한창 단란하게 가정을 꾸려야 할 30대 중반부터 몸이 항상 피곤하고 무기력하더니 한번 누우면 일어나기조차 힘든 증상이 자주 반복되었습니다. 병원에서는 류마티스 관절염이라고 했습니다. 시간이 지날수록 움직이기도 더 힘들어졌고 모든 관절마다 쑤시고 아파서 잠도 이루지 못하는 지경에 이르렀습니다. 고통과 실의에 빠져 있을 수도 없으니 한의원, 정형외과, 물리치료에 의존하다가 대학병원에 가서 종합검사를 해봤지만 확실한 원인은 알 수 없다는 말뿐이었지요.

초, 중, 고교생인 아이들과 남편의 뒷바라지는 어림없었고, 병원에서 처방해 준 소염제와 진통제는 위통을 만들더니 느닷없이 살이 찌기 시작해서 정상적인 생활조차 힘들어져 갈 때, 마침 참선요가원 소문이 거창 바닥에 자자하던 때라 기대 반 호기심 반에 무작정 찾아가게 되었습니다. 그러나 몸이 그러니 1시간 수련이 얼마나 힘들던지 한동안은 눈물까지 줄줄 흘리며 수련을 해야 했습니다. 포기하고픈 생각도 여러 번 들었지만, 그때마다 힘겹더라도 이것만은 꼭 해야한다고 마음을 고쳐먹었습니다.

3개월쯤 지났을 때 몸에 확실한 느낌이 와 닿는 것을 비로소 알 수 있었고, 통증도 조금씩 완화되는 줄을 느끼면서 자신감이 생겨서 더욱 열심히 정성을 다해 따라하게 되었습니다. 차츰 병원을 갔던 날이 한참 지나도 불안한 마음이 들지 않았고 지금은 약조차 끊은 지 수년이 훨씬 지났는데, 의사선생님으로부터 몸이 정상이므로 병원에 그만 오라는 말씀을 들었을 때의 기쁨은 무어라 표현할 길이 없습니다.

이제는 제 일상생활에서 참선요가 수련이 가장 중요한 부분이 되었습니다. 함께 수련하시는 분들도 이젠 사람이 제법 되었다고 칭찬을 아끼지 않습니다. 고마운 마음에 혹시 저와 같은 병으로 고통받고 계시는 분들이 있다면 희망과 용기를 갖고 주저말고 수련해보길 권하고 싶어 글을 올립니다. 처음엔 많이 힘들더라도 열심히 수련하면 관절염뿐만 아니라 다른 기능들도 모두 좋아져서 결국 건강에 그만이기 때문입니다.

2005. 4.

특집 한국과의 만남

어느 불교 수행자의 요가 이야기

　최근 몇 년 동안 요가는 전 세계적으로 건강에 좋은 운동이자 정신수양방법으로 널리 알려지고 있다. 이런 현상은 구 소련 시절 동양무술에 대한 붐이 일어났던 시기를 연상케 한다. 실제로 요가는 사회생활로 인한 스트레스를 해소하는 데 무척 도움이 된다. 또한 요가는 인간과 자연 간의 내부적 조화를 이루게 하는 매우 독특한 신체운동이자 정신수양법이다.

　오늘날의 요가는 매우 다양한 방향으로 발전하고 있다. 한국의 경우를 살펴보면 그들만의 전통적 심신수련법인 단학, 국선도 외에도 한국 요가협회가 창설되어 테라피 요가, 하타 요가 등 여러 형태의 요가가 속속 등장한다. 일부 한국의 요가 지도자들은 요가의 본고장인 인도를 직접 방문하여 인도 전통 요가를 자신의 교육에 접목시키기도 한다.

　더구나 서방에서는 그동안 단순한 체조 정도로만 여겼던 요가가 동방에서는 종교에까지 영향을 끼쳤다는 점은 몹시 흥미로운 일이다. 예를 들면 한국에서는 이와 관련된 많은 흔적이 발견된다. 한국의 대표적 불교사찰인 가야산 해인사를 방문해서 알게 된 사실인데, 이미 7세기 경 한국의 옛 국가인 신라의 한 불교 승려는 아득한 이국땅인 인도를 순례하여 그 기록을 '왕오천축국전' 이란 책으로 남기기도 했다는 것이다. 이러한 경로 등을 통해 인도의 전통사상인 요가의 방대한 이론도 불경과 함께 한국에 전해졌다고 추정된다. 아직 한 지방에 있는 '유가사' 라는 절은 요가의 한문식 표기를 사찰명칭으로 했을 정도였으니 당시의 요가적 관심 여부를 짐작할 만 하다. 그러므로 지금까지도 많은 불교 수행자들 사이에서 요가수행법은 별 거부감 없이 받아들여지고 있는 듯하다. 해인사의 불교대학장이신 종묵스님은 불경전집인 '팔만대장경' (동아시아에서 가장 많은 불경을 담고 있는 불경전집으로 부처님의 말씀을 새겨놓은 나무판의 수가 무려 8만개가 넘는다. 유네스코 세계문화유산에 등록되었으며, 현재 해인사에 보관되어 있다)에서도 요가와 불교와의 관계에 대해 자세히 살필 수 있다고까지 알려주었다. 뿐만 아니라, 인도의 왕족 출신의 승려로 나중에 중국 선종의 창시자가 된 달마스님은 제자들에게 '대승입능가경' (Lankavatara Sutra)을 가르쳤는데, 거기에는 요가의 정신적인 측면에 대해 아주 구체적으로 언급되었다는 것이다. 하지만 참선불교에서는 요가와는 달리 차크라(인체의 척추에 자리하고 있는 기맥이 모여 있는 곳), 나디(에너지가 흐르는 신체의 관모양의 기관) 등의 개념이 없다고 한다. 왜냐하면 인간은 본래부터 청정한 상태이므로 형이상학적 특이요소를 분리할 필요가 전혀 없다고 여기기 때문이다.

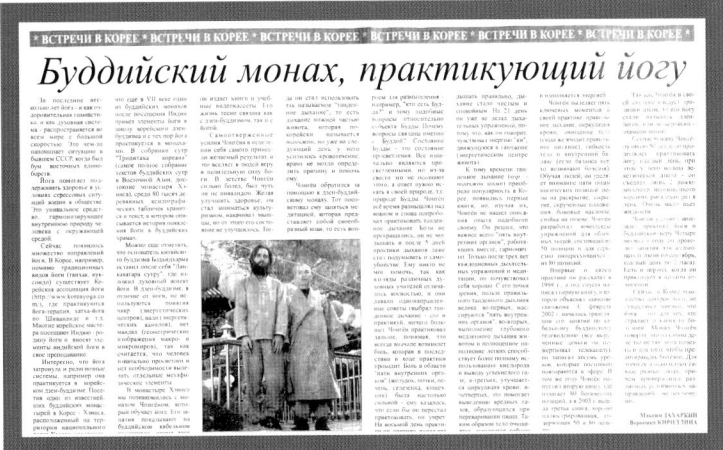

2005년 6월 꿰

해인사에서 우리는 요가수행을 겸하고 계시는 정경스님을 만날 수 있었다. 현재 정경스님의 수행하는 모습은 불교TV를 통해 수 년 째 인기 속에 연일 방영 중이다. 또한 여러 권의 저서 및 비디오테이프 등은 시중 서점에서 쉽게 접할 수 있다. 그러므로 수행자이기도 한 정경스님은 참선불교 뿐만 아니라 요가와도 매우 밀접하게 관련되어 있는 분이다. 특히 참선요가를 창안한 분으로서, 여러 수행자들이 귀감을 삼을 정도로 건강하게 수행하는 모습을 지켜본 주변의 많은 사람들이, 스님의 건강법에 관심을 갖게 되면서 세상에 더욱 급속히 알려지게 되었다고 한다. 다른 한편에서는 참선요가로 말미암아 고질적 질환에서 치유되는 과정을 체험하면서 더 많은 이들이 참선요가의 치료효능을 믿게 되었다는 것이다.

그러한 스님이지만, 정경스님은 어릴 때부터 체질이 매우 허약하여 자신의 건강을 염려하며 한 때는 보디빌딩으로 근육을 단련시키기도 했으나 몸이 전혀 좋아지지 않았다고 옛일을 회고하기도 했다. 독신수행자의 길로 들어선 이후 정경스님은 우연히 세간에서 유행하던 '단전호흡'에 대한 이야기를 듣고 호기심으로 시작했었는데, 곧 몸 상태가 나빠져서 수 일 만에 숨조차 제대로 쉴 수 없게 되어, 급기야 위험한 지경까지 이르렀다고 한다. 그때 스님의 머릿속에는 한 생각이 문득 스쳤는데, 즉 단전호흡으로 자초해서 얻은 병이니 단전호흡으로 이겨내리라는 결심이었다. 어떤 일이든지 처음에는 어려움과 고통이 따르지만 점차 나아진다는 사실을 어릴 적 보디빌딩의 경험을 통해 다행히 알고 있었기 때문이었다. 그렇게 망설이거나 포기하지 않고 계속한 끝에 드디어 어느 순간 심신이 매우 편안함을 느끼게 되었고, 일부러 호흡 운동을 하지 않아도 호흡이 매우 차분하고 맑아졌다는 것을 느낄 수 있었다고 했다.

이후에 그 즈음 서점에 범람하던 단전호흡 관련 서적을 아무리 살펴봤지만, 스님은 어디서건 자신과 비슷한 종류의 경험을 찾지 못했다고 했다. 그러나 이를 계기로 해서 정경스님은 건강을 위해서는 무엇보다도 신체의 모든 내장기관이 조화를 이루는 것이 가장 중요하다는 사실을 깨달았고, 이런 믿음을 바탕으로 적합한 운동법을 구상하여 만든 것이 참선요가였다고 한다. 그 후 꾸준한 요가수련과 참선수행을 병행하여 지금과 같은 건강을 되찾을 수 있었다는 것이다.

정경스님은 올바른 호흡의 중요성을 유달리 강조하는 분이셨다. 실제로 올바른 호흡습관을 잘 길들일 수 있다면 잘못된 호흡습관으로 생긴 일체의 질병을 손쉽게 물리칠 수 있다고 주장하였다. 아울러 올바른 호흡은 당연히 배를 움직이게 하기 마련인데, 이로써 신체 안의 모든 기관을 자연스럽게 운동하게 해서 혈액순환을 촉진시키게 된다는 점을 상기시켰다. 또한 그런 운동의 효과는 장기 안의 노폐물을 효과적으로 배출할 수 있어서 건강에 많은 도움이 된다고 부연 설명을 하였다. 즉 배를 움직이게 하는 복식호흡, 단전호흡은 몸 전체를 깨끗한 에너지로 가득 차게 만든다는 것이다.

이와 관련된 이야기로 정경스님은 자신이 수행하면서 느낀 건강에 관한 가장 중요한 5가지 요소를 말해 주었는데, 첫째는 올바른 호흡, 둘째는 원활한 혈액순환, 셋째는 내장 기관 청결, 넷째는 신체조직의 유연성, 그리고 마지막으로 신체적 균형유지였다. 이를 근거로 정경스님은 인간의 기본 동작인 5가지 자세를 효과적으로 구성하여 참선요가의 운동법을 창안하였다는 것이다. 즉 앞으로 숙이기, 뒤로 젖히기, 옆으로 기울이기, 좌우로 비틀기와 위치전환 방법인 거꾸로 서기이다. 나중에 초급 수련생들을 위해 50가지 동작을 따로 만들었으나, 자신은 80가지 정도의 동작을 평소에도 항상 수련한다고 했다.

정경스님의 참선수행 방법을 물으니 아주 짤막하게 '간화선'을 한다고 답변하였다. 간화선이란, 즉 '부처가 무엇인가'라는 질문을 자신에게 끊임없이 던지는 방법인데, 부처를 제대로 알지 못하고는 궁극적으로 부처가 될 수 없기 때문이란다. 정경스님은 지금도 매일같이 이 화두와 씨름하며 참선요가수련을 하고 있는 것이다.

정경스님은 1998년에 비로소 자신은 참선요가 수행을 겸하고 있음을 세상에 드러냈고, 1년 후 이에 대해 상세히 설명한 첫 번째 저서인 '참선요가'를 비디오테이프와 함께 발간하였으며, 6개월 후 다시 두 번째 책인 '고급편 80동작 참선요가'를 출판하였다. 또한 2002년 3월부터는 불교TV에서 정경스님의 참선요가수행에 대한 교육 프로그램을 방영하기 시작하여 지금에 이르렀다한다. 2003년에는 80동작을 자세하게 설명한 '해인사 정경스님의 참선요가 교본'을 새롭게 발간하기도 했는데, 무엇보다 정경스님 자신의 체험적 건강관을 누구에게든 한 번쯤 꼭 들려주고 싶다는 생각에 첫 번째와 두 번째의 책을 합본해서 개정판으로 곧 출간할 것임을 알려주었다. 정경스님은 이와 같이 참선불교의 전통을 이어가는 명실상부한 수행자이므로 정경스님이 창안한 요가를 '참선요가'라고 부르는 것이다.

정경스님은 이미 50대임에도 불구하고 아직도 매일같이 참선요가를 수련하며 오로지 수행에 전념하고 있다.(하루에 딱 한번 두어 수저의 생쌀가루와 약간의 채소로 생활하신다) 정경스님은 이처럼 요가와 불교를 매우 조화롭게 접목시킨 현존하는 수행자이다. 현재 한국에는 요가센터가 꽤 많이 설립되고 있지만, 아직도 많은 이들이 요가수행은 큰 질병에 걸린 사람들만이 하는 거라는 잘못된 인식을 가지고 있는 것이 현실이다. 정경스님은 전혀 그렇지 않다면서, 그렇기 때문에 오히려 건강한 사람이 건강을 지키기 위한 수단으로 꼭 수련할 필요가 있다고 거듭 강조하였다.

해인사에서 하룻밤을 보내며 스님의 배려로 새벽예불에 동참하였다. 그날은 정경스님도 해인사 스님들을 위한 특강 일정이 있었지만, 우리 일행도 서울에서 한국의 기자들과 선약이 있어서 새벽예불을 마치고는 곧바로 참선요가 지도를 부탁드려 수련할 수 있었다. 1시간 반 남짓한 동안의 수련이었으나 비록 통역을 통해서 알아들어야 하는 아쉬움은 있지만 차분한 목소리에서 수행자의 면모를 새삼 엿볼 수 있었으며, 또한 한국에서 몇몇 요가 수련원을 방문할 때마다 다른 나라의 요가수련센터에서 느끼지 못했던 평화롭고 안정된 독특한 분위기가, 한국에 요가열풍이 불기 훨씬 전부터 입소문으로 알려졌다는 정경스님의 참선요가의 영향 때문이었음을 비로소 확인하는 시간이기도 했다.

인도의 시성 타고르는 한국을 동방의 빛이라고 하였다. 지금 이 순간, 인도의 고대 사상인 요가와 한국의 한 슬기로운 수행자의 시공을 초월한 절묘한 만남은 무지개 빛 광명처럼 찬연하게 빛날 것을 전혀 의심치 않는다.

출처 : ≪모스코바 매거진, 세울스키 베스트니크≫

후기

1

환경이 바뀌면 생각도 달라져야 한다. 불과 삼사십 년 전만 해도 한겨울엔 방 안의 물도 꽁꽁 얼기 일쑤였으니, 누구에게나 체온을 잘 유지하는 일은 감기에 걸리지 않는 최상의 방법이었다. 그런데 지금은 어디서건 실내 온도가 지나치게 높아서 탈이다. 그런 탓에 겨울만 되면 기관지 환자가 급증하고 아직 면역력이 약한 어린이들은 고생이 더 심하다. 원인 파악을 미처 못한 부모들은 자기 아이는 기관지가 약해 걱정이라며 애간장을 태운다. 그러나 물과 불은 상극이다. 방 안 온도가 높을수록 실내 습도는 그만큼 희박해진다. 당연히 체내의 습기를 빼앗기기 마련이고, 가장 먼저 기관지부터 메마르면서 겨울이면 살결이 트듯 꼭 그맘때면 갈라지기 시작한다. 무방비로 노출된 그 사이는 세균에 감염되기 십상이므로, 면역력이 떨어지는 아이들 사이에서 흔히 나타나는 증상일 수밖에 없는 것이다. 실제로 실내에선 적정 온도인 18℃만 늘 유지해도 그런 걱정은 덜어낼 수 있다. 그러므로 예전처럼 형편이 어려워서가 아니라 건강을 생각해서, 겨울만큼은 실내일지라도 옷은 다소 두텁게 껴입고 조금 추운 듯하게 지내는 슬기가 모두를 위해 필요하다. 왜냐하면 실내온도가 지나치게 높으면 제아무리 가습기를 종일 틀어놓아도 습기는 모두 천장 쪽에만 몰려서, 온돌이 주된 난방 수단인 우리의 주택 구조상 방바닥에서 뒹굴며 지내는 시간이 훨씬 많은 어린아이에게 겨울이 불리할 수밖에 없기 때문이다. 이런 어린이들은 잠만이라도 방바닥보다 높은 곳에 재우면 한결 낫다. 이처럼 변화하는 환경에 사려 깊게 대처할 줄 알아야 건강도 지켜낼 수 있다.

한 가지 더! 한참 몸이 부실할 때는 뒤보는 일도 여간 고역이 아니었다. 그래선지 치질기도 있어서 늘 항문 쪽이 신경 쓰였다. 다행히 건강이 좋아지면서 저절로 기억 속에서 사라져버렸는데, 갑자기 얼마 전부터 다시 근질거리기 시작했다. 걱정스러워 연고도 발라보고 치질약도 이것저것 사용해보았으나 차도가 없었다. 급기야 음식을 의심하다가 구충제까지 복용했으나 역시 마찬가지였다. 그러다가 어느 날 질 나쁜 화장지에 관한 뉴스를 접하고서야 무릎을 쳤다. 즉 인체에 해로운 형광물질 등이 휴지의 빛깔을 좋게 하기 위해 첨가되어서 피부에 몹시 자극적이라는 것이다. 비로소 여기저기 굴러다니는 사은품으로 받은 화장지를 자주 사용한 탓인 줄 알 수 있었다.

비데는 아직 웬만한 곳에서는 보기 힘든 물건이지만, 스님들은 옛날부터 용변이후에는 반드시 물로 세정까지 마치도록 교육받아 왔으므로 이런 소소한 위생관념까지 철저하다. 그런데 질이 떨어지는 화장지를 사용하면 즉시 물로 아무리 잘 닦아내도 소용이 없었다. 마침 그 뉴스를 접한 때가 며칠 출타했다가 돌아오는 중이어서, 밖에서는 그러한 증상이 전혀 없었으므로 질 나쁜 화장지 탓인 줄 바로 알아 챌 수 있었던 것이다. 다른 보도에 의하면 우리나라의 치질환자가 전체인구의 절반 가량이라고도 하고, 보건복지부 발표 역시 의료환자 중에서 치질환자가 가장 많다고 하니 예삿일이 아님이 틀림없다. 어쩌면 이런 경우는 전 국민이 동일 생활권에 있는 탓에 미처 아무도 예기치 못한 원인으로 동일한 증상을 모두 함께 겪는 것은 아닌지 모르겠다.

참선요가에 대해선 써 논 글도 제법 되니 요즈음은 더 할 말이 딱히 없다. 그래도 가끔 이런 건강관련 이야기로 스님들에게 주의를 당부한다. 화장지 얘기 끝에, 아무리 질 좋은 화장지도 별 수 없더라는 얘기가 좌중에서 튀어나왔다. 하지만 한방 쑥 성분을 포함한 기능성 화장지는 아주 좋더라는 것이다. 가령 코감기 때문에 티슈로 콧물을 훔치다보면 하루도 안 돼 코밑이 헐기 일쑤인데, 그 쑥 성분의 화장지는 며칠을 닦아내도 괜찮다고 했다. 피부가 연약한 어린이들과 사용처가 더 많은 여성은 물론이고, 말 못할 고민에 빠진 치질 증세의 환자들도 화장지의 선택 여하는 그러므로 중요한 일인 듯싶다. 여하튼 이런저런 정보는 건강을 위해서도 늘 필요하다. 문화와 과학이 발전을 거듭해도 일장일단은 여전해서 지혜로운 관찰이 아니면 해결 못할 과제가 시대의 변화 속에 도처에 산재해 있기 때문이다.

2

기억에도 아련한 이로부터 느닷없는 안부전화를 받았다. 회상해 보니 참선요가강좌를 할 때 언제나 한켠에서 조용히 수련을 하던 이가 생각났다. 그때 그분은 무역업을 한다고 했었다. 그러나 불의의 병마에 수 년 째 아무 일도 못하고 허송세월 중이라며 한숨을 쉬곤 했다. 강좌를 접고 떠날 즈음 마치 혈육을 생이별하는 양 아쉬워하던 모습이 아직 선하다. 그 후 두어 번 연락이 있다가 두절되었는데 갑자기 목소리를 듣게 된 것이다. 곧 몸이 많이 회복되어 외국에 다시 나갈 수 있었고, 멀리서 수 년 동안 염려해주던 거래처 사람들이 몹시 반가워하며 저간의 사정을 묻기에 참선요가 얘기를 해주었더니, 모두 깊은 관심을 보여서 곳곳에서 참선요가만 가르치다가 돌아왔다며 엄살을 부렸었다. 그런 이들이 지금도 열심히 수련 중이고 더러는 동호회를 만들어 왕성하게 활동한다며 근황을 다시 알려왔다.

아직 제대로 된 수련용 비디오테이프가 없고, 겨우 캠코더로 엉성히 제작한 것들이 지인들 사이에서 복사되어 나돌 무렵부터, 연줄을 타고 해외의 친지 등에게 그런 식으로 다소 나가기 시작했었다. 또한 국내에 거주하는 외국인과 유학생들 사이에 드문드문 소개가 되어 가끔 수련에 동참한다는 얘기를 전해 듣기도 했다. 그런 여파였을까? 러시아에서 뜬금없이 E-메일이 날아들었다. 모스크바 메거진이란 곳에서 인터뷰를 요청해온 것이다. 불교TV 홈페이지의 참선요가 시청자 게시판도 이젠 웬만큼 궁금증이 풀렸는지 한가해서, 오랜만에 인터넷을 열어 봤더니 메일이 도착한지 벌써 한 달이나 지났다. 저쪽에서는 알 바 없을 테니

영 예의가 아니라는 생각에 짧게 답변을 보냈다. 마침 겨울 결제가 임박했을 때라서 회신은 볼 수 없었지만, 통역을 통해 받은 메일 내용은 점입가경이었다. 요약하면 불교와 요가, 힌두교와 불교, 한국 요가계의 현황, 심지어 요가를 어디서 누구에게 배웠는지까지 잡다하게 묻는 것이 많았다. 대꾸를 안 할 수도 없는 노릇이니 '참선요가교본'을 본 이들은 뻔히 짐작하겠지만, 해제 이후에 허심탄회한 답변을 보냈다. 그랬는데 직접 만나고 싶다더니 덜컥 기자들이 세 사람씩이나 몰려들었다.

그들 중의 한 분은 인도에서 요가를 정식으로 십여 년간 익힌 요기라고 자신을 소개했다. 헤어지며 안 일인데 그래선지 나머지 두 사람도 모두 채식주의자여서 한국에서는 음식점 찾기가 쉽지 않다고 푸념까지 하더란다. 그것도 나처럼 하루 한 끼만 먹는다고 했다. 여하튼 질문하고픈 것은 많은 듯 했으나, E-메일의 질문 스타일로 짐작해선 그들의 관심사에 대해 나로선 별로 해줄 말이 없을 것 같았다. 그래서 이왕 참선요가 때문에 인터뷰를 하는 것이라면, 먼저 그에 관한 이야기를 듣고 난 다음에 질문을 하면 어떻겠냐고 했더니 그렇게 하잔다. 내 얘기가 늘 그러하니 통역도 알아서 잘 말해주었나 보다. 밤이 제법 깊어서 이야기는 대충 끝났고 혹시 묻고 싶은 것이 있냐고 했더니, 모두가 아주 흥미로웠다며 싱글벙글했다. 러시아로 가끔 초대하고 싶다기에 씩 웃고 말았더니, 한국에서라도 다시 만날 수 있기를 희망한단다.

애초부터 단호하게 말했다. 참선요가는 오로지 무너진 건강을 위해서 생각해낸 운동법이라고. 그러니 불교의 수행법으로 이해하지 말 것을 강조했다. 왜냐하면 인도에서 정식 코스도 여러 번 마쳤다니 요가가 수행법이란 생각에서 참선요가 역시 그렇게 이해하는 듯싶었기 때문이다. E-메일로도 불교와 요가와의 연관성에 대해 물었지만, 참선요가는 인도요가와 어떻게 다른지 거듭 궁금해 했다. 한마디로 '참선요가라고 이름 지은 까닭은 인도요가와 아무런 관련이 없다는 뜻이다' 라고 일러주었다. 수행에도 관심이 많은 듯한데, 그러한 몸짓이 무슨 깊은 연관이 있겠냐고 했더니 고개를 갸웃했다. 참선요가를 만들 수 있었던 데에는 건강에 대한 획기적인 깨달음이 있어서 가능했듯이, 수행을 하고 싶다면 그 목적에 대한 바른 이해가 우선이라고 했더니 금방 고개를 끄덕였다. 그 여세로 거두절미하고 참선요가를 구성하게 된 동기부터 자세히 설명했던 것이다.

인도 요가와 불교의 연관성에 대해서도 굳이 듣고 싶어 하기에 한마디로 잘라 말했다.

"요가사상은 불교 이전의 것이라서 가치가 높은 것들은 동일 문화권에서 발생한 불교에 자연스럽게 영향을 끼쳤다. 당연히 요가식 수행법도 불교 승려에게 매우 친숙하다. 그러므로 신비주의적 성향의 것들은 배제되었으나 숭고한 가치의 사상은 불교에서 더욱 꽃피워지기도 했다. 개인적 견해지만, 실제로 그 나머지 것은 오히려 인성 발달에 별로 도움이 되지 않는다고 여겨진다. 번잡하고 현란한 이론은 진리를 무색하게 만든다는 점에서 발전이 꼭 좋은 의미만 지닌 것은 아니라는 생각도 있다. 지금의 인도요가가 그런 것 같다. 몸짓을 중심으로 하는 하타요가를 처음 만든 이의 입장도 어쩌면 나의 생각처럼 단순했을지 모르지 않는가? 그런 탓에 인도요가는 전혀 관심이 없다"

3

몇 번 경험한 일이지만, 집은 새로 짓는 편이 훨씬 경제적이고 고생도 덜하다. 헌집 고치기가 여간 힘든 일이 아니기 때문이다. 개정판 작업도 마찬가지였다. 오히려 새로 썼다면 수월했을 것이다. 하지만 마지막 작업이라 여기고 악착같이 끝마쳤다. 애착이 모질어서가 아니라, 늘 그랬고 러시아 기자에게도 말했듯이, 건강에 대한 이해만 확실하다면 건강 못할 까닭이 없기 때문이다. 이 개정판의 저본인 '참선요가'에는 바로 그런 글이 담겨 있어서였다.

'참선요가'와 그 다음 '참선요가 80동작'이 나왔을 때만해도 질의가 심심치 않았는데, '참선요가교본'이 출간되고부터 뚝 끊어져서 도리는 다했다고 여기었다. 하지만 출판사와 의기투합해서 어설픈 문장은 고치고 사진이 적어서 한눈에 잘 띄지 않던 점도 보완하여 컬러로 편집해 다시 간행하게 되니 이제 홀가분한 마음이다.

요즘 같은 시절이면 홈페이지 정도는 하나 있어도 괜찮을 듯싶은데, 구름처럼 떠도는 처지라서 엄두조차 내지 못하니 미안한 마음뿐이다. 혹시 궁금한 것이 있으면 늘 그래왔듯이 몇몇 참선요가 지도자에게 자문을 구하면 친절히 일러줄 것이다.

인천의 권정임(010-3422-6233), 창원의 천일숙(055-276-3064), 거창의 노인자(055-943-0987), 분당의 임명순(031-714-0740), 대전의 한지정(042-488-1036), 제주의 문상필(064-752-7442), 수원의 이정운(011-497-2244), 남원의 김경옥(063-633-2399) 등 이들 모두는 오랜 지도 경험이 있어서 자세한 답변이 가능하다.

이번 작업에는 특히 우종구와 권정임 양인이 사진을 찍느라 먼 길을 오가며 많은 애를 썼다. 또한 각처에서 좋은 사진을 보내줘서 책이 한결 이채롭다. 최시내는 러시아 기자들을 통역하느라 수고가 많았고, 1999년 꼭 이맘때 비디오테이프와 함께 참선요가 책이 출간되었는데, 만 6년이 흐르는 사이에 두 개의 수련용 비디오테이프와 여섯 번째의 참선요가기초편까지 만드느라 하남출판사도 여러 모로 고생이 심했을 것이다. 이렇게 많은 이들의 따뜻한 마음이 모여 참선요가는 번창하는 듯싶다. 물론 시대가 변하고 세월이 바뀌면 사람도 그럴테니 그때는 새로운 건강법이 생겨날 것이다만, 그때까지라도 더 많은 아름다운 사람들의 힘으로 참선요가가 인류에 이바지했으면 한다.

여러분과의 만남을 소중히 여기며, 늘 다복하시기를 축원합니다.

乙酉年 夏至
용주사 선원에서 정경 합장

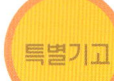

특별기고 선방에서 온 편지

-이 글은 2005년 용주사 선원 하안거를
지내신 스님들의 체험담입니다.

■ 오대산 월정사 반고(般古)

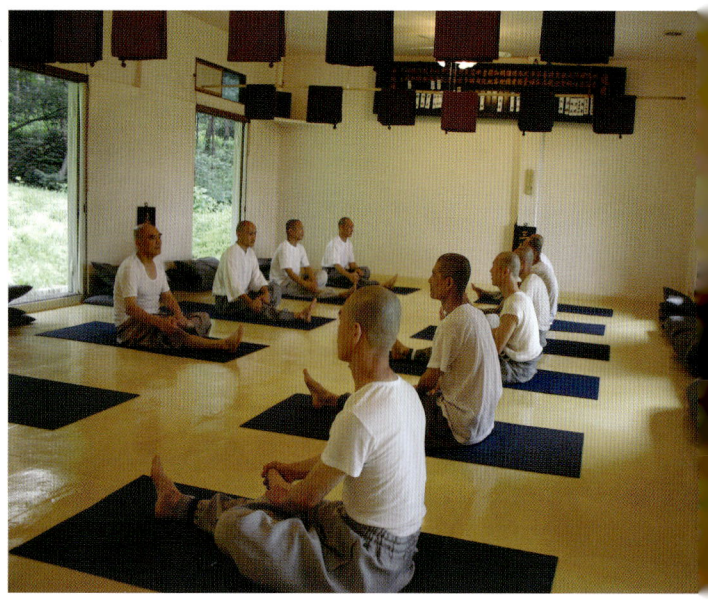

 이 책을 받아들고 보니 꼭 하고픈 얘기가 있었다. 참선요가에 대한 나의 소감이다. 응석부리듯이 한주스님께 말씀드리니 그런 경우는 없다고 하신다. 하지만 같은 생각이신 스님들이 여럿이니 출판사의 양해를 구하신 모양이다. 그래서 이 특별기고문을 쓸 수 있었다.

 나는 벌써 수 년 째 이상한 병을 앓고 있다. 수시로 물에 빠진 듯이 온몸이 땀에 흠뻑 젖곤 한다. 그럴 때마다 미풍은 삼복더위일지라도 마치 얼음물을 끼얹는 듯한 한기를 몰고 온다. 어떤 원인 때문인지는 알 수 없다. 5년 전 쯤엔가 아이스크림을 먹고 복통을 일으켜서 꽤 오랫동안 고생했던 적이 있긴 하다. 더구나 그해 겨울에는 몹시 춥게 지내야 했었고, 그 후에 몸에 이롭다던 약 몇 재를 먹고 얻은 병은 아닌지 하는 생각까지 든다. 그러나 병원에서조차 도무지 병명을 시원히 못 밝혀내니 그저 답답한 마음뿐이다. 낙심천만인 채로 지내다가 지난 동안거부터 정경 한주스님을 모시고 살면서 참선요가를 했는데 뜻밖의 이익을 얻은 것이다. 벌써 예년의 기력을 많이 되찾았을 뿐만 아니라 하루해 보내기가 전보다 훨씬 수월해졌다. 그래도 스님께선 얼마 전에 요즈음의 몸 상태를 물으시곤, 안거를 마치면 작심하고 절을 해보라고 하셨다. 화타의 지혜를 겸하신 스님의 말씀이기에 요즈음은 워밍업삼아 틈틈이 108배를 하곤 한다. 또한 인체는 골수까지 모두 다시 바뀌는 기간이 3년 정도이므로, 아무리 고질적 질환도 그 정도면 회복이 가능하다면서 희망을 잃지 않기를 당부하신다. 이런 스님의 배려에도 병마에서 벗어나지 못한다면, 이는 참선요가가 별 것 아닌 탓이 아니라 순전히 나의 게으름 때문일 것이다.

■ 화산 용주사 중앙선원 한주閑住 성곡(性谷)

 하루 한번 공양자리마다 한 손에 쏙 들어가는 조그만 통에 생쌀가루를 담아 와서는 찬 몇 점으로 요기를 마치고, 긴 하루를 아무렇지도 않게 지내는 정경 한주스님의 모습을 가만히 지켜보면 신기하다 못해 기가 차다. 그러한 정경 한주스님과 나는 같은 해에 출가를 했다. 지금은 꼭 그렇지 않지만 그때만 해도 꽤 늦은 출가였다. 그런데도 공명을 좇은 바도 없이 한참 동안이나 수행다운 수행을 제대로 하지 못한 채 허송세월을 한 듯하다. 환갑이 코앞이라서 안 되겠다싶어서 모든 것을 정리하고 선방으로 달려왔으나 공부 또한 만만할 리 없다. 어린 스님들에게 밥값도 못한다는 소리를 들을까봐 그동안 남모르게 무척 많이 애를 썼다. 그러다가 정경 한주스님과 함께 안거하게 되었고, 스님의 그런 유별난 모습을 지켜보며 참선요가에 관심을 두었다. 여러 스님들과 수련에 몰두하다보니 철없이 지냈을 때의 업보가 한꺼번에 닥치는 듯해서 모진 고통에 몸서리를 치기도 했다. 하지만 그렇게라도 안하면 안 된다. 밥 힘으로 산다는 나이에 어린사람들처럼 다이어트를 할 수 없는 노릇인데, 나잇살이 비만 수준이라서 정진에 장애가 되었기 때문이다. 벌써 8개월을 하루도 거르지 않고 했더니 체중도 13kg이상 감량되었고, 소시 적에 과도하게 했던 운동 탓에 망가졌던 몸이 많이 회복되었다. 아마도 참선요가 수련도 않고 짧은 기간에 그 정도로 체중을 줄였다면 피부도 추해졌을 것이고 병도 얻었을 것이다. 그래서 고마움이 극진하다.

설봉산 영월암 덕운(德雲)

한주스님과 첫 인연은 3년 전이었다. 당시에 나는 하루하루를 죽으로 연명하고 있었다. 어떤 음식도 몸에서 받아들이지 않아서였고 죽마저 토하기 일쑤였다. 약관에 출가하여 해인사 승가대학에서 수학하다가 군대를 갔고, 제대 후 복학해서 경을 다시 보고는 선방으로 왔건만 너무 어린 나이에 서두른 탓인지 그만 병을 얻은 것이다. 병원에서의 종합검진 결과는 과민성 대장증후군으로 판명 났다. 하지만 이 병은 누구에게나 치명적이어서 환자 대다수가 다니던 직장과 생업마저 포기해야 하는 끔찍한 병이라고 했다. 그렇게 고생하고 있는 내게 정경 한주스님은 참선요가 수련을 해볼 것을 권유하셨지만, 불과 며칠만에 몸살기에 겁을 먹고 어리석게 포기하고 말았다. 다시 지난 동안거부터 한주스님을 모시고 살게 되었는데, 그동안 들어두었던 여러 스님들의 체험담에서 얻게 된 용기와 스님의 거듭된 권유 끝에 뒤늦게 새벽 수련에 동참하였다. 역시 한달 간은 하루가 어찌 가는지 모를 정도로 극심한 요가몸살에 시달려야 했으나, 그 이후부터는 7년을 괴롭히던 여러 증상이 아주 감쪽같이 사라졌다. 만약 옆에서 지켜보신 스님들이 안 계셨다면 누구나 당연히 거짓말처럼 여길 수밖에 없었겠지만, 이제는 건강만큼은 자부하시는 스님들께서도 내 상태를 보시고는 꺼리는 음식을 아무렇지도 않게 소화시킬 수 있게 되었다고 말씀하시니 나 또한 꿈결 같다. 모쪼록 참선요가를 처음 하시는 분들은 그런 반응이 강렬할수록 효과가 빠르다는 점을 잘 기억하고 당황하지 말기를 바란다.

화산 용주사 한주閑住 보승(寶乘)

참선요가가 수좌스님들 사이에 급속히 알려지게 된 일화는 유명하다. 정경스님과 아주 오래 전에 안거를 함께 한 스님이 있었는데, 두 분은 십 수 년 만에 우연히 마주치게 된다. 불행스럽게 그 스님은 당시에 얻은 병으로 그때까지도 전국의 병원을 순례하듯 했는데, 정경스님은 넌지시 '오랫동안 아무도 도움을 줄 수 없었다면, 스님 스스로가 고치시죠' 했다한다. 크게 느낀 바가 있었던 스님은 정경스님의 지도로 참선요가를 익히게 되었고, 곧 병마에서 벗어났던 것이다. 그 사실이 스님들 사이에 널리 퍼진 것이 바로 계기이다. 특히 하루 중에 가장 피곤한 때인 새벽 정진이 끝난 직후엔 누구나 눕기 일쑤인데, 참선요가가 알려진 이후로 선방의 분위기는 사뭇 달라졌다. 여기저기서 참선요가 수련을 하기 때문이다. 누구든 건강치 못하면 아무 일도 할 수 없다. 나 역시 수행 중에 얻은 병마 때문에 전신 구석구석은 지금도 뜸 자국으로 엉망이다. 백방의 묘약도 소용이 없었고 결국 요가수련을 꾸준히 한 덕분에 고통의 나락에서 벗어날 수 있었다. 그러므로 새벽 자투리 시간을 잘 활용해서 몸을 위해 배려하면 꽤 좋을 듯싶다. 실제로 수행 중에 자세가 흐트러지면 자칫 그 후유증은 질환으로 발전되기도 하는데, 하루 한 때의 참선요가 수련은 그런 불상사를 미연에 막아주기 때문이다.

금정산 범어사 법귀(法歸)

동안거도 그랬지만 이번 하안거도 입승 소임 때문에 정경 한주스님 옆에 앉게 되었다. 예전에는 단 일각도 제대로 앉지 못하셨다지만, 결가부좌로 종일토록 두 손은 법계정인을 한 채 미동도 않고 좌선하시는 모습엔 감탄사가 저절로 터져 나온다.

사실 수행자들 중에 항시 두 손을 아랫배 앞에 가지런히 모으고 수행하는 이가 어디 있다는 소리를 들은 기억이 별로 없다. 그런데 정경 한주스님이 그러셨다. 당연히 참선요가 때문이라 여기고 함께 사는 대중 모두가 특별히 청을 해서 새벽 방선 직후 참선요가를 수련하기로 의견을 모았다. 그렇게 시작한 참선요가는 정말 환상적이었다. 그래서 수좌의 주머니 사정이 뻔하지만 스님이 쓰신 참선요가교본과 비디오테이프를 구입해서 생각나는 이들에게 여기저기로 제법 보내주었다. 받아든 이들은 나의 진지한 권유도 있었으나 TV에서 늘 뵙던 터라 대개들 호기심에 주저 않고 따라해 본 모양이다. 결과가 신통하니 금방 신이 난 듯 소식을 전해온다. 마침 안거 직전에 갓 40인데도 불구하고 온몸이 들쑤시고 관절마다 아파서 불안한 마음에 병원을 찾았더니, 신체 기능이 많이 쇠약한데 운동부족이라며 하루에 30분씩이라도 걷기를 당부했다. 그렇게 찾았던 의원이건만 여태까지 않던 운동을 하라니 몹시 멋쩍어서 미적거리다가 선방에서 스님을 모시고 한철 나게 된 것이다. 이러한 인연을 소중히 여기며 열심히 수련한 결과, 오랫동안 애를 먹이던 통증은 씻은 듯이 사라져버렸다. 고진감래苦盡甘來라 했던가! 오히려 지금은 스님들로부터 열체질이란 말을 듣고 있다.

학산 비송암 도정(道淨)

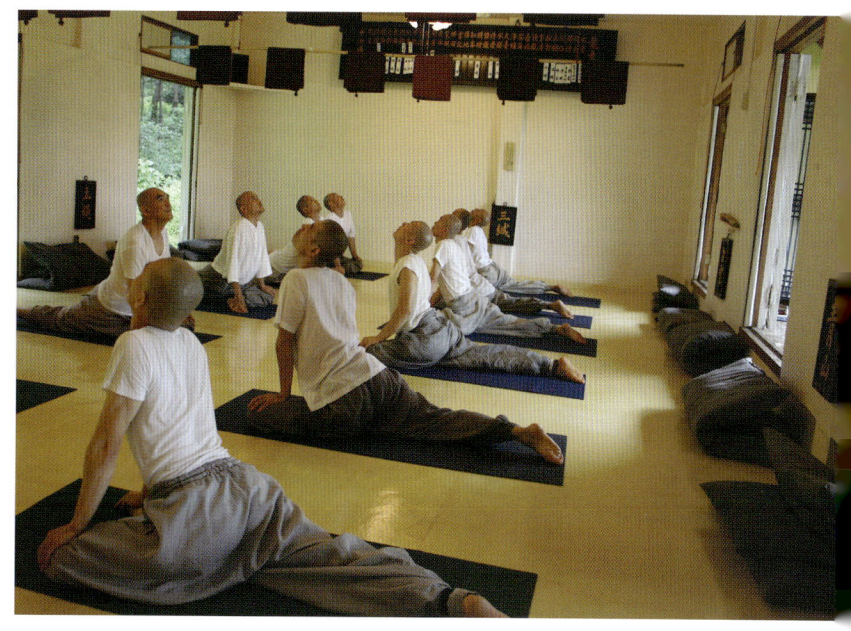

지난 동안거에 처음으로 참선요가를 수련해보니 당황스럽기도 하고 놀랍기도 했다. 왜냐하면, 어릴 적부터 줄곧 연마해온 내가권법內家拳法의 원리와 너무도 흡사해서였다. 정靜 속에서 동動을 동動 속에서 정靜을, 부드러움과 강함을 표현해야 하는 팔괘장八卦掌을 제대로 하려면 온몸의 근육이 탄력 좋은 고무줄처럼 이완돼서 힘이 들어가지 않아야 하는데, 참선요가는 이를 전신으로 확실히 느끼게 해주는 운동이었다. 그래야 하는 까닭은, 하고자 하는 욕심이 먼저 일어나면 근육이 굳게 되어 강하고 빠른 힘을 쓸 수 없기 때문이다. 그러므로 전신의 힘을 빼는 방법만으로도 우리의 부질없는 욕심과 집착을 매우 효과적으로 버릴 수 있다. 내가 참선요가와 빨리 친숙해지고 이렇게 극구 칭찬하는 이유도, 이와 같이 음양과 조화를 이루면서 마치 음양오행의 묘리를 실현하듯 전개되기 때문이다.

실로 우리 몸에 병이 생기는 까닭은 순환의 장애가 결정적 요인이 된다. 항상 물이 흐르듯이 막힘이 없어야 하지만, 돌연 막히면 그곳에는 뭐든지 고이고 결국 썩기 마련이다. 그러면 염증과 종양이 생겨난다. 하지만 순환이 잘 되면 그럴 일이 전혀 없다. 그런 까닭에 참선요가는 단순히 평범한 요가의 차원을 떠나서 우리가 필히 해야 할 가장 원천적인 태동과 같은 것이라 할 수 있다. 또한 스스로가 각자 자신의 몸을 교정하고 치료하는 카이로프락틱 치료사일 수 있게 하고, 경락 내지는 스포츠마사지사가 되게도 한다. 이처럼 참선요가는 무엇에 견줄 바 없는 균형 있고 조화로우며 자연스러운 몸짓이기에 한결 우아하다.

또 다른 한 가지 사실은, 지난 동안거 3개월 동안에 나는 체중을 무려 15kg이나 감량했다. 그런데도 지치거나 힘든 것을 몰랐다. 그 까닭은 참선요가를 매일 했기 때문임이 분명하다. 물론 처음 며칠은 세 때 공양을 다니기도 힘에 부쳤다. 갑자기 음식량을 줄였고, 하지 않던 참선요가를 한 탓에 잠시 나타났던 명현반응인 듯했다. 하지만 곧 힘이 붙으면서 정상적으로 회복되었고, 날이 갈수록 몸은 더욱 가벼워졌다. 이로써 참선요가는 나약해지거나 예민해진 육신을 활기 넘치는 건강체로 조속히 탈바꿈시키는 탁월한 능력이 있는 줄 알 수 있었다. 그러므로 꼭 단식을 해야 하거나 다이어트를 하고자 한다면, 참선요가 수련도 병행하면 별 탈 없이 소정의 목적을 잘 이룰 수 있을 것이다. 긴히 당부하고 싶은 말은 나는 어려서부터 몸을 단련해왔지만 참선요가를 결코 만만히 여길 수 없었다. 그러므로 욕심을 앞세운 참선요가 수련은 삼가야 한다.

용주사 중앙선원 선덕禪德 우담(愚曇)

스님들은 꼭 1년에 두 번씩 선방에 모여서 수행을 하시고 흩어지기를 반복하므로 때마다 제방의 재미난 소식을 많이 들을 수 있다. 정경 한주스님이 함께 안거 중이니 나온 이야기인데, 어느 사찰의 주지스님은 요가에 대해서는 전혀 문외한이었으나 참선요가를 익혀서 포교방편으로 활용했더니 항상 문전성시라는 것이다. 한주스님이 직접 공개강좌를 할 적에도 늘 $\frac{1}{3}$은 타종교인이었다는데, 그러고 보면 참선요가는 누구나 절을 편안히 찾게 하는 좋은 수단이라 생각된다. 종교는 인류의 양식과 같은 것이다. 모든 이와 정답게 살아가는 동사섭同事攝이야말로 불자의 가장 훌륭한 덕목이다. 그러나 간혹, 아무리 산속에 있어야 어울리는 절간이라고 하더라도 '과연 나는 이러고 있어서 되겠는가!' 하는 생각이 문득 들곤 한다. 세상이 혼탁해지고 각박한 탓인지 사람의 심성도 많이 피폐해진 듯한데, 빌딩마다 몇 개씩 들어차는 교회와 길거리나 찻간에서 아우성치는 이들을 볼 때마다 섬뜩한 느낌을 감출 수 없기 때문이다. 진정 인류를 섬기는 따뜻한 마음으로 하는 일이라면 나 역시 흔연히 기뻐할 것이다. 그러나 '그 문 말고 이 문으로 들어와야 한다'는 외침에 무슨 남에 대한 배려가 있을 것인가! 그런 풍조가 드셀수록 세상은 더욱 경우가 없어지고 삭막하며 험악해질 수밖에 없다. 그러므로 아직도 순수한 많은 사람들이 그런 몰상식한 것에 물들지 않게 하는 일은 양심적인 수행자의 한결같은 사명이다. 40여 성상을 오직 외길로 수행에만 전념해 올 수 있었던 데에는 나름대로 건강관리를 게을리 하지 않았던 덕분이라고 생각되어, 새벽마다 한주스님의 지도로 참선요가 수련을 열심히 하시는 스님들을 보면 마음이 푸근해진다. 또한 좋은 포교 방편으로도 부족함이 없는 참선요가를 여러 스님네는 필히 익히셔서 널리 이익중생利益衆生하시고 건강한 사회의 등불이 되시기를 부탁드린다.